全国普通高等中医药院校药学类"十二五"规划教材

U0297540

理化基本技能训练

（供药学、中药学、制药工程、生物技术、医学检验及相关专业使用）

主　编　刘友平　陈鸿平

主　审　肖崇厚

副主编　黄　真　陈　林

中国医药科技出版社

内 容 简 介

《理化基本技能训练》是全国高等中医药院校药学类"十二五"规划教材。本书以培养学生基本实验技能和严谨求实的科学态度为宗旨，强调基础知识和基本技能在药学教学中的重要性，突出基本技能训练对药学类高素质人才培养的必要性。本书系统概述了药学专业多门基础课程（无机化学、有机化学、分析化学和物理化学等）所涉及的理化基本实验技能及相关基础知识，并根据药学专业特点设置了多个实验项目，以期达到实验基本技能训练系统并与药学专业基础知识学习紧密结合的目的。全书内容循序渐进，深入浅出，既注重基本实验技能训练又注重基础知识巩固，利于学生实验综合能力的提高，为药学专业课程学习奠定基础。

本书可作为高等中医药院校药学、中药学、制药工程、生物技术、医学检验及相关专业的基础理化实验课教材。也可作为实验技术人员及相关人员的参考资料。

图书在版编目（CIP）数据

理化基本技能训练/刘友平，陈鸿平主编. —北京：中国医药科技出版社，2014.8
全国普通高等中医药院校药学类"十二五"规划教材
ISBN 978 – 7 – 5067 – 6777 – 4

Ⅰ．①理⋯ Ⅱ．①刘⋯ ②陈⋯ Ⅲ．①卫生检验 – 中医学院 – 教学参考资料
Ⅳ．①R115

中国版本图书馆 CIP 数据核字（2014）第 179859 号

美术编辑　陈君杞
版式设计　郭小平

出版　中国医药科技出版社
地址　北京市海淀区文慧园北路甲 22 号
邮编　100082
电话　发行：010 – 62227427　邮购：010 – 62236938
网址　www. cmstp. com
规格　787×1092mm $^1/_{16}$
印张　13 $^1/_4$
字数　264 千字
版次　2014 年 8 月第 1 版
印次　2022 年 7 月第 6 次印刷
印刷　三河市百盛印装有限公司
经销　全国各地新华书店
书号　ISBN 978 – 7 – 5067 – 6777 – 4
定价　**28.00 元**

本社图书如存在印装质量问题请与本社联系调换

全国普通高等中医药院校药学类"十二五"规划教材

编写委员会

何　宁（天津中医药大学）
张　梅（成都中医药大学）
张　丽（南京中医药大学）
张师愚（天津中医药大学）
张永清（山东中医药大学）
陆兔林（南京中医药大学）
陈振江（湖北中医药大学）
陈建伟（南京中医药大学）
罗永明（江西中医药大学）
周长征（山东中医药大学）
周玖瑶（广州中医药大学）
郑里翔（江西中医药大学）
赵　骏（天津中医药大学）
胡昌江（成都中医药大学）
郭　力（成都中医药大学）
郭庆梅（山东中医药大学）
容　蓉（山东中医药大学）
巢建国（南京中医药大学）
康文艺（河南大学药学院）
傅超美（成都中医药大学）
彭　红（江西中医药大学）
董小萍（成都中医药大学）
蒋桂华（成都中医药大学）
韩　丽（成都中医药大学）
曾　南（成都中医药大学）
裴　瑾（成都中医药大学）

秘　书　长　王应泉
办　公　室　赵燕宜　浩云涛　何红梅

本书编委会

主　　编　刘友平　陈鸿平
主　　审　肖崇厚
副 主 编　黄　真　陈　林
编　　委（以姓氏笔画为序）

马　宁（成都中医药大学）

王　坚（重庆医科大学）

王　福（成都中医药大学）

韦　正（河池学院）

卢俊宇（成都中医药大学）

刘友平（成都中医药大学）

李　旻（四川省食品药品学校）

李雪莲（成都中医药大学）

闫珂巍（成都中医药大学）

陈　林（成都中医药大学）

陈鸿平（成都中医药大学）

宋　丽（成都医学院）

杨　丽（成都中医药大学）

周桂芬（浙江中医药大学）

胡　媛（成都中医药大学）

赵梓辰（成都中医药大学）

秦春梅（广东岭南职业技术学院）

黄　真（浙江中医药大学）

梅国荣（成都中医药大学）

出版说明

在国家大力推进医药卫生体制改革，健全公共安全体系，保障饮食用药安全的新形势下，为了更好地贯彻落实《国家中长期教育改革和发展规划纲要（2010－2020年）》和《国家药品安全"十二五"规划》，培养传承中医药文明，具备行业优势的复合型、创新型高等中医药院校药学类专业人才，在教育部、国家食品药品监督管理总局的领导下，中国医药科技出版社根据《教育部关于"十二五"普通高等教育本科教材建设的若干意见》，组织规划了全国普通高等中医药院校药学类"十二五"规划教材的建设。

为了做好本轮教材的建设工作，我社成立了"中国医药科技出版社高等医药教育教材工作专家委员会"，原卫生部副部长、国家食品药品监督管理局局长邵明立任主任委员，多位院士及专家任专家委员会委员。专家委员会根据前期全国范围调研的情况和各高等中医药院校的申报情况，结合国家最新药学标准要求，确定首轮建设科目，遴选各科主编，组建"全国普通高等中医药院校药学类'十二五'规划教材编写委员会"，全面指导和组织教材的建设，确保教材编写质量。

本轮教材建设，吸取了目前高等中医药教育发展成果，体现了涉药类学科的新进展、新方法、新标准；旨在构建具有行业特色、符合医药高等教育人才培养要求的教材建设模式，形成"政府指导、院校联办、出版社协办"的教材编写机制，最终打造我国普通高等中医药院校药学类核心教材、精品教材。

全套教材具有以下主要特点。

一、教材顺应当前教育改革形势，突出行业特色

教育改革，关键是更新教育理念，核心是改革人才培养体制，目的是提高人才培养水平。教材建设是高校教育的基础建设，发挥着提高人才培养质量的基础性作用。教育部《关于普通高等院校"十二五"规划教材建设的几点意见》中提出：教材建设以服务人才培养为目标，以提高教材质量为核心，以创新教材建设的体制机制为突破口，以实施教材精品战略、加强教材分类指导、完善教材评价选用制度为着力点。鼓励编写、出版适应不同类型高等学校教学需要的不同风格和特色的教材。而药学类高等教育的人才培养，有鲜明的行业特点，符合应用型人才培养的条件。编写具有行业特色的规划教材，有利于培养高素质应用型、复合型、创新型人才，是高等医药院校教学改革的体现，是贯彻落实《国家中长期教育改革和发展规划纲要（2010－2020年）》的体现。

二、教材编写树立精品意识，强化实践技能培养，体现中医药院校学科发展特色

本轮教材建设对课程体系进行科学设计，整体优化；根据新时期中医药教育改革现状，增加与高等中医药院校药学职业技能大赛配套的《中药传统技能》教材；结合药学应用型特点，同步编写与理论课配套的实验实训教材，独立建设《实验室安全与管理》教材。实现了基础学科与专业学科紧密衔接，主干课程与相关课程合理配置的目标；编写过程注重突出中医药院校特色，适当融入中医药文化及知识，满足21世纪复合型人才培养的需要。

参与教材编写的专家都以科学严谨的治学精神和认真负责的工作态度，以建设有特色的、教师易用、学生易学、教学互动、真正引领教学实践和改革的精品教材为目标，严把编写各个环节，确保教材建设精品质量。

三、坚持"三基五性三特定"的原则，与行业法规标准、执业标准有机结合

本套教材建设将应用型、复合型高等中医药院校药学类人才必需的基本知识、基本理论、基本技能作为教材建设的主体框架，将体现高等中医药教育教学所需的思想性、科学性、先进性、启发性、适用性作为教材建设灵魂，在教材内容上设立"要点导航、重点小结"模块对其加以明确；使"三基五性三特定"有机融合，相互渗透，贯穿教材编写始终。并且，设立"知识拓展、药师考点"等模块，和执业药师资格考试、新版《药品生产质量管理规范》（GMP）、《药品经营管理质量规范》（GSP）紧密衔接，避免理论与实践脱节，教学与实际工作脱节。

四、创新教材呈现形式，促进高等中医药院校药学教育学习资源数字化

本轮教材建设注重数字多媒体技术，相关教材陆续建设课程网络资源，藉此实现教材富媒体化，促进高等中医药院校药学教育学习资源数字化，帮助院校及任课教师在MOOCs时代进行的教学改革，提高学生学习效果。前期建设中配有课件的科目可到中国医药科技出版社官网（www.cmstp.com）下载。

本套教材编写得到了教育部、国家食品药品监督管理总局和中国医药科技出版社全国高等医药教育教材工作专家委员会的相关领导、专家的大力支持和指导；得到了全国高等医药院校、部分医药企业、科研机构专家和教师的支持和积极参与，谨此，表示衷心的感谢！希望以教材建设为核心，为高等医药院校搭建长期的教学交流平台，对医药人才培养和教育教学改革产生积极的推动作用。同时精品教材的建设工作漫长而艰巨，希望各院校师生在教学过程中，及时提出宝贵的意见和建议，以便不断修订完善，更好地为药学教育事业发展和保障人民用药安全服务！

中国医药科技出版社

2014 年 7 月

前　言

　　药学是以实验研究为基础的自然科学，在药学类专业教学改革中，为增强学生的综合实践创新能力，达到理论与实践的有机结合，已形成了实验教学与理论教学并重的两大课程体系。实验教学是药学类专业人才培养的重要环节，良好的实验素养和过硬的实验技能是药学人才必备的基本素质。重视对学生实验基本技能训练，对于提高药学专业教学质量，全面落实创新人才培养目标，促进学生全面发展，满足社会对药学专业人才需求具有重要意义。

　　本书以培养学生基本实验技能和严谨求实的科学态度为宗旨，强调基础知识和基本技能在药学人才培养中的重要性，突出基本技能训练对药学类高素质人才培养的必要性。本书的实验基本技能训练内容整合优化了无机化学、有机化学、分析化学等多门基础课程实验内容。对各类常用理化实验仪器设备的性能、规格、型号、操作规范及使用注意等进行了较为系统的描述，注意突出理化实验基础知识系统性；对各项实验基本操作及注意事项进行了详细介绍，注意突出实验基本技能操作的规范性。本书分为上下篇，上篇对理化技能训练涉及的相关基础知识及基本操作技能进行了系统介绍。下篇设置了二十六个实验项目，编写中力求做到将理化基本操作技能训练与药学专业特点相结合，使学生感知实验操作基本技能对于达到实验目的的重要性，在基本技能训练的同时加深对本专业的了解，提高学生对实验基本操作技能学习的自觉性和积极性，激发学生的学习和探索热情。全书内容循序渐进，深入浅出，有利于学生综合实验动手能力的提高，为专业课程的学习奠定基础。

　　使用本教材时可以根据各章节的学习目的并结合专业特点选择实验项目进行实验基本技能训练。本书可作为高等中医药院校药学、中药学、制药工程、生物技术、医学检验及相关专业的基础理化实验课教材。也可作为实验技术人员及相关人员的参考资料。

　　本书的编写得到国家医药科技出版社以及各参编单位的大力支持，成都中医药大学中药化学学科创始人肖崇厚教授对本书编写予以高度评价并主审，在此表示衷心的感谢。编写过程中参阅引用了大量的文献资料、教材、专著、图片，限于篇幅，无法一一列举，在此，对所引用资料的原作者致以衷心感谢。

　　实验教学改革是一项长期的工作与任务，需要不断总结完善发展。由于编者学识水平有限，加之时间仓促，书中存在的缺点和纰漏一定不少，敬请提出宝贵意见，使之得到进一步改进与完善。

编者

2014 年 5 月

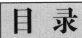

下篇 实验项目

实验 / 153

上篇
基本技能及基础知识

第一章 ▶ 实验室基本知识与基本要求

要(点)导航

> 掌握：实验室基本守则，实验室安全与事故处理基本方法。
>
> 熟悉：实验记录的基本要求和格式，实验数据读取、处理与取舍的基本原则和方法。
>
> 了解：常用试剂、药品分类、分级及管理；实验室用水的基本要求。

理化基本技能训练是药学及相关专业的入门实验课程，理化实验基本知识、基本方法和基本技能是药学类专业学生必备的基本素养。加强理化基本知识技能学习与训练，对于满足社会对能力型人才的需求有重要意义。

第一节 实验室基本守则

为培养良好的实验习惯和保证实验顺利无误的进行，学生进入实验室必须遵守下列规则。

（1）遵守实验室纪律，不迟到，不早退。严禁吸烟、饮食、随地吐痰、乱扔脏物、大声喧哗等不文明行为。

（2）学生在实验前须认真预习实验内容，明确实验目的、原理、方法、步骤。掌握仪器操作规程，正确地进行实验操作。

（3）熟悉灭火器材、急救药品的放置位置和使用方法，熟悉实验室的逃生通道。

（4）实验前检查、清理好所需的仪器、用具。如有缺损，应立即向老师报告，不得自己任意拿用。

（5）使用电源时，严禁带电接线或拆线，务必经过老师检查线路后才能接通电源。

（6）爱护仪器，严格按仪器说明书或操作规程操作。仪器用具发生故障、损坏或丢失等特别情况，应立即向教师报告。严禁擅自拆卸、搬弄仪器。有损坏仪器，应做出书面检查，等候处理。

（7）取用试剂。药品时应仔细观察标签，防止试剂、药品的交叉污染，并且使用后应立即盖上瓶盖；取出的试剂、药品不可再倒回原瓶。公共药品用后及时放回原处。

（8）要节约水、电、实验材料和药品。对有毒有害物品必须在老师指导下进行处理，不准乱扔、乱放。

（9）实验中要注意安全，如仪器设备出现异常气味、打火、冒烟、发热、响声、振动等现象，应立即切断电源，关闭仪器，并向老师报告。

（10）严格按实验操作规程进行实验，仔细操作、认真思考。要备有专用记录本，实验记录要求真实、准确、整齐、清楚，不得抄袭和拼凑数据。

（11）实验中应保持桌面、地面、水槽、仪器整洁。废液、污水、污物、残渣、废纸等应分别放入指定地方，不得随意倒入水槽。

（12）实验室所用仪器、药品不得带出实验室。

（13）实验完毕，要及时清洁工作台，把清洁后的仪器、工具放回原处，清洗双手，关闭水、电、气、门、窗等。

（14）实验完毕后及时整理实验记录，不得任意修改原始数据，联系理论知识，认真分析问题，按要求写出实验报告。

第二节 实验室安全基本知识

在理化实验中，经常使用腐蚀性的、易燃的、易爆炸的或有毒的化学试剂，大量使用易损的玻璃仪器和某些精密分析仪器及煤气、水、电等，因此实验过程中潜藏着爆炸、着火、中毒、灼伤、割伤、触电等事故发生的危险。为确保实验的正常进行和实验者的人身安全，必须严格遵守实验室的安全规则。

一、安全用电

理化实验室使用电器较多，特别要注意安全用电。违章用电可能会造成损坏仪器设备、火灾、人身伤亡等严重事故。一旦遇到电线起火，应立即切断电源，用沙或二氧化碳、四氯化碳灭火器灭火，禁止用水或泡沫灭火器等导电液体灭火。如遇触电事故，应立即切断电源，必要时进行人工呼吸，对伤势较重者，应立即送医院。

二、着火防范

着火是实验室里最容易发生的事故。引起火灾的原因有很多，如忘记关电源导致设备通电时间过长，温度过高而引起着火；操作不慎或使用不当使火源接触易燃物质引起着火；供电线路老化、超负荷运行导致线路发热着火；乱扔烟头，接触易燃物质引起着火；加热或处理低沸点有机溶剂时操作不当引起着火等。

（一）火灾的预防

为预防火灾的发生，应切实遵守以下各点。

（1）有机溶剂如乙醚、丙酮、乙醇、苯等容易燃烧，使用时必须远离明火，大量使用时室内不能有明火、电火花或静电放电。

（2）在空气中易氧化自燃的物质如磷、金属钠、钾、电石等，应隔绝空气保存，使用时应小心谨慎。

（3）废溶剂严禁倒入污物缸，量少时可用水冲入下水道，量大时应倒入回收瓶内再集中处理。燃着的或阴燃的火柴梗不得乱丢，应放在表面皿中，实验结束后一并投入废物缸。

（4）不得在烘箱内存放、干燥、烘焙有机物。

（5）使用氧气钢瓶时，不得让氧气大量溢入室内。在含氧量约 25% 的大气中，物质燃烧所需的温度要比在空气中低得多，且燃烧剧烈，不易扑灭。

（二）消防灭火

一旦失火，首先采取措施防止火势蔓延，应立即熄灭附近所有火源，切断电源，移开易燃易爆物品。并视火势大小和引起火灾的原因，采取不同的扑灭方法。

（1）对在容器中发生的局部小火，可用石棉网、表面皿或木块等盖灭。

（2）有机溶剂在桌面或地面上蔓延燃烧时，不得用水冲，可撒上细沙或用灭火毯扑灭。

（3）对钠、钾、电石等着火，通常用干燥的细沙覆盖。

（4）易燃可燃液体、易燃气体和油脂类等化学药品着火，使用大剂量泡沫灭火器、干粉灭火器灭火。

（5）电器设备着火，用二氧化碳灭火器或四氯化碳灭火器灭火。

三、爆炸防范

爆炸的破坏力极大，引起爆炸的原因有很多。如可燃气体与空气混合，当两者比例达到爆炸极限时，受到热源诱发，就会引起爆炸；随便混合化学药品，氧化剂和还原剂的混合物在受热摩擦时会发生爆炸；在密闭体系中进行蒸馏、回流等加热操作也会引起爆炸。

凡有爆炸危险的实验，在实验中必有具体的安全指导，应严格执行。此外，平时应该遵守以下各点。

（1）在使用和制备易燃、易爆气体时，如氢气、乙炔等，必须在通风橱内进行，并不得在其附近点火。

（2）严禁将强氧化剂和强还原剂放在一起。

（3）在做高压或减压实验时，应使用防护屏或戴防护面罩。

（4）久藏的乙醚使用前应除去其中可能产生的过氧化物。

（5）进行容易引起爆炸的实验，应有防爆措施。

四、中毒防范

化学药品的危险性除了易燃易爆外，还在于它们具有腐蚀性、刺激性、对人体的毒性，特别是致癌性。使用不慎会造成中毒事故。特别需要注意的是实验室中常用的有机化合物，绝大多数对人体都有不同程度的毒害。所以实验过程中应做好预防措施。

（1）操作有毒气体和试剂应在通风橱内进行。

（2）有些药品如苯、有机溶剂、汞等能透过皮肤进入人体，应避免与皮肤接触。

（3）禁止用手直接取用任何化学药品，使用毒品时除用药匙、量器外必须佩戴橡皮手套，实验后马上清洗仪器用具，立即用肥皂洗手。

（4）严禁在酸性介质中使用氰化物。

（5）禁止口吸吸管移取浓酸、浓碱，有毒液体，应该用洗耳球吸取。禁止冒险品尝药品试剂，不得用鼻子直接嗅气体，而是用手向鼻孔扇入少量气体。

（6）禁止在实验室内喝水和饮食，离开实验室要洗净双手。

（7）吸入溴蒸气、氯气后，可吸入少量乙醇和乙醚的混合蒸气解毒。

（8）实验中若感觉咽喉灼痛、嘴唇脱色或发绀，胃部痉挛或恶心呕吐、心悸头晕等症状时，则可能系中毒所致。一旦发现中毒应立即送医院治疗，不得延误。

五、灼伤防范

皮肤直接接触强腐蚀性物质、强氧化剂、强还原剂，如浓酸、浓碱、氢氟酸、钠、溴等会腐蚀皮肤，引起局部外伤。如发生轻微灼伤则可采用下列办法，如严重则应立即就医。

（1）如果眼睛灼伤或掉进异物，立即用大量水缓慢彻底冲洗。实验室内应备有专用洗眼水龙头。洗眼时要保持眼皮张开，可由他人帮助翻开眼睑，持续冲洗15min。忌用稀酸中和溅入眼内的碱性物质，反之亦然。对因溅入碱金属、溴、磷、浓酸、浓碱或其他刺激性物质的眼睛灼伤者，急救后必须迅速送往医院检查治疗。

（2）如果是被酸灼伤，先用大量水冲洗，以免深度受伤，再用稀碳酸氢钠溶液或稀氨水浸洗，最后用水洗。

（3）如果是被碱灼伤，先用大量水冲洗，再用1%硼酸或2%醋酸溶液浸洗，最后用水洗。

（4）如果是被溴腐伤，先用乙醇或10%的亚硫酸钠溶液洗涤伤口，再用水冲洗干净，并涂敷甘油。

第三节　实验记录基本要求

实验记录是指在实验过程中，应用实验、观察、调查或资料分析等方法，根据实际情况直接记录或统计形成的各种数据、文字、图标、声像等原始资料，是对实验的真实描述和记载。

一、实验记录的要求

1. 必须由实验者自己记录，不能让他人代记。

2. 及时记录。必须随着实验随时记录，不能作回忆性记录。如果有回忆性记录，必须注明。

3. 实验记录用纸

（1）实验记录必须使用本研究机构统一专用的带有页码编号的实验记录本或科技档案专用纸。

（2）计算机、自动记录仪器打印的图表和数据资料等应按顺序粘贴在记录本或记录纸的相应位置上，并在相应处注明实验日期和时间；不宜粘贴的，可另行整理装订成册并加以编号，同时在记录本相应处注明，以便查对。

（3）实验记录本或记录纸应保持完整，不得缺页或挖补；如有缺、漏页，应详细说明原因。

4. 实验记录的书写

（1）实验记录本（纸）竖用横写，不得使用铅笔。实验记录应用字规范，字迹工整。

（2）常用的外文缩写（包括实验试剂的外文缩写）应符合规范。首次出现时必须用中文加以注释。实验记录中属译文的应注明其外文名称。

（3）实验记录应使用规范的专业术语，计量单位应采用国际标准计量单位，有效数字的取舍应符合实验要求。

5. 实验记录不得随意删除、修改或增减数据。如必须修改，须在修改处划一斜线，不可完全涂黑，保证修改前记录能够辨认，并应由修改人签字，注明修改时间及原因。

6. 实验图片、照片应粘贴在实验记录的相应位置上，底片装在统一制作的底片袋内，编号后另行保存。用热敏纸打印的实验记录，须保留其复印件。

7. 实验记录应妥善保存，避免水浸、墨污、卷边，保持整洁、完好、无破损、不丢失。

8. 实验记录的签署、检查和存档

（1）每次实验结束后，应由实验负责人和记录人在记录后签名。

（2）课题负责人或上一级研究人员要定期检查实验记录，并签署检查意见。

（3）每项研究工作结束后，应按归档要求将研究实验记录整理归档。

二、实验记录的内容

通常应包括实验名称、实验目的、实验设计或方案、实验时间、实验材料、实验方法、实验过程、观察指标、实验结果和结果分析等内容。

1. 实验名称　每项实验开始前应首先注明课题名称和实验名称，需保密的课题可用代号。

2. 实验设计或方案　实验设计或方案是实验研究的实施依据。各项实验记录的首页应有一份详细的实验设计或方案，并由设计者和（或）审批者签名。

3. 实验时间　每次实验须按年月日顺序记录实验日期和时间。

4. 实验材料　受试样品和对照品的来源、批号及效期；实验动物的种属、品系、微生物控制级别、来源及合格证编号；实验用菌种（含工程菌）、瘤株、传代细胞系及其来源；其他实验材料的来源和编号或批号；实验仪器设备名称、型号；主要试剂的名称、生产厂家、规格、批号及效期；自制试剂的配制方法、配制时间和保存条件等。实验材料如有变化，应在相应的实验记录中加以说明。

5. 实验环境　根据实验的具体要求，对环境条件敏感的实验，应记录当天的天气情况和实验的微小气候（如光照、通风、洁净度、温度及湿度等）。

6. 实验方法　常规实验方法应在首次实验记录时注明方法来源，并简述主要步骤。改进、创新的实验方法应详细记录实验步骤和操作细节。

7. 实验过程　应详细记录研究过程中的操作，观察到的现象，异常现象的处理及其产生原因，影响因素的分析等。

8. 实验结果　准确记录计量观察指标的实验数据和定性观察指标的实验变化。

9. 结果分析 每次（项）实验结果应做必要的数据处理和分析，并有明确的文字小结。

10. 实验人员 应记录所有参加实验研究的人员。

第四节 实验数据的读取与处理

通过实验测得原始数据后需要进行计算将最终的实验结果归纳成经验公式或以图表的形式表示，以便与理论结果比较分析。因此由实验而获得的数据必须经过正确的处理和分析，只有正确的结论才能经得起检验。

一、数据的读取

通常读取数据时，在最小准确量度单位后再估读一位。例如，滴定分析中，滴定管最小刻度为 0.1ml，读取时要读到小数点后第二位。若始读数为 0.0ml，应记作 0.00ml；若终读数在 24.3ml 与 24.4ml 之间，则要估读一位，例如读数为 24.32ml，等等。

二、数据的处理与取舍

（一）实验数据的误差分析

1. 真值 真值是指某物理量客观存在的确定值，它通常是未知的。由于误差的客观存在，真值一般是无法测得的。丈量次数无穷多时，根据正负误差出现的概率相等的误差分布定律，在不存在系统误差的情况下，它们的均匀值极为接近真值。故在实验科学中真值的定义为无穷多次观测值的均匀值。但实际测定的次数总是有限的，由有限次数求出的均匀值，只能近似地接近于真值，可称此均匀值为最佳值。

2. 误差的分类 根据误差的性质和产生的原因，可将误差分为系统误差、偶然误差、过失误差三类。

（1）系统误差 系统误差是由某些固定不便的因素引起的，这些因素影响的结果永远朝一个方向偏移，其大小及符号在同一组实验丈量中完全相同。当实验条件一经确定，系统误差就是一个客观上的恒定值，多次丈量的均匀值也不能减弱它的影响。误差随实验条件的改变按一定规律变化。产生系统误差的原因一般为丈量仪器方面的因素，如仪器设计上的缺点，刻度不准，仪表未进行校正或标准表本身存在偏差，安装不正确等；环境因素，如外界温度、湿度、压力等引起的误差；丈量方法因素，如近似的丈量方法或近似的计算公式等引起的误差；丈量职员的习惯和偏向或动态丈量时的滞后现象等，如读数偏高或偏低所引起的误差。针对以上具体情况分别改进仪器、实验装置以及进步测试技能予以解决。

（2）偶然误差 偶然误差又称随机误差或不定误差，它是由某些不确定的偶然因素造成的，如环境温度、湿度、电源电压、大气压的微小波动、仪器性能的微小变动等。在多次同样测定的结果中，其误差值的大小和正负均不固定，表面看无任何规律性。但当测量次数很多时，就能发现它符合一定的统计规律：①小误差出现的机会多，大误差出现的机会较小；②绝对值相近而符号相反的正、负误差出现机会等。

根据偶然误差的规律可找到克服它的方法，即在同一条件下，增加平行测定次数，使正、负误差相互抵消或部分抵消，测量的平均值就可接近于真实值。

（3）过失误差　　过失误差是一种与实际事实明显不符的误差，误差值可能很大，且无一定的规律。它主要是由于实验人员粗心大意、操纵不当造成的，如读错数据、操作失误等。在丈量或实验时，只要认真负责是可以避免这类误差的。存在过失误差的观测值在实验数据整理时应该剔除。

3. 测定结果的准确度和精密度

（1）准确度　　分析结果的准确度是指测定值与真实值间相接近的程度，它以真值为标准，反映了测量值的可靠性。准确度的高低用误差值的大小来衡量。误差是指测定值与真实值之间的差值，误差一般有两种表示方式。

①绝对误差　　绝对误差（δ）等于测得的结果（x_i）与真实值（μ）之差。其大小取决于所使用的器皿、仪器的精度及人的观察能力。绝对误差不能反映误差在整个测量结果中所占的比例。

$$\delta = x_i - \mu$$

②相对误差　　相对误差是指绝对误差在真实值中所占的比例，它可以反映误差对整个测量结果的影响。

$$相对误差 = \frac{\delta}{\mu} \times 100\%$$

（2）精密度　　精密度是指一组测量值之间相互接近的程度，它反映了测量结果的重复性。精密度的高低用偏差来衡量，它有以下几种表示方式。

①绝对偏差　　绝对偏差（d）等于个别测定的结果（x_i）与n次重复测定结果的平均值$\bar{x}$之差，即

$$d = x_i - \bar{x}$$

②相对偏差　　测定的绝对偏差值（d）在n次测定平均值$\bar{x}$中所占的比例，即

$$相对偏差 = \frac{x_i - \bar{x}}{\bar{x}} \times 100\%$$

③平均偏差　　各次测量偏差绝对值的平均值，即

$$\bar{d} = \frac{\sum_{i=1}^{n} |x_i - \bar{x}|}{n}$$

④标准偏差　　一种统计概念表示测定精密度的方法。当重复测量次数$n < 20$时，用s表示标准偏差，即

$$S = \sqrt{\frac{\sum_{i=1}^{n} (x_i - \bar{x})^2}{n-1}}$$

当重复测定的次数$n \to \infty$次时，标准偏差用δ表示，即

$$\delta = \sqrt{\frac{\sum_{i=1}^{n} (x_i - \mu)^2}{n}}$$

用标准偏差来表示精密度比平均偏差更为合理，因为它对测量中产生的误差感觉更灵敏，能如实地反映每次测量产生偏差的影响。

准确度和精密度在概念上有严格的区别，但相互之间有密切的联系。测量结果的准确度高就一定需要精密度高，精密度是保证准确度的先决条件，但精密度高准确度不一定高，因为这时可能存在系统误差。

4. 消除或减免误差、提高分析结果准确度的方法　要得到准确的分析结果，就必须减少测定中的系统误差和随机误差。下面是消除或减免误差的一般方法。

（1）系统误差的减免

①对照分析　消除系统误差的方法之一是以"标准试样"或极纯的物质（已知被测组分的准确含量）为参照，采用与测定试样同样方法和同样的条件，进行平行试验，通过分析测定结果达到检验或消除系统误差的目的。

②仪器校正　实验前对所使用的测量仪器以及天平、砝码、移液管、容量瓶等计量、容量器皿进行预先校正，并求出校正值，以减免仪器所带入的误差。

③空白试验　是指在不加入试样的情况下，按照试样分析所选用的测定方法，采用同样的条件和同样的试剂进行分析，以检查试剂和器皿所引入的系统误差。

（2）偶然误差的减免　依照偶然误差的统计规律，在消除系统误差的前提下，平行测定次数越多，平均值越接近于真值。因此可通过增加平行测定次数，使偶然误差尽可能减小。根据测定次数和算术平均值的偶然误差之间的关系，一般当测定次数达10次左右时，即使再增加测定次数，其精密度并没有显著的提高。因而在实际应用中，通常只需要仔细测定3~4次以上，即可使偶然误差减小到很小。

（二）有效数字及其运算规则

1. 有效数字概述

（1）有效数字是指在分析过程中实际能测量到的数字，它包含全部确定的数字和最后一位可疑数字。有效数字的确定是根据测量中仪器的精度而确定的。例如，用万分之一的分析天平称量样品，精度为 0.1mg，以"g"作单位，则试样重只能记录到小数后第四位，如 0.2357g；滴定管精度为 0.01ml，则滴定剂消耗体积应记录到小数后第二位，如 25.08ml。可见，有效数字的书写表达取决于实验使用仪器的精度，在记录与计算数据时，有效数字位数必须确定，不能任意扩大与缩小。

（2）有效数字位数的确定

①在有效数字中，最后一位是可疑数字。

②"0"在数字前面不作有效数字，如 0.0563 只有 3 位有效数字；在数字中间或末端的"0"，都看成有效数字，如 0.05063 与 0.05630 有效数字均为 4 位。

③对很小或很大的数字，为明确表示其有效数字，常采用指数形式。例如，上述数值写成 5.063×10^{-2} 或 5.630×10^{-2}，1234 写成 1.234×10^3。

④采用对数表示时，仅由小数部分的位数决定，首数（整数部分）只起定位作用，不是有效数字，如 pH = 8.46，则 $[H^+] = 3.5 \times 10^{-9}$ mol/L，只有 2 位有效数字。

2. 有效数字的运算规则　在分析测定过程中，常需要经过多步测定环节，读取多次实验数据，经过一定的运算步骤才能获得最终的分析结果。在整个测定过程中，每次得到数据的准确度不一定完全相同。因而需要按照一定的计算规则，合理地取舍各数据的有效数字的位数，以得到合理的结果。有效数字的运算规则如下。

（1）在记录的数据和计算结果中，应当只有一位可疑数字。

（2）弃去多余的或不正确的数字，可采用"四舍六入五留双"原则。按原则规定，当被修约数据尾数小于等于4时舍去，尾数大于等于6时进位，当尾数等于5时，若5前面一位是奇数则进位，若前一位是偶数则舍去。若5后的数字不为0，说明被修约数大于5，则应进位。

（3）在加减法运算中，其和或差有效数字的保留，以各数中小数点后位数最少的数字为准，即以绝对误差最大的数为准米确定有效数字的位数。例如，将0.0245、31.27和1.06767三个数相加，它们的绝对误差分别为±0.0001、±0.01和±0.00001。其中，绝对误差最大的为31.27。因此在运算中，根据上述原则，先将其他数字取舍至小数点后两位，然后再相加，即$0.02 + 31.27 + 1.07$。

（4）在乘除运算中，其积或商有效数字的保留，以参与运算各数中有效数字位数最少的数，即相对误差最大的数为准。例如，$14.52 \times 0.0122 \times 1.8345$，上述三个数据中，0.0122的有效数字位数最少，故以其为准，计算结果只能保留三位有效数字，即$14.52 \times 0.0122 \times 1.8345 = 0.325$。

（5）对于高含量组分（≥10%）的测定，一般要求分析结果以4位有效数字报出；对中等含量的组分（1%～10%），一般要求以3位有效数字报出；对于微量组分（<1%），一般只以2位有效数字报出。在化学平衡计算中，一般保留2位或3位有效数字。

（6）当计算分析测定精密度和准确度时，一般只保留1位有效数字，最多取2位。

（7）在计算中常会遇见一些分数。例如，从250ml容量瓶中移取25ml溶液，即取1/10，这里的"10"是自然数，可视为足够有效，不影响计算结果的有效数字位数。

（8）若数据的首位有效数字大于等于8，则有效数字的位数可多算一位。例如，9.16，虽然只有3位有效数字，但由于首位大于8，可看成有4位有效数字参与运算。

（三）实验数据处理方法

实验数据中各变量的关系可表示为列表式、图示式和函数式。列表式将实验数据制成表格，它显示了各变量间的对应关系，反映出变量之间的变化规律，是标绘曲线的基础；图示式是将实验数据绘制成曲线，它直观地反映出变量之间的关系，在报告与论文中几乎都能看到，而且为整理成数学模型（方程式）提供了必要的函数形式；函数式是借助于数学方法将实验数据按一定函数形式整理成方程，即数学模型。

第五节　实验试剂基本知识

化学实验试剂是工农业生产、文教卫生、科学研究以及国防建设等多方面进行化验分析的重要药剂。化学试剂是指具有一定纯度标准的各种单质和化合物。要进行任何实验都离不了试剂，试剂不仅有各种状态，而且不同的试剂其性能差异很大。有的常温非常稳定、有的通常很活泼、有的受高温不变质、有的却易燃易爆、有的香气浓烈、有的则剧毒。只有对化学试剂的有关知识深入了解，才能安全、顺利地进行各项实验。既可保证达到预期实验目的，又可消除对环境的污染。

一、试剂的分类

化学试剂是一大类产品的总称，其品种繁多，应用范围广泛，其分类方法有按性质、来源、用途、商品种类等多种方法。按其应用领域进行分类，可分为通用试剂、化学分析试剂、仪器分析试剂、临床诊断试剂、电子工业用试剂、光化学试剂、农业及食品分析试剂等。

1. 通用试剂　常指各不同类型的实验室都可能用到的试剂。

2. 化学分析试剂　利用常见化学反应作定性或定量分析的试剂，如容量分析中的基准试剂。

3. 仪器分析试剂　运用各种光谱、色谱、质谱、核磁、电镜、液闪及各种自动分析等仪器进行分析工作场所专用的试剂。

4. 临床诊断试剂　生物化学、分子生物学、病理、组化、血清、免疫、酶标、培养基等生物学和医学实验所用的各种试剂。

5. 电子工业用试剂　半导体、集成电路、微电子技术所涉及到的高纯元素，光刻、腐蚀、清洗、液体扩散、液晶等实验所用的高纯试剂。

6. 光化学试剂　影像、光敏、显色等感光用试剂，遥感、全息摄影等超微粒化学感光试剂。

7. 农业及食品分析试剂　农药分析、食品分析用试剂。

二、试剂的分级

我国的试剂规格一般按纯度划分，《中国国家标准·化学试剂》中将化学试剂按纯度分为五个等级：高纯、基准、优级纯、分析纯与化学纯。

1. 高纯试剂　为了专门的使用目的而用特殊方法生产的纯度最高的试剂。它的杂质含量要比优级试剂低多个数量级，特别适用于一些痕量分析。在名称上有高纯、特纯、超纯、光谱纯等不同叫法。

2. 基准试剂　专门作为基准物用，可直接配制标准溶液。

3. 优级纯试剂　亦称保证试剂，为一级品，纯度高，杂质极少，主要用于精密分析和科学研究，常以 GR 表示，使用绿色瓶签。

4. 分析纯试剂　亦称分析试剂，为二级品，纯度略低于优级纯，杂质含量略高于优级纯，适用于重要分析和一般性研究工作，常以 AR 表示，使用红色瓶签。

5. 化学纯试剂　为三级品，纯度较分析纯差，适用于工厂、学校一般性的分析工作，常以 CP 表示，使用蓝色瓶签。

三、试剂的选用

在实验过程中应根据具体实验的目的和要求，选择相应规格等级的试剂，其次还应注意厂家和批次的选择。选用时可参考下列原则。

（1）标定滴定液用基准试剂。

（2）制备滴定液可采用分析纯或化学纯试剂，但不经标定直接按称重计算浓度者，则应采用基准试剂。

（3）制备杂质限度检查用的标准溶液，采用优级纯或分析纯试剂。

（4）制备试液、缓冲液等可采用分析纯或化学纯试剂。

四、试剂的管理

（一）存放的原则

（1）试剂存放要做到分开存放、取用方便、注意安全，保证质量。

（2）强氧化剂和易燃品必须严格分开，以免发生剧烈氧化而释放出热量，引起燃烧。挥发性酸或碱不能跟其他试剂混放，以免变质。

（3）危险药品要跟其他药品分开存放，贮存在专柜中。

（4）无机化学试剂和有机化学试剂要分开存放，根据它们的组成和性质分类存放。

（5）化学实验室应贮备一定量的化学试剂，大量的备用原装试剂存放在贮藏室内。

（二）存放的顺序

存放在橱里或试剂架上的试剂要按一定的规律分类，一般液体、固体分类。每一类又按有机、无机、危险品、低温贮存品等再次归类，按序排列，分别码放整齐，有次序地放在固定的位置上，造册登记，为查找和取用提供方便。

1. 无机试剂　按单质、氧化物、酸、碱和盐分类。单质，如金属可依照金属活动性顺序排列。盐类先根据它的阴离子所属元素族（如碳族、氮族、氧族、卤族等）分类，然后依照金属活动性顺序（盐的阳离子）排列存放。

2. 有机试剂（除危险品外）　根据它的分子结构特点和性质按如下顺序存放：烃类（链烃及芳香烃）、烃的衍生物（卤代烃、醇、酚、醚、醛、酮、羧酸及其盐类、脂）、糖类、含氮有机物、高分子化合物。

（三）易变质试剂的保存

1. 密封保存　易潮解吸湿、易失水风化、易挥发、易吸收二氧化碳、易氧化、易吸水变质的试剂，需密塞或蜡封保存。试剂取用后一般都用塞子盖紧，特别是挥发性的物质（如硝酸、盐酸、氨水）以及很多低沸点有机物（如乙醚、丙酮、甲醛、乙醛、三氯甲烷、苯等）必须严密盖紧。有些吸湿性极强或遇水蒸气发生强烈水解的试剂，如五氧化二磷、无水氯化钙等，不仅要严密盖紧，还要蜡封。在空气里能自燃的白磷保存在水中。活泼的金属钾、钠要保存在煤油中。

2. 用棕色瓶盛放置于阴凉处　见光易变色、分解、氧化的试剂应避光保存。如浓硝酸、硝酸银、氯化汞、碘化钾、过氧化氢以及溴水、氯水要存放在棕色瓶里，并放在阴凉处，防止分解变质。

3. 低温干燥保存　高活性试剂应低温干燥保存。

（四）危险品的存放

对危险品要按其特点分类存放。按易燃易爆、腐蚀、毒害、放射性物质等分门别类，分开存放。例如对易燃品要求放在远离火种和热源，阴凉通风的地方；腐蚀性试剂应选在人、物不常接触的位置，为了防止它们对木器、地面或其他物质的破坏，可在它们下面或周围加放一些耐腐蚀的物质；毒害品应放在能严密加锁的柜中。

对危险品只要有可能就要尽量减少在实验室的存量，在专门的库房中保管要比实验室更安全。

五、试剂的使用原则

（1）不了解试剂性质者不得使用。

（2）使用前应辩明试剂名称、浓度、纯度级别、生产厂家、牌号、批号，是否过使用期限。无瓶签或瓶签字迹不清、过期试剂不得使用。

（3）使用前观察试剂形状、颜色、透明度、有无沉淀等异常情况。变质试剂不得使用。

（4）按使用量取用，用剩余的试剂不得倒回原试剂瓶。

（5）注意保护瓶签，避免试剂污染瓶签。

（6）瓶口勿敞开太久，以免灰尘及赃物落入。

（7）需冷冻贮存的试剂使用时勿反复冻熔，避免加速试剂变质。应按日用量分装冷冻，按量取用。

（8）低沸点试剂用毕立即放回，防止温度升高试剂变质。

（9）试剂用毕应立即归还原处。

第六节 实验用水基本知识

实验用水是分析质量控制的一个因素，影响到空白值及分析方法的检出限，尤其是微量分析对水质有更高的要求。实验者对用水级别、规格应当了解，以便正确选用，并对特殊要求的水质进行特殊处理。

一、实验室常用水的种类

（一）蒸馏水

实验室最常用的一种纯水，虽设备便宜，但极其耗能和费水且速度慢，应用会逐渐减少。蒸馏水能去除自来水内大部分的污染物，但挥发性的杂质无法去除，如二氧化碳、氨、二氧化硅以及一些有机物。新鲜的蒸馏水是无菌的，但储存后细菌易繁殖；此外，储存的容器也很讲究，若是非惰性的物质，离子和容器的塑形物质会析出造成二次污染。

（二）去离子水

应用离子交换树脂去除水中的阴离子和阳离子，但水中仍然存在可溶性的有机物，可以污染离子交换柱从而降低其功效，去离子水存放后也容易引起细菌的繁殖。

（三）反渗水

其生成的原理是水分子在压力的作用下，通过反渗透膜成为纯水，水中的杂质被反渗透膜截留排出。反渗水克服了蒸馏水和去离子水的许多缺点，利用反渗透技术可以有效地去除水中的溶解盐、胶体，细菌、病毒、细菌内毒素和大部分有机物等杂质，但不同厂家生产的反渗透膜对反渗水的质量影响很大。

（四）超纯水

其标准是水电阻率为 $18.2M\Omega^{-cm}$。但超纯水在总有机碳（TOC）、细菌、内毒素等指标方面并不相同，要根据实验的要求来确定，如细胞培养则对细菌和内毒素有要求，而 HPLC 则要求 TOC 低。

二、实验室用水的级别

中华人民共和国国家标准 GB/T 6682 - 2008《分析实验室用水规格和试验方法》

中规定了分析实验室用水规格、等级、制备方法、技术指标及检验方法。

（一）一级水

基本不含有溶解或胶态离子杂质及有机物。用于有严格要求的分析试验，包括对颗粒有要求的试验，如高效液相色谱分析用水。可用二级水经过石英设备蒸馏或离子交换混合床处理后，再经 0.2μm 微孔滤膜过滤来制取。

（二）二级水

可含有微量的无机、有机或胶态杂质。用于无机痕量分析等试验，如原子吸收光谱分析用水。可采用多次蒸馏或离子交换等方法制备。

（三）三级水

适用于一般化学分析试验。可以采用蒸馏、反渗透或去离子等方法制备。

各级水相应规格及要求见表 1-1。

表 1-1　分析实验室用水规格

名称	一级	二级	三级
pH 值范围（25℃）	—	—	5.0 ~ 7.5
电导率（25℃）/（mS/m）	≤0.01	≤0.10	≤0.50
可氧化物含量（以 O 计）/（mg/L）	—	≤0.08	≤0.4
吸光度（254nm，1cm 光程）	≤0.001	≤0.01	—
蒸发残渣（105℃±2℃）含量/（mg/L）	—	≤1.0	≤2.0
可溶性硅（以 SO_2 计）含量/（mg/L）	≤0.01	≤0.02	—

注：—表示不做规定。

三、制药用水

水是药物生产中用量大、使用广的一种辅料，用于生产过程及药物制剂的制备。药典中所收载的制药用水，因其使用的范围不同而分为饮用水、纯化水、注射用水及灭菌注射用水。一般应根据各生产工序或使用目的与要求选用适宜的制药用水。

（一）饮用水

为天然水经净化处理所得的水，其质量必须符合现行中华人民共和国国家标准《生活饮用水卫生标准》。饮用水可作为药材净制时的漂洗、制药用具的粗洗用水。除另有规定外，也可作为饮片的提取溶剂。

（二）纯化水

为饮用水经蒸馏法、离子交换法、反渗透法或其他适宜的方法制备的制药用水。不含任何附加剂，其质量应符合纯化水项下的规定。

纯化水可作为配制普通药物制剂用的溶剂或试验用水；可作为中药注射剂、滴眼剂等灭菌制剂所用饮片的提取溶剂；口服、外用制剂配制用溶剂或稀释剂；非灭菌制剂用器具的精洗用水。也用作非灭菌制剂所用饮片的提取溶剂。纯化水不得用于注射剂的配制与稀释。

（三）注射用水

为纯化水经蒸馏所得的水，应符合细菌内毒素试验要求。注射用水必须在防止细菌内毒素产生的设计条件下生产、贮藏与分装。其质量应符合注射用水项下的规定。注射用水可作为配制注射剂、滴眼剂等的溶剂或稀释剂及容器的精洗。

（四）灭菌注射用水

为注射用水按照注射剂生产工艺制备所得。不含任何添加剂。主要用于注射用灭菌粉末的溶剂或注射剂的稀释剂。其质量应符合灭菌注射用水项下的规定。灭菌注射用水灌装规格应适应临床需要，避免大规格、多次使用造成的污染。

第二章 ▶ 常用玻璃仪器操作基本技能训练

要点导航

　　掌握：药学研究中常用玻璃仪器的用法、用途、常见规格以及使用注意事项；常用玻璃仪器的清洗、干燥和保养方法。
　　熟悉：铬酸洗液的配制方法和使用注意；常用玻璃仪器装配原则和方法。
　　了解：常用的洗涤试剂及应用范围。

　　玻璃仪器是理化实验中最常用的仪器，认识和掌握各种常用玻璃仪器的用途和正确用法及其洗涤、干燥和保养方法是理化实验必须掌握的一项基本技能。

第一节　常用玻璃仪器的分类和使用

　　玻璃仪器是中药研究实验中使用较多的仪器，常用的玻璃仪器包括定量取用液体试剂的量器、作为反应物存放和反应器皿的容器、用于固液分离的滤器，以及用于搅拌、冷凝、萃取、加料、连接等其他玻璃仪器。

一、常用玻璃仪器的分类和介绍

　　根据玻璃仪器的用途和结构特征可以分为烧器、量器、瓶类等以下几类。

（一）烧器类

　　实验室玻璃烧器通常是指盛装化学试剂、直接或间接进行加热试样的玻璃仪器，如烧杯、烧瓶、试管、锥形瓶、碘量瓶、蒸发器等。

　　1. 烧杯　实验室常用烧杯有 50ml、150ml、250ml、500ml、1000ml、3000ml 等多种规格。多用于配制溶液，加速物质溶解，促进溶剂蒸发等。也可用作反应物量较多时的反应容器。加热时应置于石棉网上，使其受热均匀，一般不可烧干。

　　2. 烧瓶　常用有圆底烧瓶和平底烧瓶 2 种，常用有 150ml、250ml、500ml、1000ml 等多种规格。用于加热及蒸馏液体，一般避免直火加热，隔石棉网或各种加热浴加热，所盛装的液体不能超过其体积的 2/3。

　　（1）圆底烧瓶　能耐热和承受溶液沸腾后所发生的冲击震动。常用于有机化合物的合成，也用作减压蒸馏的接收器。

　　（2）梨形烧瓶　其用途和性能与圆底烧瓶相似。在合成少量有机化合物时在烧瓶内保持较高的液面，蒸馏时残留在烧瓶内的液体少。

（3）三口烧瓶　常用于需要进行搅拌的实验中，中间瓶口装搅拌器，两个侧口装回流冷凝管和滴液漏斗或温度计等。

3. 锥形瓶　用于加热处理试样和容量分析滴定，以及有机溶剂进行重结晶或合成实验中固体产物的生成，通常也作为常压蒸馏实验的接受器，但不能用作减压蒸馏的实验的接受器。磨口锥形瓶加热时要打开塞，非标准磨口要保持原配塞。常用规格有100ml、150ml、250ml等。

4. 试管　试管有普通试管、离心试管和具塞试管。普通试管用于一般化学鉴别反应；离心试管可在离心过程中借离心作用分离溶液和沉淀；具塞试管可用于剧烈的化学反应，比如 Molish 反应，加塞后可防止热的液体溅出伤人。玻璃试管可直接在火焰上加热，但不能骤冷；离心试管只能水浴加热。

（二）量器类

是指那些可以测量液体容积的玻璃仪器。量杯、量筒是一种外部有容积刻度的玻璃仪器，量筒的精度比锥形的量杯好，但都不能用于精确量取液体试剂，只能用来粗略量取液体的体积，也用来配置大量溶液。量筒（杯）的规格以所能量取的最大容积表示，有5ml、10ml、25ml、50ml、100ml、500ml、1000ml、2000ml等多种规格，可根据需要选用。量取一般液体时，眼睛要与液面最凹处在同一水平面上进行观察，读取液面凹处底部的刻度；量取不润湿玻璃的液体（如水银）时，应读取液面最高部位。

容量瓶、滴定管、移液管等则能准确量取，又称为容量分析器皿，其具体使用方法见本书第六章相关内容。

（三）瓶类

是指用于存放固体或液体化学药品、化学试剂、水样等的容器，如试剂瓶、称量瓶、滴瓶等。

1. 试剂瓶　有细口瓶、广口瓶、下口瓶之分。细口瓶用于存放液体试剂；广口瓶用于装固体试剂；下口瓶通常和一带活塞的漏斗、导气管装配作为储气瓶使用。试剂瓶根据颜色又可分为棕色瓶和无色（白色）瓶，棕色瓶用于存放见光易分解的试剂；瓶类不能用于加热；不能在瓶内配制在操作过程中放出大量热量的溶液，磨口瓶塞要保持原配，长期不用，瓶口与瓶塞间放纸条保存；盛放碱液的玻璃瓶类应使用橡皮塞密封，以免日久打不开。

2. 滴瓶　用来盛装使用量较小的液体容器。通常液态的酸碱指示剂都是装在滴瓶中使用。

3. 称量瓶　称量瓶可以分为矮形（扁形）和高形（立行）两种，矮型用作干燥失重或在烘箱中烘干基准物质；高形用于称量基准物质、样品。不可盖紧磨口塞烘烤，磨口塞要原配。使用称量瓶时，不能直接用手拿取，应先用干净的纸条将其套住，再捏住纸条进行取放。

（四）管、棒类

管棒类玻璃仪器种类繁多，按其用途分为冷凝管、分馏管、离心管、比色管、虹吸管、连接管、调药棒、搅拌棒等。

1. 冷凝管　冷凝管常见的有直形冷凝管、球形冷凝管和蛇形冷凝管 3 种。球形冷凝管用于冷却蒸馏出的液体；蛇形冷凝管适用于冷凝低沸点液体蒸气，空气冷凝管用于冷凝沸点150℃以上的液体蒸气。不可骤冷骤热；注意冷凝水进出口方向。

2. 纳氏比色管　用于比色、比浊分析；不可直火加热；非标准磨口塞必须原配；注意保持管壁透明，不可用去污粉刷洗。

3. 各类玻璃连接管、转接头　可用于反应装置、气体样品制备装置、真空瓶、蒸馏装置以及其他实验设备。连接管常见二口、三口连接管。转接头可用于连接两个磨口编号不同的玻璃仪器。

（五）加液器和过滤器类

主要包括各种漏斗及与其配套使用的过滤器具，如漏斗、分液漏斗、布氏漏斗、砂芯漏斗、抽滤瓶等。

1. 普通漏斗　普通漏斗包括长颈漏斗和短颈漏斗，它和滤纸一起在普通过滤时使用。长颈漏斗主要用于定量分析中的过滤操作或者化学反应试验中添加液体反应物；短颈漏斗可用于热过滤，可防止过滤过程中晶体析出。

2. 分液漏斗　分液漏斗是理化实验中一种常用玻璃仪器，常用于分离不相溶两相液体，及作为反应发生装置的加液器。有球形、梨型和筒形等多种式样，规格有50ml、100ml、150ml、250ml、500ml等。球形漏斗的颈较长，多用于制气装置中滴加液体的仪器。梨型分液漏斗的颈较短，常用做萃取操作的仪器。

3. 布氏漏斗　布氏漏斗为瓷质的多孔板漏斗，在减压过滤时，上铺圆形滤纸，滤纸的内径略小于瓷板。通过橡皮塞与抽滤瓶配合使用。适用于晶体或沉淀等固体与大量溶液分离的实验。

4. 砂芯漏斗　砂芯漏斗是由颗粒状的玻璃砂经高温烧结的多孔片，其孔径从2～120μm不等，可用于滤出大颗粒沉淀、溶液中沉淀杂质或较大细菌，在过滤时应根据沉淀物性状选用合适的规格。新的砂芯漏斗在使用前要经过酸洗、抽滤、水洗、晾干或烘干。使用后要及时清洗，洗涤时不能使用去污粉，也不能使用硬物擦划滤片。砂芯漏斗不宜过滤较浓的碱性溶液、热浓磷酸和氢氟酸溶液、浆状沉淀和不易溶解的沉淀，防止腐蚀和堵塞漏斗。

5. 保温漏斗　保温漏斗也称热滤漏斗，用于需要保温过滤的液体。它是在普通漏斗的外面装上一个铜质的外壳，外壳与漏斗之间装水，用煤气灯加热侧面的支管，以保持所需要的温度。

6. 抽滤瓶　抽滤瓶为厚壁玻璃仪器，与布氏漏斗相连接，用于减压过滤，能耐负压，不可加热。规格按容量划分，主要有50ml、100ml、200ml、250ml、500ml等多种规格。

（六）标准磨口玻璃仪器类

是指那些具有磨口和磨塞的单元组合式玻璃仪器。上述各种玻璃仪器根据不同的应用场合，可以具有标准磨口，也可以具有非标准磨口。标准磨口的玻璃仪器在理化实验中较为常用，这些仪器可以和统一标准的标准磨口相互连接，这样既可免去配塞子及钻孔的程序，又能避免反应物或产物被软木塞或橡皮塞所污染，并能使仪器安装简便、规范、气密性好。

标准磨口玻璃仪器一般可分多种组件套，容量大小及用途不一，故有不同编号的标准磨口，常用的标准磨口相应的数字编号（即磨口最大端直径的毫米数）有 10、14、19、24、29、34、40、50 等多种。半微量仪器一般为 10 号和 14 号磨口，常量仪器磨口则在 19 号以上。磨口编号相同者，可紧密连接，不同者可通过转换接头相连接，如 19/24 转接头可将 19 号磨口和 24 号磨口连接起来。

（七）其他类

是指除上述各种玻璃仪器之外的一些玻璃制器皿，如干燥器、蒸发皿、坩埚等。

1. 干燥器 干燥器是一种具有磨口盖子的厚壁玻璃仪器，里有一带孔瓷板，用以盛放需要干燥的物质。瓷板下面通常装适量变色硅胶、无水氯化钙等干燥剂。使用干燥器时，盖子和容器磨口需要涂抹一层凡士林；打开时，一手抵住干燥器的下部，另一手握住盖子顶部向前推开而不能用力掀开；搬移时，需用两手按住盖子，防止干燥器盖子滑落。赤热物件不能放入干燥器内，取物件时，应把干燥器的盖子稍微推开一些，让空气徐徐进入后才能全揭开，防止干燥物质飞溅。

2. 蒸发皿 瓷质容器，其规格以皿口大小表示，可用作反应器、蒸发和浓缩液体使用。耐酸碱、高温，可直接加热，但不宜骤冷。加热时将蒸发皿放在泥三角上，先用小火预热，再用大火加强热。将坩埚钳预热后再取放热的蒸发皿，并将热的蒸发皿放在石棉网上，不可直接放在桌面上，以免烫坏桌面。高温时不能用水去洗涤或冷却，以免破裂。

3. 坩埚 瓷质容器，规格以容积大小表示。可以在明火上直接加热，也可以在高温炉中加热。使用注意与蒸发皿相同。

4. 与气体相关的玻璃仪器 是指用于气体的发生、收集、贮存、处理、分析和测量等的玻璃仪器，如启普发生器。启普发生器是一种气体发生器，用于块状或大颗粒固体与液体试剂反应产生气体。不适用于颗粒细小的固体反应物，不能加热。

二、常用玻璃仪器使用注意事项

1. 使用玻璃仪器都应轻拿轻放；除试管等少数仪器外，都不能直接用火加热。

2. 厚壁玻璃器皿（如抽滤瓶）不耐热，不能加热。

3. 广口容器（如烧杯）不能贮存有机试剂。

4. 带活塞的非标准磨口玻璃器皿，用过洗涤后，在活塞和磨口之间应垫上纸片，以防粘住，对已粘住者，可在磨口四周涂上润滑剂后，用电吹风吹热，或用水煮后再轻敲塞子，使之松开。

5. 使用标准磨口玻璃仪器时需注意

（1）磨口处必须洁净，若沾有固体杂物，则使磨口对接不紧密，导致漏气；若杂质过硬更会损坏磨口。

（2）用后应拆卸洗净，各部件分开存放，否则若长期放置，磨口的连接处就会粘牢，难以拆开。

（3）一般使用磨口无需涂润滑剂，以免污染反应物或产物。

（4）若反应中有强碱，则应涂润滑剂，以免磨口连接处遭强碱腐蚀粘牢而无法拆开。

（5）安装标准磨口玻璃仪器装置时应注意整齐、准确，使磨口连接处不受歪斜的应力，否则常用折断，尤其加热时应力更大。

（6）减压蒸馏使用磨口玻璃仪器时，应在磨口处涂抹润滑脂，涂抹时应保证磨口干净干燥。当需要从涂抹过润滑脂的磨口处倾倒物料时，应先用有机溶剂将润滑脂擦拭干净后再倾倒，以避免物料污染。

第二节 玻璃仪器的清洗、干燥和保养

一、常用玻璃仪器洗涤

（一）清洗原则

根据实验要求、污物性质和沾污程度选用适宜的洗涤方法，即用即洗。洗净的玻璃仪器应该不挂水珠（洗净的仪器倒置时，水流出后器壁不挂水珠）。

（二）清洗方法

1. 一般的玻璃仪器的清洗 可先用自来水冲洗一下，然后用肥皂、洗衣粉等用毛刷刷洗，再用自来水清洗，最后用纯化水冲洗 3 次（应顺壁冲洗并充分震荡，以提高冲洗效果）。

2. 计量玻璃仪器或难洗的玻璃仪器的清洗 一般最好不用毛刷刷洗，可先用自来水冲洗后，沥干，再用铬酸洗液浸泡处理一段时间（一般放置过夜），然后用自来水清洗，最后纯化水冲洗 3 次。当洗液浸泡都无法去除污物时，可根据容量器皿的规格选用特制的毛刷刷洗。

（三）常用洗涤试剂

冲洗和刷洗都不能去除的污物，应根据污物的性质选择合适的洗涤剂或药剂去除，不能盲目使用各种化学试剂和有机溶剂来清洗仪器。下面对一些常用的洗涤试剂的性质及去污范围进行简要的介绍。

1. 铬酸洗液 主要是重铬酸钾与浓硫酸的溶液，他的强氧化性和腐蚀性可以有效地去除有机污染物，广泛用于玻璃仪器的洗涤。

2. 浓盐酸（工业用） 可以洗去水垢和某些无机盐沉淀。

3. 5％草酸溶液 用数滴硫酸酸化，可洗去高锰酸钾的痕迹。

4. 5％～10％的磷酸三钠溶液 可洗涤油污物。

5. 30％的硝酸溶液 洗涤 CO_2 测定仪器及微量滴管。

6. 5％～10％的乙二胺四乙酸二钠溶液 加热煮沸可洗仪器内壁的白色沉淀物。

7. 尿素洗涤液 用于洗涤盛蛋白质制剂及血样的容器。

8. 酒精和浓硝酸混合液 最适合于洗净滴定管，在滴定管中加入 3ml 酒精，然后沿管壁慢慢加入 4ml 浓硝酸（比重 1.4），盖住滴定管口，利用其产生的氧化氮洗净滴定管。

9. 有机溶剂 如丙酮、乙醇、乙醚，可用于洗脱油脂，二甲苯可洗脱油漆的污垢。

10. 氢氧化钾的乙醇溶液和含有高锰酸钾的氢氧化钠溶液 是两种强碱性的洗涤液，对玻璃仪器的侵蚀性很强，清除容器内壁污垢，洗涤时间不宜过长，使用时应小

心慎重。

（四）常用洗涤毛刷

当仪器内壁附有不易冲洗掉的污物时，可用毛刷刷洗，通过毛刷对器壁的摩擦去掉污物，在刷洗时需要选用合适的毛刷，毛刷可按所洗涤仪器的类型、规格（口径）大小来选择。不可使用端头无竖毛的秃头毛刷。

二、常用玻璃仪器干燥和保养

（一）常用玻璃仪器的干燥

用于实验的玻璃仪器，洗净后，不可用布或纸擦拭，而应用相应玻璃仪器的干燥方法使之干燥。

1. 自然风干　指把已洗净的仪器放置干净的搪瓷盘中或倒置在仪器柜内，隔离灰尘，放置干燥。倒置后放不稳的仪器可倒插在格栅板中，或干燥架上干燥。

2. 烘干　对可加热或耐高温的仪器，如试管、烧杯、烧瓶等可使用电热干燥箱烘干。把洗净的玻璃仪器倒置稍沥去水滴后，放入干燥箱的搁板上，关好门，恒温烘干即可。烘箱内的温度保持在 $100 \sim 105℃$ 即可（以箱顶温度计示值为准）。带有磨砂口玻璃塞的仪器，必须取出活塞再烘干。容量器皿的干燥不能采用烤干、烘干等加热的方式，只能采用晾干和快干的方法。

3. 吹干　用气流烘干机或用电吹风吹进热空气加速仪器干燥。

4. 有机溶剂干燥　急用时可用有机溶剂助干，即往仪器内注入少量无水乙醇、丙酮、乙醚等能与水互溶且挥发性较大的有机溶剂，然后转动仪器使溶剂在内壁流动，湿润全部内壁后倒出全部溶剂，再用电吹风吹干残留在内壁的有机溶剂，达到快干的目的。

（二）玻璃仪器的保管

（1）实验室玻璃仪器要分类存放在试验柜中，要放置稳妥，高的、大的仪器放在里面。

（2）搁置玻璃仪器时应单层摆放，严禁多层堆垒，更不应在玻璃仪器上压置其他重物。

（3）带磨口塞的仪器在洗净前就用橡皮筋或小线绳把塞和管口拴好，以免打破塞子或互相弄混。

（4）需长期保存的磨口仪器要在塞间垫一张纸片，以免日久粘结。成套仪器如索氏萃取器，气体分析器等用完要立即洗净，放在专门的纸盒里保存。

总之，玻璃仪器用完后要清洗干净，按要求保管，要养成良好的工作习惯，不要在玻璃仪器里遗留油脂、酸液、腐蚀性物质（包括浓碱液）或有毒药品，以免造成安全隐患，影响玻璃仪器的再次使用。

第三节　简单玻璃仪器的加工

在化学实验中，经常使用一些简单的玻璃仪器，比如各种形状的玻璃管、玻璃棒、滴管和不同直径的毛细管，有一些简单的实验仪器无法直接购买到，只能在实验室自己加工，以满足实验装置和实验的需要。玻璃仪器的加工可以分为2类，一类是冷加工，主要是截断、磨平等；一类是热加工，主要是拉伸、折弯等；玻璃加工技术与技能是实验室技能的重要组成。玻璃管（棒）在加工前需要保持洁净、干燥。

一、玻璃仪器加工过程中使用的热源

酒精喷灯是玻璃加工中常用的热源，其种类较多，常用的有座式喷灯和挂式喷灯。酒精喷灯中的酒精量不应超过其容积的2/3。加完酒精后，应拧紧油孔铜帽，在预热盘内加入少量酒精并点燃，沿灯芯而上的酒精受热气化，由喷火孔冲出而被点燃。调节空气调节器，使酒精充分燃烧并产生稳定的火焰。

二、简单玻璃加工

（一）玻璃管（棒）的截断和圆口

玻璃管（棒）切割时，可将玻璃管（棒）平放在桌子边缘，用锉刀或小砂轮在需要截断处沿同一方向锉一清晰、细直的深痕，切割时，不宜来回拉动锉刀，导致锉痕加粗，而且会使锉刀和小砂轮变钝。折断时，双手握住玻璃管（棒），用两手的拇指抵住锉痕的背面，轻轻向前推，同时朝两端拉，使玻璃管（棒）平整断开。如果在锉痕处蘸一下水，玻璃管（棒）则更易断开。为了安全，折时应离眼睛远些，或在锉痕的两边包上布条后再折。

玻璃管（棒）断口处往往比较锋利，为防止割伤皮肤、橡皮管等，需要对其进行圆口。即将玻璃管（棒）断口放在氧化焰边缘处，并不停转动玻璃管（棒），直至断口处变平滑。同时也不应烧太久，防止管口缩小。圆口后的玻璃管（棒）应放在石棉网上冷却，不能直接放在桌面上。

（二）玻璃管的弯曲

弯玻璃管时，双手捏住玻璃管的两端，水平移进火焰，玻璃管应高于蓝色火焰2mm，先用小火将玻璃管烤热，然后换大火，加热过程中应匀速缓慢地旋转玻璃管，使之受热均匀。当玻璃管加热部分发出黄红色光且变软时，立即将玻璃管移出火焰，轻轻将玻璃管弯曲至所需角度。如果玻璃管需要弯成较小的角度，可分多次弯成，避免一次弯曲使弯曲部位出现瘪陷或纠结。分次弯管时，每次加热部位应稍有偏移，且需要等已弯过的玻璃管冷却后再重新加热。

（三）毛细管和滴管的拉制

选择适当长度洗净烘干后的玻璃管，在玻璃管的中部先用小火加热，待玻璃管变热后改用大火焰，加热时匀速缓慢沿同一方向转动玻璃管，当玻璃管呈暗红色时，移离火焰，沿水平方向将玻璃管拉成需要的细度。继续转动玻璃管，直至玻璃管完全变硬后，一手垂直提起玻璃管，另一手在上端拉细的适当地方折断，初端置石棉网上，另一端以相同的方法折断，最后将细管割至适宜的长度。拉管时应使细管和原管处于同一水平线上，避免细管拉弯曲。

截断后的原管，细端在氧化焰上圆口后即成滴管的尖嘴，粗口端放入火焰中烧至红热后，用灼热的金属刀柄斜放在管内迅速均匀地旋转，即得扩口，然后在石棉网上稍压一下，使管口外卷，冷却后套上橡皮帽便成为滴管。

（四）熔点管的拉制

选择干净干燥、壁厚为1mm、内径为8～10mm左右的薄壁玻璃管，和毛细管拉制方法一样，拉成管径为1～1.2mm的毛细管，冷却后截成100mm长，两端在小火焰的边缘处熔封。封闭的管底要薄，用时把毛细管从中间截断，就成为两根熔点管。

（五）减压蒸馏用毛细管的拉制

减压蒸馏毛细管的拉制要选用厚壁玻璃管。其拉制方法和熔点管拉制相似，但拉伸速度较熔点管拉制速度快。如果想要获得内径小且不易断的毛细管，可分两步进行拉制。先按照毛细管拉制方法拉成管径为1.5～2mm的细管，冷却后截下细管部分。然后将细管部分用小火烧软，移离火焰后迅速拉伸至需要内径。为检验毛细管是否合用，可向管内吹气，毛细管的管端在乙醚或丙酮溶液中会冒出一连串小气泡。

（六）玻璃钉的拉制

制备玻璃钉的方法与拉制毛细管的操作方法相似。将一段洗净干燥后的玻璃棒加热到发黄变软后取出拉制成直径约为2～3mm粗细的玻璃棒，从较粗的一端开始截取长度约6cm左右的一段，将粗的一端在氧化焰边缘烧红软化后在石棉网上按一下，再把较细的一端烧圆，即成玻璃钉。

二、玻璃加工操作中常见注意事项

（1）玻璃管（棒）截断时，断口应平整。若裂痕未形成一整圈，可用烧热的玻璃棒依次压裂痕的前端，直至玻璃管完全断开。

（2）玻璃管在火焰中加热时，不要向外拉或向内推玻璃管，防止管径变得不均。通常情况下，不应在火焰中弯玻璃管。

（3）弯好的玻璃管（棒）应在小火上退火1～2min后放在石棉网上冷却，不能直接放在桌面上，防止玻璃管（棒）因快速冷却发生炸裂。

（4）双手旋转玻璃管的速度若不一致，会导致玻璃管发生扭曲；若受热不够，则不易弯曲；若受热太过，则弯曲处易出现厚薄不均和瘪陷。

（5）合格的弯管应该弯角处里外平滑，角度准确，整个玻璃管处在同一平面上。

（6）拉好毛细管的关键在于掌握好玻璃管熔融时的火候和熔融玻璃管的转动操作，如果转动玻璃管时上下移动，受热不均匀，拉成的滴管将不对称于中心轴。

第四节 玻璃仪器的装配和拆卸

在实验过程，通常需要我们把多种玻璃仪器装配在一起，以达到各种实验目的。比如水蒸气蒸馏装置和分馏装置进行分离和纯化化合物；回流冷凝装置用于提取中药中有效成分等。待试验完成后应按顺序将装置拆除，并清洗干净，以备下次继续使用。

一、常用玻璃仪器装置的连接方法

化学实验中玻璃仪器的连接主要有两种形式，一是通过塞子连接，二是通过仪器本身的磨口连接。

（一）塞子连接

连接两件玻璃仪器的塞子有软木塞、橡皮塞和活塞。塞子应与仪器接口尺寸一致。塞子的选择应根据被处理物的性质（比如腐蚀性、溶解性等）和使用条件（比如高温或者低温，常压或者真空）决定。软木塞或橡皮塞选定后可根据需要进行钻孔，再将玻璃管等塞入孔中，将两件玻璃仪器连接起来。但是此类塞子连接处易发生漏液，塞子易被腐蚀，易污染被处理物等。

玻璃活塞在实验室也广泛使用，包括普通活塞和真空活塞两种。活塞由塞芯、塞壳和塞管组成，形式多样，有直通、三通、四通，斜型、直型、十字型和 T 型等，最常见的为直型直通和 T 型三通。普通活塞适用于低真空系统，其密闭性要求不高；真空活塞适用于高真空系统，密闭性要求高。

（二）标准磨口连接

玻璃仪器的连接现多采用磨口接头，磨口接头分标准磨口和非标准磨口两种。标准磨口接头指接头的大小和形状相同，按照国际通用技术标准统一编号（编号内容参见本章第一节内容），任何两种具有相同型号磨口的玻璃仪器都可以相互连接，方便安装和拆卸。非标准磨口使用较少，比如分液漏斗的磨口则属于非标准磨口，其使用时应与相应的旋塞配套使用。

二、理化实验常用玻璃装置的装配与拆卸

（一）装配和拆卸原则

装置装配时应该从下往上、从左往右依次进行。从装置的正面看，竖直安装的冷凝管等玻璃仪器应与桌面垂直；从侧面看，所有仪器在同一平面上。拆卸装置时，应从上往下、从右往左依次拆除。

（二）回流冷凝装置

回流冷凝装置由热源、烧瓶和冷凝管组成，如图 2-1 所示。使用时将药材或反应物放在圆底烧瓶中，在电热套或热浴中加热。直立的冷凝管夹套中由下至上通入冷水，使夹套充满水，蒸气上升的高度不超过冷凝管的 1/3，以保证蒸气充分冷却。如果反应物易受潮，可在冷凝管上端口接氯化钙干燥管；如果反应中会放出有害气体，可加气体装置。

在装配实验装置时，使用的玻璃仪器和连接装置应该是洁净干燥的，烧瓶中所装物质不应超过其体积的 2/3。

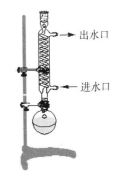

出水口

进水口

图 2-1　回流冷凝装置

（三）蒸馏装置

1. 常压蒸馏

（1）常压蒸馏常用仪器　常压蒸馏装置由蒸馏瓶、冷凝器、接收器和温度计组成。若蒸馏出的馏分易吸潮分解，则应在尾接管处接一个氯化钙干燥器。若蒸馏出有毒气体，则应装配气体吸收装置，吸收装置中的小漏斗应倒悬于液面，与液面的距离约 0.5cm 或者斜插入液面，不可全部插入液面，或者接一橡皮管，将蒸馏出的易挥发、易燃或有毒气体引入下水管或室外。

蒸馏过程中常用圆底烧瓶作为蒸馏瓶，圆底烧瓶的大小选择应根据所蒸馏液体的

体积决定，一般液体体积应占圆底烧瓶体积的 1/3 ~ 1/2。液体过多，则易飞溅进入馏分中，若液体过少，蒸馏结束后则会有较多液体残留蒸馏瓶内。

冷凝器通常选直形冷凝器或空气冷凝器。当馏分的温度在 140℃ 以下时选用直形冷凝管；当馏分温度在 140℃ 以上时应选用空气冷凝器。冷凝水从低端流入，从高端流出。

（2）常压蒸馏仪器装配与拆除　首先以热源高度为准，将圆底烧瓶固定在铁架台上，调整烧瓶的高度至适宜位置，装上蒸馏头，然后把温度计插入螺口接头中，螺口接头装配到蒸馏头磨口，调整温度计使水银球的上端恰好位于蒸馏头支管的底边。在另一铁架台上，固定好冷凝管的中上部分，使其与蒸馏头支管紧密连接，冷凝管安装时应保证"逆流冷却"，即上口出水，下口进水。最后依次装好尾接管和接收器。安装完毕时，整套仪器从正面和侧面看时，各个仪器的中心线都要在同一直线上。结束蒸馏拆除装置时，首先断开加热电源和冷凝水，然后从接收器开始进行拆除。如图 2-2 所示。

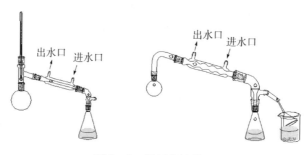

图 2-2　常压蒸馏装置

（3）常压蒸馏操作　仪器安装好后，取下装有温度计的套管或塞子，沿面对支管的瓶颈通过漏斗向蒸馏瓶中加物料，此外还应加入几块沸石，防止液体爆沸。加热前，应再次检查装置是否严密，然后打开冷凝水。刚开始加热时，可让温度上升快些，当蒸气上升到温度计的水银球时，可减慢加热速度，控制馏分的馏出速度为每秒 1 ~ 2 滴。蒸馏过程中温度计的水银球上应常附有液滴。

收集馏分时，应至少准备两个接收器，接收器可选用容量合适的锥形瓶或圆底烧瓶。当温度计达到沸点以前，所收集的馏分为前馏分（或馏头），当温度达到所需沸点时，换另一接收器收集所需要的馏分。当所需馏分蒸完以后，若维持原来的温度，不会再有液体馏出，此时温度会下降，应停止蒸馏。若要蒸馏出更高沸点的馏分，当温度下降时应换另一接受瓶，然后升高温度继续蒸馏。

2. 减压蒸馏　实验过程会遇到一些高沸点的有机化合物，当采用常压蒸馏时，化合物会发生分解，此时，则应选择减压蒸馏以有效地分离纯化有机化合物。

（1）减压蒸馏常用仪器　减压蒸馏装置主要由蒸馏瓶、冷凝管、接收器、水银压力计、吸收塔、安全瓶和真空泵等部分组成。

减压蒸馏使用的蒸馏器为短颈圆底烧瓶接克氏蒸馏头，克氏蒸馏头具有两个瓶颈，一个瓶颈用于插放温度计，另一瓶颈用于安放插有毛细管的螺口接头，毛细管的下端应距烧瓶底 1 ~ 2mm，顶端套一段橡皮管，橡皮管中插入一根直径为 1mm 的金属丝，用螺旋夹夹住，以调节进入烧瓶的空气量。当少量空气进入液体时会以微小气泡形式冒出，形成气化中心，既可以防止爆沸，又可以起到搅拌的作用。

减压蒸馏使用的接收器通常为蒸馏烧瓶、抽滤瓶或带磨口的厚壁试管，不可使用锥形瓶或平底烧瓶，因为其壁薄，耐压能力弱。若不中断蒸馏收集不同的馏分，则需选用多头接引管，多头接引管上部有一支管，用以抽真空。

安全瓶通常用抽滤瓶制作，通过橡皮管与多头接引管的支管相连，安全瓶瓶口配有一个三孔橡皮塞，一孔安放水银压力计，一孔连接二迪旋塞，用以调节压力和放气，另一孔安放真空导管，真空导管应插入安全瓶的底部，上端与真空泵相接。

实验室常用的真空泵有水泵、循环水真空水泵、油泵。使用水泵时，应将安全瓶装于水泵之前，防止倒吸。循环真空水泵与水泵相似，但用水量较少，是实验室常用的真空泵。油泵的结构较精密，工作条件要求严格，所以在使用油泵时，需要在油泵前设置吸收装置，以保护油泵。吸收装置由捕集管（或冷却阱）和吸收塔组成，捕集管以冷凝水蒸气和易挥发性物质；吸收塔用以除去捕集管未除净的蒸气。

水银压力计用以指示减压蒸馏系统内的压力，常用的有开口式水银压力计和封闭式水银压力计。使用开口式水银压力计，应首先记录下压力计两臂水银柱高度差（mmHg），然后用当时大气压力（mmHg）减去该差值便是系统内的压力。该压力计装汞方便，读数准确，但是压力计过重，所用玻璃管过长，使用时需配用大气压计。封闭式水银压力计为一端封闭的 U 形管，管后木座上有可移动刻度标尺，测定压力时，将标尺的零点调至 U 形管右臂的水银柱顶端线上，根据左臂水银柱顶端指示的刻度，即为系统内压力。该压力计轻便，能直接读出负压值。但是装填水银时困难，且压力计中易混入空气和杂物，影响压力计的准确性。

（2）减压蒸馏仪器装配和拆卸　根据热源调整圆底烧瓶的高度，固定圆底烧瓶和克氏蒸馏头，依次连接冷凝管、安全瓶、捕集器、压力计、吸收塔、缓冲瓶和真空泵。拆卸时，则应先停止加热，解除真空后，移去真空泵，按照与装配时的相反顺序进行拆卸（图 2 - 3）。

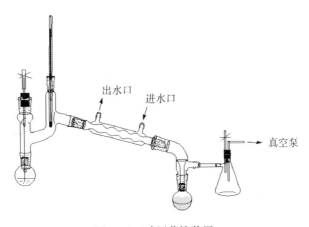

图 2 - 3　减压蒸馏装置

（3）减压蒸馏操作　仪器装置装配完成后，先检查装置的气密性和装置能加压到何种真空程度。蒸馏时，首先在圆底烧瓶中加入待蒸馏液体，加入量为烧瓶容量的

1/3～1/2，再加入 2～3 粒沸石，关闭毛细管上的螺旋夹和安全瓶上的两通旋塞，然后开泵，调整毛细管上的螺旋夹和安全瓶上的两通旋塞，使少量空气进入，让压力调整至所需，液体中产生连续不断的小气泡为宜。液体沸腾时，调节温度使馏分馏出速度不超过每秒一滴。在蒸馏过程中，应关注水银压力计的读数，记录下时间、压力、液体沸点、浴液温度和馏分馏出速度等数据。

蒸馏完毕时，先停止加热，撤去热源，打开旋夹，再慢慢打开旋塞，使仪器内压力与大气相通，然后关闭真空泵，待压力与大气压一致后，方可拆卸仪器。

（四）分馏装置

分馏装置包括热源、蒸馏器、分馏柱、冷凝器和接收器，其装配原则和常压蒸馏装置装配相同，只需在圆底烧瓶和蒸馏头间再加一分馏柱即可，其他安装要求与常压蒸馏装置相同。拆卸时也是从接收器开始依次往前拆除（图 2-4）。

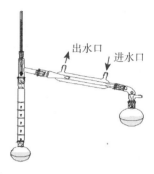

图 2-4　分馏装置图

三、玻璃仪器装配和拆卸中注意事项

（1）实验中所有常压下加热装置均不能密闭，否则会引起爆炸。

（2）用套管式冷凝管时，套管中应通入自来水等冷却水，冷却水用橡皮管接到冷凝管下端的进水口，冷却水从上端出来。

（3）蒸馏低沸点易燃液体比如乙醚，附近应禁止明火，切忌用明火直接加热。应选用适宜的热浴加热，使浴温缓慢均与地上升。

（4）当烧瓶中仅残存少量液体时，应停止加热。即使蒸馏液杂质很少，也不应该蒸干，特别是蒸馏含硝基化合物或过氧化物的溶剂，以防爆炸。

（5）装置安装过程中各万能铁夹不应夹得太紧或太松，以夹住后稍用力尚能转动为宜。铁夹内要垫以橡皮等软性物质，以免夹破仪器。

（6）所以装置均要求装配准确端正，无论从正面或侧面观察，全套装置中各个仪器的轴线都要在同一平面内。所有的万能铁夹和铁架都应尽可能整齐地放在仪器的背部。

（7）装置安装完成后，应仔细检查装置各连接处是否紧密不漏气。若发现漏气处，可用熟石膏粉封口，方法是：取少量煅烧过的熟石膏粉，加入少量水混合均匀成糊糊状，不能太稀也不能太浓，在漏气处薄薄的涂上一层，涂层应光滑均匀。

要点导航

掌握：各种试剂、样品的取用原则和取用方法。

熟悉：试剂、样品取用时的注意事项；实验用样品取样方法。

了解：药材和饮片取样方法。

熟练地取用实验所需的试剂、样品在理化实验中十分重要，是保证实验顺利进行的前提。正确取用试剂和样品是理化实验中必须掌握基本技能之一。

第一节 固体试剂的取用

在理化实验中经常会用到各种各样的固体试剂，准确的取用固体试剂是保证实验顺利进行和得到正确实验结果的必要因素。

一、药匙的选用

要使用洁净、干燥的药匙取用试剂。有些药匙的两端为大、小两个匙，取大量固体时用大药匙，取少量固体时用小药匙。应专匙专用，用过的药匙必须洗净干燥后才能再次使用。常见药匙分以下七类。

1. 牛角药匙 它的表面比较光洁，质地硬而脆，通常以大、中、小三个配成一组，适用于无腐蚀性，较松散，质轻的试剂使用，洗净后不宜烘烤，否则易变形。

2. 瓷药匙 这种药匙表面光洁，质地硬而脆，耐腐蚀，一般比牛角药匙大而重，多用于体积较大，质地较轻的试剂。

3. 玻璃药匙 一般由玻璃棒加工烧制而成，匙头小，脆而不坚，不适用于碱性较强的试剂，多用于称取量小、质轻的试剂。

4. 塑料药匙 特性类似牛角药匙，使用不当容易折断。

5. 铜药匙 一般用紫铜板或棒加工制成，光洁度稍差，不适用于腐蚀性试剂，也不适用于重金属无机盐，对极细粉末也不够理想，铜怕碱不怕酸，使用不当或保存不当容易产生铜绿。

6. 铝合金药匙 铝合金药匙不耐腐蚀，表面光洁度一般，强度也不算高，多用于质轻的有机药剂，不宜用于处理结块的试剂，称用无机盐类后要尽快清洗，以免受电化学的作用而腐蚀，铝是两性元素，既怕酸也怕碱，使用时应注意。

7. 不锈钢药匙　有些用不锈钢板轧制而成,有些用不锈钢电焊条加工制成,往往一头做成尖锥形,另一头做成扁铲形,大多数经过抛光,光洁度较好。这类药匙质地坚硬,便于使用,对一些结块的固体可先使用尖锥头破碎,再用扁铲铲药,对一些用量较少的贵重试剂用它较为理想。值得注意的是,对于一些重金属盐类不宜用它,因电化学作用会使它表面发生变化,由光亮变为灰暗的颜色,并污染试剂。

使用药匙并没有硬性规定,选用得当对保护试剂的质量,精确的称量,提高效率都会起到好的作用。

二、称量纸和称量容器的使用

取用试剂要使用适当的容器或者称量纸,一则可以避免对试剂质量带来的不利影响,二则要注意对所取试剂在量方面的不准确。可把固体放在称量纸上称量,具有腐蚀性或易潮解的固体应放在表面皿或玻璃容器内称量。

供实验室用的称量纸,其规格有 60cm × 60cm,75cm × 75cm,100cm × 100cm,150cm × 150cm 等。为避免称量纸表面黏附而影响称量结果,应注意使用称量纸的光洁面接触试剂。有几种情况不宜用称量纸称量:有腐蚀性的试剂,如碘片、氢氧化钠等;易吸湿的试剂,如氯化钙等;具有挥发性的试剂,如酚类、胺类等;黏附性较强的或成膏状的试剂;极细粉末试剂;用量极微的试剂。

对于不宜用称量纸称量的试剂都要选用其他的器皿盛装称量,常用的器皿有称量瓶、表面皿、蒸发皿、烧杯、专用塑料称药皿、坩埚、培养皿、烧瓶等。一般易挥发、易吸湿的试剂宜采用带盖的容器,用量少的或极细粉末常用表面皿,或称量管,黏附性强的,膏状的,块状的,较难溶解的则用烧杯、三角瓶等一类较深的容器,便于配制时不造成量的误差。

三、固体试剂的加入方法

向试管(特别是湿试管)中加入固体试剂时,可用药匙或将取出的药品放在对折的纸片上,伸入试管的 2/3 处,加入块状固体时,应将试管倾斜,使其沿管壁滑下,以免碰破管壁。

向烧瓶等容器中加入固体试剂与向试管中加入固体试剂的操作类似,将称量好的固体试剂用纸槽或药匙送入倾斜的烧瓶底部,然后迅速竖立烧瓶。在反应的过程中若需要向烧瓶中加入一定的固体试剂可用如下的方法进行:①若是添加稳定固体试剂,可通过药粉漏斗直接加入,加入时遵循"少量多次"的原则。②若是添加不稳定的固体试剂,可使用固体加料管加入或者将固体试剂溶解后再加入。

四、固体试剂取用注意事项

1. 固体颗粒较大时,可在清洁干燥的研钵中研碎。研钵中所盛固体试剂的量不得超过研钵容量的 1/3。

2. 有毒药品要在教师的指导下进行。

3. 在取用试剂前,要核对标签,确认无误后才能取用。

4. 各种试剂瓶的瓶盖不能随意摆放,顶部是扁平的瓶塞要倒放在试验台上,其他形状的瓶塞可放在清洁的表面皿上或用中指将瓶塞夹住。

5. 取用试剂要注意节约，用多少取多少，未注明用量，要尽量少取，多余的试剂不应倒回原试剂瓶内，以免污染试剂，可放在指定的容器中供他人使用。有回收价值的，可放入回收瓶中。

6. 在称取试剂后要首先将原瓶盖好，绝对不允许将瓶塞张冠李戴，并尽可能严密封口，以防试剂受空气或周围环境影响。其次已称取的试剂要做好标记，对取出试剂的名称，规格和数量都要记录下来，在取用多种试剂时，要防止混淆。

7. 使用完后试剂瓶应放回原处，保持实验台整齐干净。

8. 在试剂取用过程中要注意保护瓶签，不能为图一时省事，随意在瓶签上写字，画记号，这容易为以后用试剂留下隐患，遇到瓶签松动或要脱落时，要及时粘贴好，也不要让试剂落在瓶签上，容易污染瓶签。

9. 对于一些冷藏的试剂或使用前要烘烤的试剂，不能取来就称量，要尽量让其接近室温时再取用，否则容易造成称量不准，或吸湿而影响质量。

10. 对于一些有剧毒的试剂，特别是一些麻醉作用的试剂应采取两人共同操作的手续，避免由于疏忽或其他原因造成的误差，甚至事故。取用这类试剂所用过的器具，应特别注意清洗，以消除隐患。还要避免黏膜、伤口等部位接触试剂。

11. 对于一些易挥发又有毒害作用的试剂，或有令人不快气味的试剂，尽量在通风橱中操作。在没有通风橱的地方，尽量在上风口进行操作。

12. 对有放射性的试剂也应注意保护性措施，对有外照射危害的试剂，要注意保护操作人员。对具有内照射的试剂，则要戴上手套、口罩、眼镜一类防护用具操作，防止试剂进入眼、鼻、口腔、伤口等易吸收的部位。

13. 对具有强腐蚀性试剂，需要穿上防护用具进行操作，如橡胶手套、靴子、围裙、眼罩等，防止试剂溅到人体、衣物、书籍、仪器等上面，防止伤害人体，破坏财产。

14. 使用易燃试剂时应注意远离火种，避开高温。实验室严禁吸烟。对某些遇水易燃的试剂，除了上述要求外还要避免接触水。要有常备有效的灭火器材，根据试剂的不同性质选用灭火器具。

15. 使用强氧化试剂时要注意防止与强还原试剂相混，或交叉污染，发生相混或污染时可能带来严重危害。

16. 取完一种试剂后，应将取用工具洗净干燥后，方可取用另一种试剂，绝对不允许用同一种工具同时连续取用多种试剂。

17. 取用过程中注意试剂的特征

（1）物理特征　试剂的物理特征，如颜色、晶形、气味、黏度、比重、是否风化、吸潮等都可以帮助辨识各种试剂的名称、称量高低、是否适用。有许多试剂都有其特性，只要用心观察，就可以找到它，利用它。

（2）外包特征　要注意各厂商试剂包装的特征，如试剂瓶的质料、颜色、外形。瓶盖的质地、颜色、有无特征性的标志。瓶盖外胶套的颜色、标志。这些对我们管理试剂都会有一定的帮助。

（3）瓶签的标志　要记住瓶签上面各种标志的排列位置，特别是一些对管理试剂有重要作用的项目的位置，如品称，包括不同文字名称设定的位子；重量或容量标示；分子式；分子量；出厂日期或批号；有效期限；储存温度；危害性符号或安全标识；规格或质量等级标示的颜色；商标；使用或储存注意事项。

第二节 液体试剂的取用

在理化实验中除固体试剂外，液体试剂的应用也极为广泛，准确量取液体试剂对实验的成功也起着至关重要的作用。

一、滴瓶中液体试剂的取用

从滴瓶中取用液体试剂时，先提起滴管，使滴管离开液面，用手指紧捏滴管上部的胶头，以赶出滴管中的空气，然后把滴管伸入试剂中，放开手指，吸入试剂。再提起滴管，将试剂一滴一滴地滴入仪器中。

操作中必须注意：将试剂滴入时，必须用无名指和中指夹住滴管，将它悬空地放在靠近试管口（或容器）的上方，然后用大拇指和示指微捏胶头，使试剂滴入。绝对禁止将滴管伸入所用的容器中，以免接触管壁而污染。滴完后应立即将滴管插回原来的滴瓶中，装有试剂的滴管不得横置或滴管口斜向上倾斜，以免试剂流入滴管的胶头中。

二、细口瓶中液体试剂的取用

从细口瓶中取用液体试剂时，用倾注法。先将瓶塞取下，倒放在试验台上，右手握住试剂瓶贴标签的一面（若两面都有标签，手握空白的一面），左手拿住容器（如试管、量筒等）逐渐倾斜试剂瓶，让试剂沿着器壁或沿着玻璃棒注入容器中。注入所需用量后，将试剂瓶口在容器上靠一下，再逐渐竖起瓶子，以免留在瓶口的试剂流到试剂瓶的外壁。

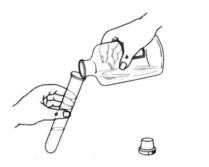 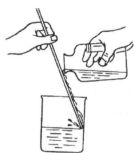

a. 沿器壁注入试剂　　　　　　　　b. 沿玻璃棒注入试剂

图 3-1　从细口瓶中取用液体试剂

三、量筒量取液体试剂的操作

量筒量取时，实验中可根据所取试剂的用量来选取一定规格的量筒。量取试剂时，先取下试剂瓶塞倒放在试验台上，一手持量筒，一手持试剂瓶（注意手握住试剂瓶标签的一面），倒出所要求的剂量，最后再将瓶口在量筒上靠一下，再使试剂瓶竖直，以免瓶口残留的试剂流到瓶外壁。在观察量筒内试剂体积时，使视线与量筒内液面的凹液面保持水平，偏高或偏低都会造成较大误差。

定量量取液体试剂时，可根据要求选择量筒、移液管、吸量管、量瓶、或滴定管等。如果准确度要求不高可用估量法。例如，用滴管取用试剂，1ml 相当于 15～20 滴，3ml 液体试剂约占一个小试管容量（10ml）的 1/3，5ml 液体试剂约占小试管容量 1/2，等等。

四、液体试剂取用的注意事项

除了固体试剂取用中提到的注意事项外，根据液体试剂的特点还有以下注意事项。

（1）取用剧毒、强腐蚀性、易燃、易爆液体试剂时需要特别小心。必须采用适当的方法来处理，如浓盐酸、浓硝酸、溴水等的取用应在通风橱中操作。

（2）在量取液体试剂时要注意试剂温度，因为液体的容积与温度关系很大，胀缩比较大，对过热的试剂和由低温取出的试剂最好等到其接近室温时再量取。

（3）在使用量器时也要与使用药匙一样防止交叉污染，不能把量完一种液体试剂的量器直接用于另一种液体，要注意清洗和干燥，为了达到这一目的，现代实验室所用的加样器常使用一次性的加样器尖，量一次换一次尖嘴，在工作台上将用过的量器放在一边以备清洗，以免混淆。当需要重复量取同一试剂时，可考虑重复使用。

（4）量取液体试剂时还要注意液体的黏度，对于那些黏度较大的液体，要考虑其黏附在量器上的试剂，因为这会不同程度上的影响量取的容积。遇到这种情况可采取不同的处理措施，如延长一段控液时间，用空气吹下，用溶剂或稀释剂洗下及称量矫正等。

（5）对于一些易挥发的液体，则要尽量避免其损失，如缩短量取时间，及时给容器加盖，避开高温环境等。

第三节 实验用样品的取用

一、药材和饮片取用法

药材：指可供制药的原材料，在中国尤指是中药材，即未经加工或未制成成品的中药原料。

饮片：指的是中药根据需要，经过炮制处理而形成的供配方用的中药，或可直接用于中医临床的中药。

药材和饮片取样法系指供检验用药材和饮片样品的取样方法。包括药材和饮片的现场抽样和检验用样品的选取。药材和饮片的现场抽取是指从整批（件、包）药材和饮片中随机抽取一小部分，混合均匀后作为代表整批药材或饮片的样本。药材和饮片取样必须重视取样的各个环节，应由专业技术人员按照程序进行。具体取样方法和取样原则详见《中国药典》（2010 版一部）附录ⅡA 及《中国药品检验标准操作规范》

（2010 版）药材和饮片取样法。

二、实验室实验用样品的取样

实验室实验用样品的取样是指对已抽回的小样，进一步混合均匀后按规定取样，保证检验用样品的均一性和代表性。可采用"四分法"进一步处理，即将取样样品摊成正方形，依对角线划"×"字，使药材和饮片平均分为四等份，取对角两份，重复操作直至取出实验所需的样品量，供实验用。

要点导航

掌握：常用的称量方法；天平的选用原则和使用方法。
熟悉：分析天平的使用规则和注意事项。
了解：天平的分类、构造。

称量是测定物体重量的过程，许多实验都是从取样和称量开始的，称量操作的准确性，对于保证实验的成功具有重要的意义，是我们必须掌握的理化基本技能。样品的称量是通过天平的操作来完成的，要取得准确称量结果，操作者必须掌握天平的基本原理，遵守天平使用规则，采取正确的称量方法。

第一节 天平的分类

天平是在地球重力场内利用力平衡原理测定物质质量的一种仪器，是称量操作中重要的工具。随着科学的发展、技术的进步，天平的设计和制造不断取得长足的发展，有了今天的各式各样的现代天平。天平的分类可按所采用的平衡原理不同，分为托盘天平、电光天平和分析天平。

一、托盘天平

托盘天平是利用杠杆原理构成的机械天平。托盘天平的秤盘安放在横梁两边刀上方的盘架上，秤盘和托盘架重心高于横梁支点。用于精确度要求不高或测定物料的大致质量，可称量100g、200g、500g乃至1000g的物体，一般能称准到0.1g。

二、电光天平

电光天平是一种较精密的分析天平，也是根据杠杆原理制成的，主要由天平箱、立柱、天平梁、悬挂系统、制动系统、砝码和光学读数系统等部件构成，称量时可以准至0.0001g。使用前须先检查圈码状态，再预热半小时。称量必须小心，轻拿轻放。称量时要关闭天平门，取样、加减砝码时必须关闭升降枢。电光天平从外观上看不见砝码，能看到放置要测物的称盘，砝码的加减用旋转刻度盘操作，称量的数值可通过投影刻度标尺直接读出。

三、分析天平

分析天平（常量分析天平、微量分析天平和半微量分析天平）是依据电磁学原理制造，通过压力传感器将力学信号转化为电信号进行称量的天平。它是传感技术、模拟电子技术、数字电子技术和微处理器技术发展的综合产物，具有自动校准、自动显示、去皮重、自动数据输出、超载保护等多种功能。电子分析天平精确度较高，用于微量化学分析或一般化学分析或高精度衡量。

第二节　常用的称量方法

实验中，根据不同的称量对象和不同的天平，需要采用不同的称量方法和操作步骤，常用的称量方法有直接称量法、固定质量称量法和递减称量法。

一、直接称量法

当称量物体如烧杯、表面皿、坩埚等时，一般采用直接称量法。

操作方法：首先应在空载下调零，然后取试样放在已知质量的清洁而干燥的器皿或硫酸纸上，一次称取一定质量的试样，然后将试样全部移到接受器皿中。

适用范围：用于称量洁净干燥的不易潮解或升华的固体试样，如金属、合金等，可以用直接称量法称样。

二、固定质量称量法

分析化学试验中，当需要用直接配制法配制指定浓度的标准溶液时，往往要求称取一指定质量的被测样品，这时可采用固定质量称量法。

操作方法：首先在空载下调零，准确称量表面皿或小烧杯的质量，并记录平衡点。然后按照指定试样的质量加上等质量的砝码，再向容器中逐渐加入试样，使其平衡点与称量空容器的平衡点一致。称量完毕后，将试样完全转移入实验容器中。

适用范围：该法只能用来称取不易吸湿且不与空气中各种组分发生作用的、性质稳定的粉末状物质。不适用于块状物质的称量。此法也可用于称取符合条件的不指定质量的试样，称为增量法。

三、递减称量法

递减称量法，又称减重称量法。即称取样品的量是由两次称量之差而求得的。这种方法称出的样品质量不要求固定的数值，只需在要求的称量范围内即可。这样称量的结果准确，但不便称取指定重量。在分析化学实验中常用来称取待测样品和基准物，是最常用的一种称量法。

操作方法：

（1）将适量的试样装入干燥洁净的称量瓶中。使用称量瓶时，不能用手直接拿取，应该用清洁的纸条套在称量瓶上，再用手捏住纸条，在天平称盘上称量其质量 m_1。

（2）取出称量瓶，于盛放试样容器的上方取下瓶盖，将称量瓶倾斜，用瓶盖轻敲瓶口，试样慢慢落入容器中，接近所需的重量时，用瓶盖轻敲瓶口，使粘在瓶口的试样落下，同时将称量瓶慢慢直立，然后盖好瓶盖，再称称量瓶质量 m_2。

（3）两次质量之差就是倒入容器中的第一份试样的质量。同法可连续称出多份试样。

适用范围：递减称量法用于称取易吸水、易氧化或易与 CO_2 反应的物质。

四、称量注意事项

（1）称量过程中，若倒入试样量不够时，可重复上述操作；如倒入试样大大超过所需要数量，则只能弃去重做。

（2）盛有试样的称量瓶除放在称盘上或用纸带拿在手中外，不得放在其他地方，以免沾污。

（3）粘在瓶口上的试样尽量处理干净，以免粘到瓶盖上或丢失。

（4）要在接受容器的上方打开瓶盖或盖上瓶盖，以免可能黏附在瓶盖上的试样失落它处。

（5）称量物要放在纸片或表面皿上，不能直接放在托盘上，潮湿的或有腐蚀性的药品则要放在玻璃容器内称量。

第三节　天平的选用和使用

一、天平的选用原则

选用天平，主要是考虑天平的称量与分度值是否满足称量的要求，其次是天平的结构形式是否能适应工作的特点。

1. 天平称量的选择　天平称量的选择原则是，被称量物体的质量既不能超过天平的最大称量，同时也不能比天平称量小得太多。这样，既能保证天平不致超载而损坏，也能保证称量达到必要的相对精度。

根据试样用量的多少，可以分为常量、半微量、微量分析和超微量。

表 4 - 1　试样质量分类

分类	试样质量
常量	>0.1g
半微量	0.01 ~ 0.1g
微量	0.1 ~ 10mg
超微量	<0.1mg

一般有千分之一天平（精确到 1mg）、万分之一天平（精确到 0.1mg）、十万分之一天平（精确到 0.01mg）、百万分之一天平（精确到 0.001mg）等。当取样量大于 100mg（常量）选用感量为 0.1mg 天平，在 100 ~ 10mg（半微量）选用感量为 0.01mg 天平，小于 10mg（微量、超微量）选用感量为 0.001mg 天平。

2. 天平分度值的选择　天平分度值的选择依据是依照称量结果精确度的要求。

（1）称定　指称取重量应准确至所取重量的百分之一。

（2）精密称定　系指称取重量应准确至所取重量的千分之一。

一方面要防止用精度不够的天平来称量，以免准确度不符合要求，另一方面也要防止滥用过高精度的天平来称量，以免造成浪费。

二、天平的使用原则

（1）天平应放在牢固的台面上，不能随便移动。避免震动、潮湿、阳光直射及腐蚀性气体。

（2）同一实验应使用同一台天平和砝码。

（3）称量前后应检查天平是否完好，并保持天平清洁。如在天平上洒落药品应立即清理干净。

（4）天平载重不得超过最大负荷，被称物应与天平温度相同，不能称过热的物品。

（5）样品不得直接放在托盘上称量，必须放在清洁干燥的器皿上称量。吸湿或挥发性、腐蚀性物质必须放在适当的密闭容器中称量。

第四节　电子分析天平的使用

电子分析天平的感量为 0.1mg、0.01mg、0.001mg，用于比较精密的检验称量，可以满足一般化学分析实验中的固体称量要求。电子分析天平利用电磁力平衡原理，直接显示质量读数，较为方便快捷。

它的显示面板上一般会设有以下功能键：＜开显示＞——开启显示屏键；＜关显示＞——关闭显示屏键；＜去皮＞——清零（去皮）键；＜稳定度＞——稳定度；调整键＜校准＞——天平校准、点数功能确认、百分比负载确认键等。

一、电子分析天平的校准与调整

电子分析天平从首次使用起，应定期对其进行校准。如果天平连续使用，大致每周进行一次校准。校准必须用标准砝码。校准前，电子分析天平必须开机预热 1h 以上，并检查水平。

（1）使用电子分析天平前位两个底脚螺丝调正水准器。气泡在水准器正中央即为水平。

（2）清除秤盘上的物品，按去皮键，使天平显示为"0"。

（3）按校准键，天平显示"C"。

（4）将相应数值的校准砝码放在秤盘上。约过几秒后，天平显示校准砝码数值，并发出"嘟"的一声，说明校准完毕，天平自动回到称重状态，取下砝码即可进行正常工作。

二、电子分析天平的使用步骤

（1）观察天平的水平指示是否在水平状态（气泡在水准器正中央），如果不在，用两个底脚螺丝调整水平。

（2）插上电源插头，轻按开关按钮，预热 20min。

（3）轻按去皮键，当天平显示"g"不变时，即可进行称量。

（4）将待测物品放到秤盘上，当稳定标志"g"出现时，表示读数已稳定，此时天平的显示值即为物品的质量，称量完成。记录数据，取下物品。

（5）如需接着进行称量，可按去皮键，使天平显示为"0"，按上述方法称量。

（6）称量完毕后，清除秤盘上的物品，关上玻璃窗，轻按开关钮，关闭天平。

（7）拔下电源插头。

三、电子分析天平使用注意事项

（1）将天平置于稳定的工作台上避免震动、气流及阳光照射。

（2）电子分析天平的开机、预热、校准均由实验室工作人员负责完成，学生只按"TAR（去皮）"键，尽量不要触动其他控制键。

（3）使用时动作要轻缓，并经常检查天平是否处于水平状态。

（4）称量时应注意克服环境变动的各种可能因素，如空气流、温度波动、容器不够干燥、开天平及放置称量物时动作过重等。

（5）经常保持天平内部的清洁，必要时用软毛刷或绸布加无水乙醇擦净。

（6）腐蚀性、强酸强碱类物质应盛于带盖称量瓶内称量，防止腐蚀天平。

（7）天平玻璃框内需放防潮剂，最好用变色硅胶，并注意更换。

要点导航

掌握：常用的干燥方法和适用范围；恒重操作的基本方法。

熟悉：干燥失重和炽灼残渣的测定方法。

了解：常用的化学干燥剂的理化性质及适用范围。

干燥是指除去固体、液体或气体中少量水分或少量溶剂的操作。掌握常用的干燥操作方法是理化实验必须掌握的一项基本技能。

第一节 干 燥

一、常用干燥方法和适用范围

干燥方法可分为物理干燥法和化学干燥法。

（一）物理干燥法

常用的物理干燥方法有以下几种。

（1）加热干燥 如用烘箱或红外线灯干燥晶体样品。

（2）吸附干燥 如用硅胶干燥空气、用石蜡吸收非极性有机溶剂的蒸气等。

（3）利用分馏或利用二元或三元混合物来除去水分，如甲醇与水的混合物，由于二者沸点相差较大，用精密分馏柱可完全分开。

（二）化学干燥法

1. 化学干燥法的分类 化学干燥法是指利用合适的干燥剂进行脱水的方法，其脱水作用可分为两类。

（1）能与水可逆地结合，生成水合物，如浓硫酸、无水氯化钙、无水硫酸铜、无水硫酸钠等。该类干燥剂的干燥效果受温度影响，温度愈高，干燥效率愈低，因为此类干燥剂与水的结合是可逆的，温度高时水合物不稳定，所以在蒸馏前，必须先将该类干燥剂滤除。

（2）与水发生不可逆的反应，生成新的化合物，如 Na、Mg、CaO、P_2O_5 等。

$$CaO + H_2O \longrightarrow Ca(OH)_2 \qquad 2Na + 2H_2O \longrightarrow 2NaOH + H_2$$

此类干燥剂蒸馏前可以不必除掉。

2. 常用干燥剂 干燥剂的种类很多，常用的化学干燥剂及适用范围如下：

（1）无水氯化钙（$CaCl_2$）　价廉，吸水能力强，但吸水需较长时间，吸水后形成水合物（在30℃以下），只适合于烃类、卤代烃、醚等化合物的干燥。由于在制备过程中，无水氯化钙中可能含有氢氧化钙和碳酸钙或氧化钙，因此其不适用于酸性化合物的干燥。氯化钙可与醇、酚、胺、某些醛、酮、酯等有机物形成络合物，因此也不适于它们的干燥。

（2）无水硫酸镁（$MgSO_4$）　价廉，吸水能力强，作用快，与水生成七水合硫酸镁（48℃以下），本身呈中性，对各种有机物均不发生化学反应，故可用于各种有机物的干燥。

（3）无水硫酸钠（Na_2SO_4）　价廉，但吸水能力和吸水速度都差一些，与水反应生成十水合硫酸钠（32.4℃以下），本身呈中性，可干燥很多有机物。但其作用慢，并不容易完全致干，当有机物水分较多时，常先用本品处理后再用其他干燥剂处理。

（4）无水硫酸钙（$CaSO_4$）　干燥作用快，不溶于有机溶剂。本身呈中性，对各种有机物均无作用，使用范围广，但其吸水量较小，其最高吸水量约为其重量的6.6%，生成的水合物在100℃时仍很稳定，价格虽较 Na_2SO_4 或 $MgSO_4$ 贵，但在230～240℃加热后能脱水再生。它适用于先经 $CaCl_2$、$MgSO_4$ 或 Na_2SO_4 等干燥过的液体，适宜除去液体中的微量水分。

（5）无水碳酸钾（K_2CO_3）　吸水能力中等，作用较慢。本身呈碱性，适用于醇类、酮类、酯类等中性有机物的干燥，不宜与强碱接触的胺也可用本品干燥，但不可用于酸类、酚类及其他酸性物质的干燥。

（6）五氧化二磷（P_2O_5）　价格较贵，但作用非常快，干燥效力较高。烃类、醚类、卤代烃、腈类等经无水硫酸镁或硫酸钠干燥后，若仍有微量的水分，可用本品除去。本品不适用于醇类、酸类、胺类、酮类、乙醚等的干燥。

（7）氢氧化钾/钠（KOH/NaOH）　本身呈强碱性，适用于干燥胺类或杂环等碱性物质，当有些碱性物质中含有较多水分时，可先用浓 KOH（NaOH）溶液混合振荡，除去大部分水后再用固体氢氧化钾（钠）干燥。当有水存在时，氢氧化钾（钠）能与酚类、酯类、酰胺类、酸类等作用，氢氧化钾（钠）还可溶于醇类等有机物中，故不可用于上述化合物的干燥。

（8）金属钠（Na）　常常用作一些惰性溶剂的最后干燥，如烷烃、芳烃、醚等经无水氯化钙或硫酸镁去除其中大部分水后，可再加入金属钠，以除去微量的水分。易与碱作用、易被还原的有机化合物都不能用钠作干燥剂，如卤代烃等。

（9）浓硫酸（H_2SO_4）　可用来干燥空气及一些气体产物。

（10）氧化钙（CaO）　本身呈碱性，适用于干燥低级醇类，不宜干燥酸类、酯类。

其他尚有活性氧化铝、过氯酸镁等都是很好的干燥剂。

3．干燥剂的选用原则

（1）干燥剂与被干燥的物质不应发生任何化学反应。

（2）对有机溶剂或溶质，必须无催化作用，以免产生缩合、聚合或自动氧化等作用。

（3）干燥剂应不溶于被干燥的液体中。

（4）干燥速度要快，吸水能力要大、价格便。

（三）干燥操作

1. 气体的干燥　一般将干燥剂装在干燥管或洗气瓶内，让气体通过即可达到干燥的目的。一般气体干燥时所用的干燥剂见表5-1。

表5-1　干燥气体时所用的干燥剂

干燥剂	可干燥的气体
P_2O_5	H_2，CO_2，CO，SO_2，N_2，O_2，烷烃，乙烯
浓 H_2SO_4	H_2，HCl，CO_2，N_2，Cl_2，烷烃
无水 $CaCl_2$	H_2，HCl，CO_2，CO，SO_2，N_2，O_2，低级烷烃，醚，烯烃，卤代烷
CaO，NaOH，KOH	NH_3
$CaBr_2$，$ZnBr_2$	HBr

2. 液体的干燥　在适当的容器内（如三角瓶），放入已分离尽水层的液体有机物，加入适宜的干燥剂，塞紧（用金属钠者除外）振荡片刻，静置过夜，然后滤去干燥剂，进行蒸馏精制。各类液体有机化合物常用干燥剂见表5-2。

表5-2　液体有机化合物的常用干燥剂

液态有机物	适用的干燥剂
醚类，烷烃，芳烃	$CaCl_2$，$CaSO_4$，P_2O_5，Na
醇类	K_2CO_3，$MgSO_4$，$CaSO_4$，CaO
醛类	$MgSO_4$，$CaSO_4$，Na_2SO_4
酮类	$MgSO_4$，$CaSO_4$，Na_2SO_4，K_2CO_3
酸类	$MgSO_4$，$CaSO_4$，Na_2SO_4
酯类	$MgSO_4$，$CaSO_4$，Na_2SO_4，K_2CO_3
卤代烃类	$CaCl_2$，$MgSO_4$，$CaSO_4$，Na_2SO_4，P_2O_5
有机碱类（胺类）	CaO，NaOH，KOH

3. 固体的干燥　固体物质的干燥主要有以下几种方法。

（1）自然干燥　这是最经济、方便的方法。干燥时要把被干燥固体放在表面皿或其他敞口容器中，薄薄摊开，让其在空气中慢慢晾干。应注意被干燥的固体应该是稳定、不分解、不吸潮。

（2）加热干燥　为了加快干燥，对于熔点较高遇热不分解的固体，可使用烘箱或红外灯烘干。加热时温度应低于固体有机物的熔点或分解点，随时加以翻动，不能有结块现象。

（3）在干燥器内干燥　将待干燥的固体物质平铺在结晶皿中，然后放在干燥器内的隔板上，干燥器底部放上适当的干燥剂。干燥器内常用的干燥剂见表5-3。

表 5 – 3　干燥器内常用干燥剂

干燥剂	吸去的溶剂或其他杂质
CaO	水，醋酸，氯化氢
CaCl₂	水，醇
NaOH	水，醋酸，氯化氢，酚，醇
浓 H₂SO₄	水，醋酸，醇
P₂O₅	水，醇
石蜡片	醇，醚，石油醚，苯，甲苯，三氯甲烷，四氯化碳
硅胶	水

4. 真空干燥器内干燥　干燥器的顶部有带活塞的玻璃管，从此处抽气可使器内压力减少并趋向真空，夹杂在固体物质中的液体也更易于汽化而被干燥剂所吸附，其效率比普通干燥器快 6 ~ 7 倍。本法适用于熔点较低或不能受热的固体有机物的干燥。

二、干燥失重

在空气中常含有一定量的水蒸气，一般按容积计可有 0% ~ 4%。药品中含有较大量的水分或其他挥发性物质时，不仅会使药品的含量降低，影响使用的剂量，而且容易引起药品水解或发霉变质，而使其失效。此外，含水量还可反映出制剂的生产工艺是否稳定，包装及贮存条件是否适宜等，因此要进行干燥失重测定。

药品的干燥失重是指药品在规定的条件下，经干燥后所减失的重量，主要是指水分、结晶水，但也包括其他挥发性的物质如乙醇等。

（一）检查方法

干燥失重的检查，应根据药物制剂组成的性质、含水情况，选择适当的方法进行测定。常用的测定方法有以下几种。

1. 常压恒温干燥法　又叫烘干法，是指将样品放在烘箱中，在规定温度下进行干燥，适用于受热较稳定药物及其制剂的测定。

测定方法：取样品，混合均匀，分取适量，一般在 1g 左右，置已在与供试品同样条件下干燥至恒重的扁形称量瓶中，精密称定，置于烘箱中在规定条件下干燥至恒重。干燥温度一般为 105℃，干燥时间除另有规定外，一般在达到指定温度 ±2℃ 干燥 2 ~ 4h，再称至恒重为止。

2. 干燥剂干燥法　将样品置于干燥器内，利用干燥器内贮放的干燥剂，吸收样品中的水分，干燥至恒重。本法适用于受热易分解或挥发的样品检查。根据干燥剂的不同又可分为以下几种。

（1）硅胶干燥法　硅胶为最常用的干燥剂，其吸水力较硫酸大，但次于五氧化二磷，使用方便，价廉。变色硅胶 1g 吸水约 20mg 后开始变色，吸水约 200mg 后完全变色。使用后如变红色，可在 120℃ 干燥变蓝色后再使用。

（2）五氧化二磷干燥法　五氧化二磷的吸水效力、吸水容量和吸水速度均较好，使用时将其平铺于培养皿中，置于干燥器内，如发现表层已结块，或出现液滴，即需更换。该干燥剂价格较贵，不适于普遍使用。

（3）硫酸干燥法　硫酸的吸水效力与吸水速度次于五氧化二磷，但吸水容量比五氧化二磷大，价格也较便宜。硫酸有腐蚀性，因此取用时，应盛于培养皿或烧杯中，不能直接倾入干燥器内，搬动干燥器时，应注意勿使硫酸溅到称量瓶中或供试品上。

3. 减压干燥法　是指在一定温度下，减压干燥的方法。在减压条件下，可降低干燥温度及缩短干燥时间，故适用于熔点低、受热不稳定及较难赶除水分的样品检查。减压干燥一般可用减压干燥器进行干燥，压力应在 2.67kPa（20mmHg）以下，如果压力太低，会有爆破危险。

4. 热分析法　物质在加热过程中，往往会发生脱水（结晶水或表面水）、挥发、相变（升华、熔化、沸腾等）以及分解、氧化、还原等物理变化或化学变化。热分析法是测定物质的物理化学性质与温度关系的一类仪器分析方法，其类型有多种，常用的有差热分析法（differential thermal analysis，DTA）、热重分析法（thermogravimetric analysis，TGA）、差示扫描量热法（differential scanning calorimetry，DSC）等。

（二）注意事项

（1）样品颗粒的大小：一般将颗粒控制在 2mm 以下，若样品为较大结晶，为了避免在研磨过程中水分等损失，应先迅速捣碎成 2mm 以下的小粒。

（2）样品用量：除另有规定外，一般取样品约 1g。

（3）样品厚度：应将样品平铺在扁形称量瓶中，厚度不可超过 5mm，如为疏松物质，厚度不可超过 10mm。

（4）瓶盖的放置：将称量瓶放入烘箱或干燥器中时，应将瓶盖取下，置称量瓶旁或将瓶盖半开进行干燥。取出时必须将瓶盖盖好。在每次干燥后应先置干燥器内放冷至室温，然后称定重量。

（5）如样品未达到规定的干燥温度即融化时，除另有规定外，应先将样品在低于熔点 5~10℃的温度下干燥至大部分水分除去后，再按规定条件干燥。

（6）恒重系指样品连续 2 次干燥后的重量差异在 0.3mg 以下，干燥至恒重的第 2 次及以后各次的称重均应在规定条件下继续干燥 1h 后进行。

（7）减压时需注意压力变化，如真空度较高时，干燥器容易爆炸，初次使用新干燥器时宜用较厚的布包在外部，以防玻璃飞溅而引起伤害。

第二节　炽　灼

炽灼是指在高温条件下，对样品进行处理的一种操作。在药品检查中主要包括炽灼失重和炽灼残渣检查，其中炽灼失重是指样品在高温（700~800℃）下经炽灼后所减失的重量；炽灼残渣是指样品经炽灼炭化，再加硫酸湿润，加热使硫酸蒸气除尽后，于高温（700~800℃）炽灼至完全灰化，使有机质破坏分解变为挥发性物质逸出，残留的已成为硫酸盐的非挥发性无机杂质（多为金属的氧化物或无机盐类）。

一、炽灼失重

取供试品适量，置已炽灼至恒重的坩埚（如供试品分子中含有碱金属或氟元素，则应使用铂坩埚）中，精密称定，缓缓炽灼至完全炭化后，在 700~800℃炽灼使完全

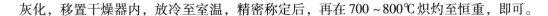

灰化，移置干燥器内，放冷至室温，精密称定后，再在700~800℃炽灼至恒重，即可。

二、炽灼残渣

（一）检查方法

取供试品1.0~2.0g或样品项下规定的重量，置已炽灼至恒重的坩埚（如供试品分子中含有碱金属或氟元素，则应使用铂坩埚）中，精密称定，缓缓炽灼至完全炭化，放冷至室温；除另有规定外，加硫酸0.5~1ml使湿润，低温加热至硫酸蒸气除尽后，在700~800℃炽灼使完全灰化，移置干燥器内，放冷至室温，精密称定后，再在700~800℃炽灼至恒重，即可。

（二）注意事项

（1）取样量可根据炽灼残渣限量来决定，取样量过多，炭化及灰化时间长，取样量少，称量误差大，所以一般若限量为0.1%者取样量约1g，若为0.05%取样量约2g，在1%以上者取样量可在1g以下，若遇贵重药品或供试品数量不足时，取样量也可酌情减少。由于炽灼残渣限量一般在0.1%~0.2%，故取样量一般为1~2g左右。

（2）加热时，必须小心地先用小火加热，以免供试品溅出坩埚外，切不可直接大火加热坩埚底部，否则供试品全部受热引起暴沸或燃烧。

（3）具有挥发性的无机成分供试品受热挥发或分解，残留非挥发性杂质，也可用此法检查。

第六章 ▶ 常用容量分析器皿

要点导航

掌握：常用分析器皿的正确使用方法及注意事项。

熟悉：容量分析器皿的校准方法。

了解：移液器的正确使用及注意事项。

容量分析器皿是指可以准确量度液体体积的仪器。根据仪器的精度，可分为用于粗略量取的仪器如量杯、量筒等；用于准确量取的容量分析器皿，如有分刻度的吸量管、滴定管及单刻度的移液管、容量瓶等。常用容量分析器皿的使用方法和校准等操作是学习理化实验必须掌握的一项基本技能。

第一节 移 液 管

移液管是用于精密移取一定体积的溶液的常用容量分析器皿，通常有胖肚移液管和吸量管两种。胖肚移液管中间有膨大部分，为单刻度，用以吸取标定体积液体，常用的有 5ml、10ml、25ml、50ml 等规格。吸量管为直形，管上刻有分刻度，可以吸取不同体积的液体，常用的有 1ml、2ml、5ml、10ml 等多种规格。

一、移液管的正确使用

1. 检查 移液管在洗涤前应检查其管口和尖嘴无破损，否则不能使用。

2. 润洗 使用移液管时，用右手的拇指和中指捏住移液管的上端，将管的下口插入待吸取溶液中，左手拿洗耳球，接在管口上将溶液慢慢吸入，待溶液上升至移液管 1/3 高度时取出，横持，并转动移液管，使溶液均匀布满整个管子内壁，以置换内壁水分，避免管内残存水分稀释要移去的溶液产生不必要的误差，至少要润洗 2~3 次。

3. 吸取溶液 吸取溶液时，左手拿洗耳球，排去球内空气，将洗耳球对准移液管上口，用右手的拇指和中指捏住移液管的上端，将管的下口插入待吸取的溶液中，然后慢慢松开洗耳球，使移液管中液面慢慢上升，待液面上升至标线以上时，迅速移去洗耳球，随即用右手示指按紧移液管的上口。

4. 调节液面 将移液管提离液面，使出口尖端紧靠一干净容器内壁上，管身保持直立，略微放松示指，使管内溶液慢慢从下口流出，直至溶液的弯月面底部与标线相切时，立即用示指压紧管口，将尖端的滴液靠壁去掉，移出移液管。

5. 放出溶液 将移液管放入接受溶液的容器中，使出口尖端靠着容器内壁，容器

▶46◀

稍倾斜，移液管则保持垂直，松开示指，使溶液沿容器内壁自然流下，待移液管内溶液流净后，再等待15s，取出移液管。这时尚可见管尖部位仍留有少量液体，对此，除特别注明"吹"字的移液管外，不要吹出，因为移液管的标示容积已经考虑了管末端保留溶液的体积。

二、注意事项

（1）在使用移液管移取液体前要先用少量待移取液润洗2~3次。

（2）未标明"吹"字的容器，不要将残留在尖嘴内的液体吹出。

（3）看刻度时，应将移液管的刻度与眼睛平行，以最下面的弯月面为准。

（4）移液管（吸量管）不能移取太热或太冷的溶液。

第二节 容 量 瓶

容量瓶为配制准确的一定物质的量浓度的溶液用的精确仪器。它是一种细颈梨形的平底瓶，带有磨口玻璃塞，瓶颈上刻有环形标线，表示指定温度下一般指20℃液体充满至标线的容积，常和移液管配合使用。容量瓶有多种规格，小的有1ml、2ml、5ml、10ml、25ml、50ml、100ml等，大的有250ml、500ml、1000ml等。

一、容量瓶的正确使用

1. 检查　使用容量瓶前必须检查瓶塞是否严密，标度线位置距离瓶口是否太近。如果漏液或标线离瓶口太近，则不宜使用。检查漏液的方法具体操作是在瓶中加蒸馏水至标线附近，盖好瓶塞后，左手用示指按住瓶塞，倒置，观察瓶塞周围是否有水渗出，如不漏水，将瓶放正，把瓶塞转动180°后，塞紧，倒置，试验这个方向有无渗漏。检查合格后，即可使用。用细绳将塞子系在瓶颈上，保证二者配套使用。

2. 定容　用容量瓶配制标准溶液时，先将精确称重的试样放在小烧杯中，加入少量溶剂，搅拌使其溶解（若难溶，可盖上表面皿，稍加热，但必须放冷后才能转移）。沿搅棒用转移沉淀的操作将溶液定量地移入洗净的容量瓶中，然后用洗瓶吹洗烧杯壁2~3次，按同法转入容量瓶中。当溶液加到瓶中2/3处以后，将容量瓶水平方向摇转几周（勿倒转），使溶液大体混匀。然后，把容量瓶平放在桌子上，慢慢加水到距标线2~3cm左右，等待1~2min，使黏附在瓶颈内壁的溶液流下，用胶头滴管伸入瓶颈接近液面处，眼睛平视标线，加蒸馏水至溶液凹液面底部与标线相切，观察时视线和凹液面保持水平。

3. 混匀溶液　旋紧瓶塞，注意持瓶的手法，右手拇指和中指持住容量瓶的瓶颈，示指轻压瓶塞，提起容量瓶，左手的无名指、小手指蜷起，用拇指、中指和示指轻托容量瓶，注意左手的手掌心不要碰到容量瓶底部。防止手心的热量传到容量瓶中，使其中溶液温度升高，引起体积变化。将容量瓶上下颠倒几次，使溶液混匀，再将容量瓶轻放在实验台上。

二、注意事项

（1）容量瓶只能用于配制溶液，不能储存溶液，因为溶液可能会对瓶体进行腐蚀，从而使容量瓶的精度受到影响。

（2）容量瓶使用完毕后，应立即用水冲洗干净。如果长期不用磨口处应洗净擦干，并用纸片将磨口隔开，防止瓶口与瓶塞粘连。

（3）不能在容量瓶里进行溶质的溶解，应将溶质在烧杯中溶解后转移到容量瓶里。

（4）用于洗涤烧杯的溶剂总量不能超过容量瓶的标线，一旦超过，必须重新进行配制。

（5）容量瓶不能进行加热。如果溶质在溶解过程中放热，要待溶液冷却后再进行转移，因为温度升高瓶体将膨胀，所量体积就会不准确。

第三节　滴定管的正确使用

滴定管是用来准确放出不确定量液体的容量仪器。可分为两种：酸式滴定管和碱式滴定管，酸式滴定管的阀门为一玻璃活塞，碱式滴定管的阀门是装在乳胶管中的玻璃小球。碱式滴定管可盛放碱性滴定液，酸式滴定管可盛放酸性滴定液及氧化剂。滴定管容量一般为50ml，刻度的每一大格为1ml，每一大格又分为10小格，故每一小格为0.1ml。精确度是百分之一，即可精确到0.01ml。滴定管为一细长的管状容器，一端具有活栓开关，其上具有刻度指示量度，其读数自上而下由小变大。

一、滴定管的正确使用

1. 使用前的准备　滴定管在使用前应进行洗涤和试漏，酸式滴定管洗涤前应检查玻璃活塞是否与活塞套配合紧密，如不紧密将会出现漏液现象，则不宜使用。为了使玻璃活塞转动灵活并防止漏液，需在活塞上涂以凡士林。具体操作是取下活塞，将滴定管平放在实验台上，用干净滤纸将活塞和活塞套的水擦干，再用手指蘸少许凡士林，在活塞的两头，沿 a、b 圆柱周围各均匀地涂一薄层。然后把活塞插入活塞套内，向同一方向转动，直到从外面观察时呈均匀透明为止。旋转时，应有一定的向活塞小头方向挤压的力。凡士林不能涂得太多，也不能涂在活塞中段，以免凡士林将活塞孔堵住。若涂得太少，活塞转动不灵活，甚至会漏液。涂得恰当的活塞应透明，无气泡，转动灵活。为防止在使用过程中活塞脱出，可用橡皮筋将活塞扎住或用橡皮圈套在活塞末端的凹槽上。最后用蒸馏水充满滴定管，擦干管壁外的水，置于滴定管架上，直立静止2min，观察有无水滴渗出，然后将活塞旋转180°，再观察一次，若无水珠渗出，活塞转动也灵活，即可使用。否则应重新涂凡士林，并试漏。

碱式滴定管使用前，应检查橡皮管是否老化，玻璃珠的大小是否合适。若玻璃珠过大则操作不便；过小，则会漏液。碱式滴定管的试漏，与酸式滴定管相同。

2. 装液　将溶液装入滴定管之前，应将溶液瓶中的溶液摇匀使凝结在瓶上的水珠混入溶液。在天气比较热或温度变化较大时，尤其要注意此项操作。在滴定管装入溶液时，先用该溶液润洗滴定管 3 次，以保证装入滴定管的溶液不被稀释。每次用 5 ~ 10ml 溶液，洗涤时，横持滴定管并缓慢转动，使溶液均匀布满管子内壁，然后将溶液从下放出。润洗完毕后，即可装入溶液，加至"0.00"刻度以上。注意：装液时要直接从溶液瓶倒入滴定管，不得借助于烧杯、漏斗等其他容器，以免滴定液浓度改变或造成污染。

　　装好溶液后要注意检查出口管处是否有气泡，如有，则需排出，否则将影响溶液体积的准确测量。对于酸式滴定管，迅速打开活塞使溶液流出，即可排除滴定管下端的气泡；对于碱式滴定管，可一手持滴定管成倾斜状态，另一手将橡皮管向上弯曲，并轻捏玻璃珠附近的橡皮管，当溶液从尖嘴口冲出时，气泡也随之溢出。

　　3. 滴定　将盛有被滴定溶液的锥形瓶放在滴定管下方，然后用预装溶液滴定，准确记下此时滴定管液面的读数。对于碱式滴定管滴定时用左手挤压滴定的玻璃珠，右手握住锥形瓶颈，并不断震荡和转动（或者在烧杯中用玻璃棒不停地搅动），使溶液混合均匀。对于酸式滴定管，左手旋开活塞，使滴定液逐滴加入，右手握住锥形瓶颈，并不断震荡和转动。滴定开始时可放液稍快些，当快接近滴定终点时，必须一滴一滴地缓慢滴入，直至滴定终点，记下液面位置。它与滴定前液面位置之差即为滴定中所用溶液的体积。

　　一般滴定操作应重复测定，若两次滴定所用溶液体积之差不超过1%即可取平均值计算。

二、注意事项

　　（1）每次滴定前应将液面调节在刻度为"0.00"或稍下一些的位置上，因为这样可以使每次滴定前后的读数差不多都在滴定管的同一部位，可避免由于滴定管刻度的不准确而引起的误差。

　　（2）为了使读数准确，在装入或放出溶液后，必须等$1\sim2\text{min}$，待附着在内壁的溶液留下来后再读数。

　　（3）滴定结束后，滴定管内剩余的溶液应弃去，不可倒回原瓶中，以免污染溶液，随后洗净滴定管。

　　（4）滴定管下端不能有气泡。快速放液，可排出酸式滴定管中的气泡；轻轻抬起尖嘴玻璃管，并用手指挤压玻璃球，可排出碱式滴定管中气泡。

　　（5）酸式滴定管不得用于装碱性溶液，因为玻璃磨口部分易被碱性溶液腐蚀，使塞子无法转动。碱式滴定管不宜于装对橡皮管有腐蚀性的溶液，如碘、高锰酸钾和硝酸等。

第四节　移液器

　　移液器是生物、化学实验室常用的小容量移取液体的单道或多道微量移液器。按移液是否手动可分为手动移液器、电动移液器；按量程是否可调可分为固定移液器、可调移液器；按排出的通道可分为单道、8道、12道、96道工作站。移液器规格：包括从$0.1\mu l\sim5\text{ml}$的体积变化，满足常规的需要，同时保证准确性和重复性。

一、移液器的正确使用

1. 吸液

（1）连接恰当的吸嘴。

（2）按下控制钮至第一档。

（3）将移液器吸嘴垂直进入页面下 1~6mm（视移液器容量大小而定）　①0.1~10μl 容量的移液器进入液面下 1~2mm；②2~200μl 容量的移液器进入液面下 2~3mm；③1~5ml 容量的移液器进入液面下 3~6mm。

注：为使测量准确可将吸嘴预洗 3 次，即反复吸排液体 3 次。

（4）使控制钮缓慢滑回原位。

（5）移液器移出液面前略等待 1~3s，1000μl 以下停顿 1s，5~10ml 停顿 2~3s。

（6）缓慢取出吸嘴，确保吸嘴外壁无液体。

2. 排液

（1）将吸嘴以一定角度抵住容量内壁。

（2）缓慢将控制钮按至第一档并等待约 1~3s。

（3）将控制钮按至第二档过程中，吸嘴将剩余液体排净。

（4）慢放控制钮。

（5）按压弹射键射出吸嘴。

3. 养护

（1）如液体不小心进入活塞应及时清除污染物。

（2）移液器使用完毕后，把移液量程调至最大值，且将移液器垂直放置在移液器架上。

（3）根据使用频率所有的移液器应定期用肥皂水清洗或用 60% 的异丙醇消毒，再用双蒸水清洗并晾干。

（4）避免放在温度较高处以防变形致漏液或不准确。

（5）发现问题及时找专业人员处理。

二、注意事项

（1）当移液器吸嘴有液体时切勿将移液器水平或倒置放置，以防液体流入活塞室腐蚀移液器活塞。

（2）正确使用移液器吸液、排液，以达高精准度。

（3）平时检查是否漏液的方法：吸液后在液体中停 1~3s 观察吸头内液面是否下降：如果液面下降首先检查吸头是否有问题，如有问题更换吸头，更换吸头后液面仍下降说明活塞组件有问题，应找专业维修人员修理。

（4）需要高温消毒的移液器应首先查阅所使用的移液器是否适合高温消毒后再行处理。

（5）移液器严禁吸取有强挥发性、强腐蚀性的液体（如浓酸、浓碱、有机物等）。

（6）为获得较高的精度，吸头需预先吸取一次样品溶液，然后再正式移液，因为吸取血清蛋白质溶液或有机溶剂时，吸头内壁会残留一层"液膜"，造成排液量偏小而产生误差。

第五节　容量分析器皿的校准

容量分析器皿的体积测定误差是分析实验误差的来源之一，根据分析实验允许的误差大小，通常要求所用器皿进行溶液体积测量的误差约在 0.1%。然而由于不同的商品等级、温度变化及长期使用过程中试剂的侵蚀等种种原因，使大多数容量器皿的实际体积与其所标示的容积之差往往超出允许的误差范围，因此为提高分析实验的准确度，尤其在准确度要求较高的分析工作中，必须对容量器皿进行校准。

一、绝对校准

绝对校准需要测定器皿的实际容积。可采用称量法，即称量器皿容纳或放出的纯水的重量，然后将称得的水重除以该温度下水的校正密度 dt'（dt' 表示温度为 $t℃$ 时 1ml 纯水在空气中用黄铜砝码称得的质量）即得到实际容积。例如，在 25℃ 校准滴定管时，称得由滴定管放出的水重量为 19.82g，那么它的实际容积应为 19.82/0.99612 = 19.90（ml）滴定管、移液管和容量瓶均可按此法校准。

二、相对校准

当要求两种容器体积之间按一定的比例配套使用时，常采用相对校准的方法。例如，在实际分析工作中，容量瓶和移液管常配合使用，此时，移液管和容量瓶的绝对体积是多少并不重要，需要关注的是它们之间的体积比是否为准确的整倍数关系。250ml 容量瓶量取液体的体积等于 25ml 移液管量取体积的 10 倍。

三、溶液体积的温度校正

容量器皿是以 20℃ 为标准来校准的，使用时实验温度不一定在 20℃，因此，容量器皿的容积以及溶液的体积都会发生改变。由于玻璃的膨胀系数很小，在温度相差不太大时，容量器皿的容积改变可以忽略，在要求较高的分析中需要进行校正。稀溶液的密度一般可用相应水的密度来代替。

第七章 ▶ 溶液的配制

要点导航

> 掌握：一般溶液配制的基本步骤、操作要领；基准物质的概念；标准溶液配制的方法。
> 熟悉：物质溶解常用方法及注意事项。
> 了解：有助于物质溶解的相关仪器的用法、用途等。

溶液的配制是指将固体、液体试剂或样品配制成所需要浓度的溶液的过程，根据实验的要求不同，可以分为一般溶液和标准溶液。定性实验配制一般浓度的溶液即可，定量实验则需配制准确浓度的溶液。掌握溶液配制的基本步骤、方法和规范的操作要领是药学实验中必须掌握的一项基本技能。

第一节 一般溶液的配制

一般溶液是指对溶液浓度准确度要求不高的溶液，常用于定性实验和一般鉴别实验。一般溶液配制的方法有直接水溶法、介质水溶法和稀释法，配制的过程有计算、称量（量取）、溶解、转移、定容、混匀多个步骤。

一、一般溶液配制的方法

1. 直接水溶法 对于易溶于水而不发生水解的固体溶质，配制其溶液时可直接用托盘天平称取一定量的固体于烧杯中，加入少量蒸馏水，搅拌溶解后稀释至所需浓度，摇匀即得。

2. 介质水溶法 对于易水解的固体溶质，在溶解时可加入适量一定浓度的酸（或碱）使之溶解，再以蒸馏水稀释、摇匀即得。对于在水中溶解度较小的固体溶质，可选用溶解度较大的合适溶剂溶解后，再稀释、摇匀即得。

3. 稀释法 对于液体试剂，配制其溶液时，可先用量筒量取所需量的试剂，然后用适量的蒸馏水等溶剂稀释、摇匀即得。

二、一般溶液配制的步骤

1. 计算 根据所需溶液的浓度，依据物质的量浓度的基本公式，计算配制所需的固体溶质的质量或液体浓溶液的体积。

2. 称量与量取 用托盘天平称量所需质量固体试剂或样品；用量筒量取所需体积

的液体试剂或样品。

3. 溶解 将称量或量取好的试剂或样品置于大小适中的烧杯中，加入适量水或溶剂，用玻璃棒搅拌，使溶质完全溶解或分散均匀。必要时可采取振荡、加热或超声的方法助于其溶解。具体操作如下。

（1）搅拌溶解 搅拌可以使溶质和溶剂充分接触，加快溶质的溶解和分散速度。用两端光滑的玻璃棒沿着烧杯壁，按照一个方向均匀地搅动，防止溶液飞溅损失。搅拌过程中玻璃棒不能触及烧杯的壁发出碰撞声。

（2）加热溶解 温度的升高可以提高物质的溶解度，加快固体或液体的溶解，因此，在溶液配制过程中若溶质长时间搅拌难以溶解，可采取加热方式使固体或液体快速溶解。常用的装置有酒精灯、煤气灯加热或水浴加热。可将玻璃仪器如烧瓶、烧杯放在石棉网上，固定在铁架台上后，加热；如需要控制温度，可选择使用水浴加热（具体操作可参见第八章）。

（3）超声波溶解 超声波是一种弹性机械振动波，作用于液体介质引起介质的振动，在介质中形成许多小空穴，这些小空穴的瞬间闭合，可引起高达几千个大气压的压力，同时使局部温度达到千度高温，这种现象称为空化现象，可以加速溶质的溶解和分散。具体使用过程中用封口膜将玻璃仪器如烧杯等封口，再放入超声波提取器中，直至溶质完全溶解或分散，取出，擦干表面水珠即可。

（4）振荡溶解 对于长时间搅拌也难以溶解的溶质，可以采取振荡的方式，使容器内的物质充分混合，加速溶解和分散。具体使用过程中用封口膜将玻璃仪器如烧杯等封口，再放入振荡仪中（如恒温水浴振荡器、药物溶解振荡仪等），直至溶质完全溶解或分散，取出，擦干表面水珠即可。

4. 转移 将烧杯内冷却至室温的溶液沿玻璃棒小心转入一定体积的容量瓶中，在转移过程中玻璃棒下端应靠在容量瓶刻度线以下，然后用溶解的溶剂少量多次洗涤烧杯内壁和玻璃棒，洗涤液一并转移入容量瓶中，确保全部溶质进入所配的溶液。

5. 定容 向容量瓶中加入溶剂至刻度线以下 $1 \sim 2cm$ 处时，改用胶头滴管滴加，使溶液凹面恰好与刻度线相切（具体操作参见第六章第二节）。

6. 摇匀 盖好瓶塞，用示指顶住瓶塞，另一只手的手指托住瓶底，反复上下颠倒，使溶液混合均匀（具体操作参见第六章第二节）。

最后将配制好的溶液倒入试剂瓶中，贴好标签，即得。

三、注意事项

（1）用玻璃棒搅拌时，玻璃棒不要触及烧杯的壁发出碰撞声。

（2）搅拌时玻璃杯应该按一个方向搅拌，不要用力搅拌产生飞溅或击壁而破。

（3）转移溶液时，溶液不能留到容量瓶的外边。每一次转移后，都要将容量瓶里的溶液轻轻摇匀。

（4）玻璃棒在溶液转移过程中不能离开手或烧杯，更不能将玻璃棒随便地放在实验台上。

（5）在洗涤烧杯和玻璃棒时，应采取少量多次的办法，洗涤液应全部转入容量瓶中，但其总量不能超过容量瓶定量体积。

（6）在溶解过程中如有气体产生，容器需用表面皿盖好。

（7）当用水溶解浓酸或强碱时，注意加入顺序，应将浓酸或碱慢慢地沿着玻璃棒或容器壁倾入水中。

（8）往容量瓶里加注蒸馏水时要小心，当水快到细口时，要轻摇一下，再继续加水至离刻度 2～3cm 时停止。改用胶头滴管滴加蒸馏水，要仔细加至凹液面的最低处和刻度相切。观察时视线和凹液面保持水平。

第二节　标准溶液的配制

标准溶液是一种已知准确浓度的溶液，可在容量分析中作滴定剂，也可在仪器分析中用以制作校正曲线的试样。但在较多情况下，它常用来校准或标定某未知溶液的浓度。标准溶液配制的准确度，与测定分析结果的准确性直接相关。

一、标准溶液的配制方法

标准溶液的配制方法，主要有直接法、标定法和稀释法。

1. 直接法　用分析天平准确称取一定量基准物质，溶解后配成一定体积（溶液的体积需用容量瓶精确确定）的溶液，根据物质的质量和溶液体积，计算即得。

基准物质（standard chemicals）是一种高纯度的，其组成与它的化学式高度一致的化学稳定的物质（例如一级品或纯度高于一级品的试剂）。基准物质应该符合以下要求：①组成与它的化学式严格相符。②纯度足够高。③应该很稳定。④参加反应时，按反应式定量地进行，不发生副反应。⑤最好有较大的式量，在配制标准溶液时可以称取较多的量，以减少称量误差。常用的基准物质有银、铜、锌、铝、铁等纯金属及氧化物、重铬酸钾、碳酸钾、氯化钠、邻苯二甲酸氢钾、草酸、硼砂等纯化合物。为保证试验结果的准确度，在使用前必须对基准物质进行恒重操作。

2. 标定法　有很多物质（如 NaOH，HCl 等）不是基准物质，不能用来直接配制标准溶液，可按照一般溶液的配制方法配成大致所需浓度的溶液，然后再用另一种标准溶液测出它的准确浓度，这个过程叫做标定，这种配制标准溶液的方法叫做标定法。

3. 稀释法　实验中有时也用稀释方法，将浓的标准溶液稀释为稀的标准溶液。具体作法为：准确量取（通过移液管或滴定管）一定体积的浓溶液，放入适当的容量瓶中，用去离子水稀释到刻度，即得到所需的标准溶液。

二、标准溶液的配制步骤

标准溶液配制的步骤和一般溶液配制步骤相同，只是对准确度和精确度有更高的要求。固体溶质的称量应使用分析天平，液体溶质的量取应使用移液管或滴定管。

第八章 ▶ 加热与冷却

要点导航

掌握：常用加热与冷却方法及操作注意事项。
熟悉：常用加热仪器与设备。
了解：常用加热、冷却方法的应用范围。

　　加热和冷却操作是理化实验中最常用到的实验方法，认识和掌握该方法是理化实验必须掌握的一项基本技能。

第一节　加　热

一、常用加热仪器与设备

　　在理化实验中，加热操作的目的是为了提高样品的溶解度、提高反应速度，分离、提纯化合物以及测定化合物的一些物理常数等。实验室中常用的热源有酒精灯、煤气灯、酒精喷灯、电炉、电热套、恒温水浴锅等仪器设备；在加热实验中，常常根据具体情况选择适当加热仪器。

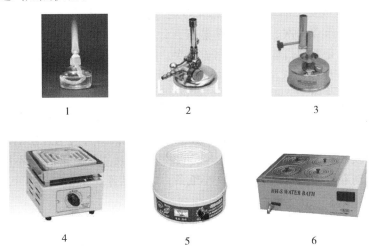

图 8-1　常用加热仪器与设备
1. 酒精灯，2. 煤气灯，3. 酒精喷灯，4. 电炉，5. 电热套，6. 电热恒温水浴锅

（一）酒精灯

酒精灯是实验室最常用的加热器具。酒精灯的加热温度为 400～500℃，适用于温度不需要太高的实验，酒精灯由灯帽、灯芯和灯壶三部分组成。正常使用的酒精灯火焰分为焰心、内焰和外焰，其中外焰温度最高，内焰次之，焰心最低。

酒精灯使用的酒精是易燃、易爆液体，使用酒精灯时必须注意安全，严格遵守规程。

（1）新购置的酒精灯应首先配置灯芯。灯芯通常是用多股棉纱线拧在一起，插进灯芯瓷套管中。灯芯不要太短，一般浸入酒精后还需 4～5cm 长。

（2）对于旧灯，特别是长时间未用的灯，在取下灯帽后，应提起灯芯瓷套管，用洗耳球或嘴轻轻地向灯内吹一下，以赶走其中聚集的酒精蒸气（若灯体内酒精蒸气过多，易引起爆炸）。再放下套管检查灯芯，若灯芯不齐或烧焦都应用剪刀修整为平头等长。

（3）新灯或旧灯壶内酒精接近灯壶容积的 1/3 时必须添加酒精。同时，酒精不能装得太满，以不超过灯壶容积的 4/5 为宜。

（4）添加酒精时一定要借助小漏斗，以免将酒精洒出。对燃着的酒精灯，若需添加酒精，必须熄灭火焰。决不允许燃着时加酒精，否则，很易着火，造成事故。

（5）新灯加完酒精后须将新灯芯放入酒精中浸泡，而且移动灯芯套管使每端灯芯都浸透，然后调好其长度，才能点燃。因为未浸过酒精的灯芯，一经点燃就会烧焦。

（6）点燃酒精灯一定要用燃着的火柴，决不能用一盏酒精灯去点燃另一盏酒精灯。否则易将酒精洒出，引起火灾。

（7）加热时若无特殊要求，一般用温度最高的外焰来加热器具。加热的器具与灯焰的距离要合适，过高或过低都不正确。器具与灯焰的距离通常用灯的垫木或铁环的高低来调节。被加热的器具必须放在支撑物（三脚架、铁环等）上或用坩埚钳、试管夹夹持，决不允许手拿仪器加热。

（8）加热完毕或要添加酒精需要熄灭灯焰时，可用灯帽将其盖灭。如果是玻璃灯帽，盖灭后需要再重盖一次，放走酒精蒸气，让空气进入，免得冷却后盖内造成负压使盖打不开；如果是塑料灯帽，则不用盖两次，因为塑料灯帽的密封性不好。

（9）决不允许用嘴吹灭酒精灯。如果用嘴吹灭的话，可能会使高温的空气或火焰通过灯芯空隙倒流入瓶内，引起爆炸。

（10）万一洒出的酒精在灯外燃烧，不要慌张，可用湿抹布或砂土扑灭。

（11）酒精灯不用时，应盖上灯帽，以免酒精挥发，因为酒精灯中的酒精，不是纯酒精，所以挥发后，会有水在灯芯上，致使酒精灯无法点燃。如长期不用，灯内的酒精应倒出，同时在灯帽与灯颈之间夹一小纸条，以防粘连。

（二）酒精喷灯

酒精喷灯也是实验室中常用的热源。主要用于需强热的实验和玻璃加工等。

常用的酒精喷灯有座式和挂式两种。座式喷灯的酒精贮存在灯座内，挂式喷灯的酒精贮存罐悬挂于高处。酒精喷灯的火焰分为氧化焰、还原焰和焰心三部分，火焰温度在 800℃左右，最高可达 1000℃，每耗用 200ml 酒精，可连续工作半小时左右。

1. 座式酒精喷灯的操作方法

（1）旋开加注酒精的铜帽，通过漏斗把酒精倒入酒精壶内。为了安全，酒精的量不可超过壶内容积的2/3（200ml）。随即将铜帽旋紧，避免漏气。新灯或长时间未使用的喷灯，点燃前需将灯体倒转2～3次，使灯芯浸透酒精，以免灯芯烧焦。

（2）灯管内的酒精蒸气喷口直径为0.55mm，容易被灰粒等堵塞，所以每次使用前要检查喷口，如发现堵塞，应该用通针或细钢针把喷口刺通。

（3）将喷灯放在石棉板或大的石棉网上，在预热盘中注入2/3容量的酒精，用火柴把酒精点燃，将灯管加热（此时要转动空气调节器把入气孔调到最小），待酒精汽化，从灯管喷出时，预热盘中燃烧的火焰便可把喷出的酒精蒸气点燃。如不能点燃，说明喷灯预热不充分，可再加少量酒精到预热盘使喷灯充分预热；如预热盘中的火焰已经熄灭，但酒精已汽化，也可直接用火柴来点燃喷灯。

（4）当灯管火焰点燃后，再调节空气量，使火焰达到所需要的温度。在一般情况下，进入的空气越多，也就是氧气越多，火焰温度越高。

（5）停止使用时，可用石棉网或小木块覆盖燃烧口，同时移动空气调节器，加大空气量，灯焰即熄灭。然后稍微拧松铜帽，使灯壶内的酒精蒸发放出。

（6）喷灯使用完毕，应将剩余酒精倒出。

2. 注意事项

（1）酒精喷灯工作时，灯座下绝不能有任何热源。环境温度一般在35℃以下，周围不要有易燃物。

（2）当酒精壶内酒精耗剩20ml左右时，应停止使用。如需继续工作，要把喷灯熄灭后再增添酒精，不能在喷灯燃着时向壶内加注酒精，以免引燃壶内的酒精蒸气。

（3）使用酒精喷灯时如发现壶底凸起，要立即停止使用，检查喷灯有无堵塞，酒精有无溢出等，待查明原因，排除故障后再使用。

（4）每次连续使用的时间不要过长。如发现灯身温度升高或壶内酒精沸腾（有气泡破裂声）时，要立即停止使用，避免由于壶内压强增大导致壶身崩裂。

（三）煤气灯

煤气灯是实验室最常用的加热装置，它是一种通过煤气的燃烧将化学能转化为热能的装置。煤气的主要成分为甲烷、一氧化碳、氢气、不饱和烃等，燃烧后的产物为二氧化碳和水。煤气由导管输送到试验台上，再用橡皮管将煤气龙头与煤气灯连接起来。煤气有毒，绝不可使其溢入室内。由于煤气本身无色、无臭、无味，不易察觉，为提高人们的警觉性和对煤气的识别能力，通常在煤气中加入少量具有特殊臭味的乙硫醇。

煤气灯的样式虽多，但构造原理是相同的。主要由灯管和灯座组成。灯管下部有螺旋与灯座相连，其构造如图8-2所示。

煤气灯的使用方法比较简单，它的加热温度可达到100℃左右，一般约在800～900℃（所用的煤气不同，加热

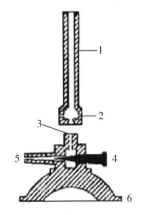

图8-2 煤气灯的构造
1. 灯管；2. 空气入口；
3. 煤气出口；4. 针阀；
5. 煤气；6. 灯座

温度也有差异）。煤气灯的正常火焰，可明显地分为三个区域：氧化焰，还原焰，焰心，其中还原焰的温度较高，氧化焰的温度最高。

1. 煤气灯的操作方法

（1）点燃　将煤气灯上的橡皮导管与实验台上的煤气嘴接好后，就可以按如下的操作方法点燃煤气灯：先关闭煤气灯的空气入口，并将点燃的火柴放在灯管的上方，再打开煤气嘴的阀门，将灯点燃。一定要先划火后开气，否则煤气势必溢到室内。这样既浪费煤气又污染环境，而且可能造成火灾或爆炸事故。

（2）调节　点燃后就要旋灯管和拧针阀，调节空气和煤气的进入量，使二者的比例合适，从而得到分层的正常火焰。向上旋灯管，空气的进入量大；向里拧针阀，煤气的进入量小。反之，向下旋灯管，空气的进入量小；向外拧针阀，煤气量大。

（3）加热　在一般情况下，加热试管中的液体时，温度不需要很高，这时可以将空气量和煤气量调小些；在石棉网上加热烧杯中的液体时，需要的温度较高，应用较大火焰，应以氧化焰加热，并适当调节空气量和煤气量。

（4）关闭　停止加热时要先关闭煤气灯。应首先关闭煤气嘴的阀门，然后向里拧针阀，关闭灯座上的煤气入口。

2. 注意事项

（1）在调节火焰或加热的过程中，由于某种原因出现不正常火焰时，一定按煤气灯的操作方法，先关闭煤气灯，待灯管冷却后再重新点燃、调节。

（2）煤气有毒，使用过程中绝不可把煤气溢到室内。关闭时，一定要将煤气阀门关紧。使用时，一旦发生漏气，应立即停止实验，及时查找漏气的原因，处理后才能继续实验。

（3）产生不正常火焰时，由于灯管内煤气的燃烧，灯管很烫，关闭后切不可用手去拿灯管以免烫伤。

（4）由于煤气中常带有未除尽的煤焦油，长期使用，它会将煤气嘴和煤气灯内孔道堵塞。因此，常要把煤气灯管和螺旋针阀取下，用铁丝清理孔道，堵塞较严重时，可用苯洗去煤焦油。

二、加热方法及操作

根据热能的获得方式，加热可分为直接加热的和间接加热两种方法。

（一）直接加热

实验室中试管、蒸发皿、坩埚等可以直接用火焰加热。直火加热适用于对温度无准确要求且需快速升温的实验。受热前要擦净器皿外壁的水滴或杂质，加热后应放在石棉网上冷却，防止骤冷骤热。

1. 试管中液体和固体的加热

（1）加热试管中的液体　一般可以在火焰上直接加热，应注意离心管不得在火焰上直接加热。在火焰上直接加热试管时，应注意以下几点。

①用试管夹夹在试管的中上部，试管应稍微倾斜，管口朝上，以免烧坏试管夹。

②不要将试管口对着自己或者他人，以免液体沸腾时溅出而烫伤。

③应使液体各部分受热均匀，先加热液体的中上部，再慢慢往下移动，然后上下

移动。不要集中加热某一部分，否则液体将局部受热，骤然产生蒸气，将液体冲出管外。

（2）加热试管中的固体　必须使试管稍微向下倾斜，试管口略低于管底，以免凝结在管壁上的水珠流到灼热的管底，而使试管炸裂。可持试管夹夹持试管加热，有时也可用铁架台固定试管加热。

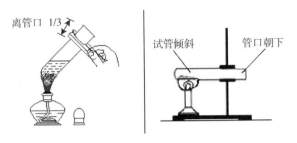

图 8 - 3　加热试管试剂

2. 灼烧　当需要高温加热固体时，可把固体放在坩埚中灼烧，坩埚置于泥三角上，开始时，先用小火烘烤，使坩埚受热均匀，然后逐渐加大火焰灼烧。达到要求后，停止加热。先在泥三角上稍冷，再用坩埚钳夹至干燥器中冷却。

要取下高温的坩埚时，必须使用洁净的坩埚钳。使用前先在火焰旁预热一下坩埚钳尖端，然后再夹取。坩埚钳用后，应平放在桌上，尖端朝上，以保证坩埚钳尖端洁净。

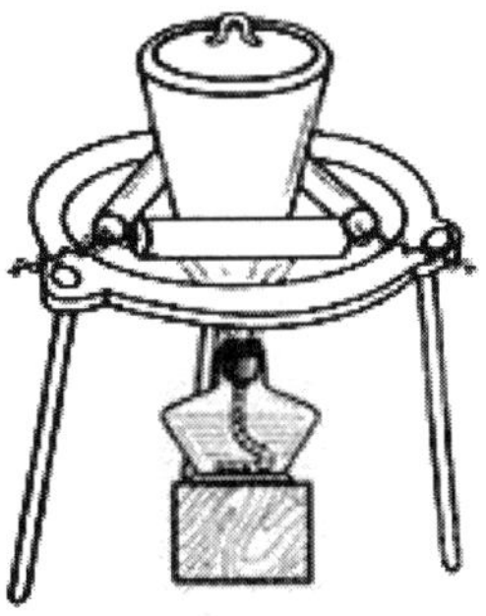

图 8 - 4　灼烧坩埚

（二）间接加热

如果直接用火加热玻璃仪器如烧杯、烧瓶等，仪器容易受热不均匀而破裂，同时局部过热还可能引起化合物的分解。为避免直接加热可能带来的弊端，同时保证加热均匀，一般可采用间接加热。间接加热包括：石棉网上加热和热浴加热。热浴加热的介质有空气、水、有机介质、熔融的盐、和金属等。如果要控制加热温度，增大受热面积，使反应物质受热均匀，最好采用适当热浴加热。

1. 石棉网上加热　把石棉网放在三脚架或铁环上，直接利用酒精灯或煤气灯对玻璃仪器隔着石棉网加热，即为石棉网加热。烧瓶（杯）下面放块石棉网进行加热，可使烧瓶（杯）受热面扩大且较均匀。这种加热方式最简单，也是实验中用得最多的一种。但这种加热方式只适合用于高沸点且不易燃烧的受热物，加热时必须注意石棉网与烧瓶间应留有空隙。灯焰要对着石棉块，如偏向铁丝网，则铁丝网易被烧断且温度过高。

2. 电热套加热　电热套是由玻璃纤维包裹着电热丝织成的碗状半圆形的加热器，有控温装置可调节温度，在实验中使用方便有安全的加热方法。由于它不是明火加热，其可以加热和蒸馏易燃有机物，也可以加热沸点较高的化合物，适用加热范围较广，可加热到400℃。电热套使用时大小要合适，否则会影响加热效果，同时注意使烧瓶外壁和电热套内壁大约有1cm的距离，有利于空气传热和防止局部过热，以及要注意防止水、药品等物质落入套内。

对于蒸馏或减压蒸馏不用电热套加热为宜，因为蒸馏过程中随着容器中物质逐渐减少，会使容器壁过热。

3. 水浴加热　如果加热温度不超过 100℃，可以用水浴或沸水浴加热。将反应烧瓶置于水浴锅中，使水浴液面稍高于反应烧瓶的液面，通过酒精灯或煤油灯等热源对水浴锅加热或用电热恒温水浴锅加热，使水浴温度达到所需要的温度范围。与石棉网加热相比，水浴加热比较均匀，温度容易控制，适合于较低沸点物质的回流加热。

如果加热温度稍高于 100℃，则可选用合适的无机盐类的饱和水溶液作热浴介质。一些无机盐类饱和溶液作热浴介质的沸点，如表 8 - 1 所示。

表 8 - 1　部分无机盐类作热浴介质的沸点

盐类	NaCl	$MgSO_4$	KNO_3	$CaCl_2$
饱和水溶液沸点（℃）	109	180	116	180

在使用水浴加热时，由于水会不断蒸发，应及时添加水。现在实验中常使用电热恒温水浴锅，适合较长时间的加热和控温。

4. 油浴加热　加热温度在 100 ~ 250℃之间可以用油浴加热，其传热均匀。常用的油类有液体石蜡、各种植物油、甘油和有机硅油等。油浴所能达到的最高温度取决于所用油的品种。一些常见油浴介质见表 8 - 2。

表 8 - 2　常用油浴介质及能达到的温度

油类	甘油	石蜡油	植物油	有机硅油
可达到温度（℃）	150	220	220	300

在油浴加热时，要放温度计，以防温度过高；同时应注意采取措施，不要让水溅入油中，否则加热时会产生泡沫或引起飞溅。避免用直火加热油，稍有不慎易发生油浴燃烧。

5. 砂浴加热　当加热温度在几百度以上时使用砂浴，在铁盘中放入清洁干燥的细砂，把盛有液体的容器埋在砂中，在铁盘下加热。由于砂子对热的传导能力差，散热快，所以容器底部的砂子要薄一些，容器周围的砂层要厚一些。但砂浴的温度不易控制，所以使用较少。在传统中药材炮制中，一些药材为了增效、减毒、保质常用砂浴的炮制方法。

第二节　冷　却

在实验中有些反应的中间体在室温下是不稳定的，必须在低温下进行。有的为放热反应，产生大量的热，使反应难于控制。有些化合物的分离提纯要求在低温下进行。通常根据不同的要求，选用适合的制冷技术。

一、常用冷却方法

1. 自然冷却　热的液体可在空气中放置一定时间，任其自然冷却至室温。

2. 冷风冷却和流水冷却 当实验需要快速冷却时，可将盛有溶液的器皿放在冷水流中冲淋或用鼓风机吹风冷却。

3. 冰－水混合物冷却 冰－水混合物可使反应物冷却至 $0 \sim 5\text{℃}$，使用时将冰敲碎效果比较好。

4. 冰－盐混合物冷却 在碎冰中加入一定量的无机盐，可以获得更低的冷却温度。常用冰－盐冷却剂组成及冷却温度见表 8－3。

表 8－3　常用冰－盐冷却剂组成及冷却温度

盐类	100g 冰中加入盐的质量（g）	冰浴最低温度（℃）
NH_4Cl	25	－15
$NaNO_3$	50	－18
$NaCl$	33	－21
$CaCl_2 \cdot 6H_2O$	100	－29
$CaCl_2 \cdot 6H_2O$	143	－55

5. 干冰（固体 CO_2）冷却 干冰（固体 CO_2）可获得 -60℃ 以下的低温。如果在干冰中加入适当的溶剂，还可以获得更低的冷却温度见表 8－4。

表 8－4　干冰－溶剂冷却剂及冷却温度

冷却剂组成	最低温度（℃）
干冰 + CH_3CH_2OH	－72
干冰 + $CHCl_3$	－77
干冰 + $CH_3CH_2OCH_2CH_3$	－100
干冰 + CH_3CH_2Cl	－60
干冰 + CH_3Cl	－82
干冰 + CH_3COCH_3	－78

使用干冰时，必须在铁研缸中粉碎，操作时应带护目镜和手套。在配制干冰冷却剂时，应将干冰加入到乙醇或其他溶剂中，并进行搅拌。两者的用量并无严格规定，但干冰一般应当过量。

6. 液氨冷却 用液氨作冷却剂可以获得 -196℃ 的低温。为了保持冷却剂的效力，和干冰一样，液氨应盛放在保温瓶或其他隔热较好的容器中。在实验中，应当在有经验的教师指导下进行。

二、注意事项

（1）不要使用超过所需冷却范围的冷却剂，否则既增加了成本，又影响反应速度，对反应不利。

（2）温度低于 -38℃ 时，则不能使用水银温度计，因为低于 -38.87℃ 时水银就会凝固。

（3）对于较低的温度，常使用装有液体（如甲苯可达 -90℃，正戊烷可达 -130℃）的低温温度计。

第九章 ▶ 搅拌与振荡

要点导航

掌握：人工搅拌与振荡基本操作方法。
熟悉：机械搅拌常用的仪器设备以及使用注意事项。
了解：振荡常用的仪器设备以及使用注意事项。

在固体和液体或互不相溶的液体进行反应时，为了使反应混合物充分接触或促使溶质在溶剂中快速溶解并混合均匀，常采用搅拌、振荡的方法。此外，在反应过程中，当把一种反应物料滴加或分批少量地加入到另一种物料中时，也应该使两者尽快地均匀接触，这也需要进行强烈的搅拌或振荡，否则，由于浓度局部增大或温度局部增高，可能发生更多的副反应。因此，搅拌和振荡也是药学理化实验中必须掌握的一项基本技能。一般大口径容器采用搅拌、小口径容器采用振荡的方法。

第一节 搅 拌

搅拌不仅是加速溶解的一种有效方法，也可以使加热、冷却或化学反应体系中溶液的温度均匀。因此，搅拌可使分次加入的物料迅速而均匀地分散在溶液中，可避免局部过浓或过热，使反应物混合得更好。

一、搅拌方法及操作

搅拌可分为人工搅拌、机械搅拌。实验室中常用玻璃棒进行人工搅拌，而机械搅拌主要包括磁力搅拌器、电动搅拌器等设备。比较简单的、反应时间不长的且反应过程中不产生有毒或刺激性气体的制备实验可以用人工搅拌；需要长时间进行搅拌的实验，最好采用机械搅拌。机械搅拌效率高、节省人力、可以缩短搅拌时间。

无论是人工搅拌还是机械搅拌，都要求搅拌器不接触容器壁。

二、常用的仪器与设备

（一）玻璃棒

玻璃棒是化学实验中最常用的搅拌工具。搅拌时，选择与烧杯大小相适应的玻璃棒，手持玻璃棒上部并转动手腕，用手腕力量使玻璃棒沿烧杯壁在溶液中按顺时针方向作圆周运动，在液体均匀搅动。注意转速不要太快，不能用力过猛，也不能将玻璃棒沿容器壁滑动，不要触及容器底部或器壁发出响声，也不能朝不同方向乱搅使液体溅出容器外，更不能用力过猛以致击破容器。溶解过程中使用的玻璃棒，应放在烧杯中，不要随意取出，以免溶液损失或浓度发生变化。严禁将温度计当玻璃棒搅拌使用。

（二）磁力搅拌器

磁力搅拌器又叫电磁搅拌器，在敞口体系或密闭体系中都有广泛的应用，是低黏度液体常用的搅拌方法，主要包括简单搅拌和带加热装置的搅拌两种类型，通过磁力搅拌子完成搅拌操作。磁力搅拌器噪声小、搅拌力强，调速平稳，还有加热控温装置，使用很方便。

1. 使用方法

（1）选择合适大小的搅拌子，将搅拌子沿器壁缓慢放入玻璃容器中，保持容器底部干燥，再将容器放在镀铬盘正中。

（2）打开电源开关，指示灯量，旋转调速按钮，使电机由慢到快带动磁钢，由磁钢的磁力线带动玻璃容器中的转子转动，搅拌转速由慢至快，调节至要求转速。

（3）需加热时，开启控温按钮，根据实际所需温度，调节控温按钮。

（4）如果工作中转子出现跳动现象，关闭电源后重新开启，速度由慢到快，即可恢复正常工作。

（5）实验结束时，逐步调节调速旋钮至搅拌子停止转动，依次关闭加热按钮和电源，待容器放冷后自搅拌器上取出。

2. 注意事项

（1）第一次使用磁力搅拌器时，按照仪器说明书检查仪器所带配件是否齐全，如搅拌子、电源线等。

（2）搅拌时应逐渐调节旋钮，速度过快会使会使转子跟不上磁钢的转速。不允许用高速档直接启动，以免转子转动不同步，引起转子的跳动。如出现转子不停跳动的情况时，应迅速将旋钮调至停位，待转子停止跳动后再逐步加大转速。

（3）搅拌时，如发现转子跳动或不搅拌，则应切断电源，检查容器底部是否平整，位置是否放正。

（4）连续加热时间不宜过长，间歇使用能延长仪器寿命。

（5）应保持仪器清洁干燥，严禁溶液进入机内，以免损坏机件。不用时关闭开关、切断电源。

（6）实验结束后，应及时从玻璃容器中取出搅拌子，并清洗干净。

（三）电动搅拌器

对于需要快速和长时间的搅拌，在实验室中，可以采用电动搅拌器。电动搅拌器一般适用于油、水等溶液或固液等非均相反应中。其转速一般由调速器调节，分无级调速和有级调速两种。使用时必须接上地线，平时应注意保持清洁干燥，防潮防腐蚀。轴承应经常保持润滑，每季加润滑油一次。

电动搅拌器主要包括三个部分：电动机、搅拌棒和密封器。电动机是动力部分，密封器是搅拌棒与反应器连接的位置，可以防止反应器中的蒸气外逸。搅拌棒通常用玻璃棒组成。玻璃棒必须选用圆或直的，棒的下端可在火焰上烧制成不同式样。

使用方法：根据要求调整好电动机高度固定在铁架台的支架上；搅棒上端跟电动搅拌器连接，调节搅拌棒，使其能伸入液体中、又不会碰到瓶底。当接通电源后，电动机带动搅拌棒转动而进行搅拌，根据要求调节转速，速度由慢到快。

聚四氟乙烯壳体、橡皮 O 形圈密封的磨口玻璃仪器密封件和通水冷却的不锈钢制的磨口玻璃仪器密封件已在我国实验室中使用，十分方便。有条件的实验室可以选用。

第二节　振　荡

振荡是使液体与固体或液体与液体之间加速溶解或使反应物充分混合，形成均匀体系的操作。

一、常用的仪器与设备

常用的振荡设备包括：常温摇床、恒温摇床、培养摇床、智能型摇床，其中比较常用的恒温摇床主要有：台式恒温振荡器、加热振荡器、冷冻振荡器摇床、气浴恒温摇床、水浴恒温摇床、数显恒温摇床、数显水浴摇床、大振幅大容量（光照）振荡器摇床、变频大型双层恒温摇床、新型精密经济型恒温摇床等。

二、振荡方法及操作

（一）手工振荡

实验过程中，经常需要间歇的振荡（如洗涤、溶解或滴定操作等），最简单快捷的方法采用手工振荡操作即可。

振荡锥形瓶或烧瓶时，盛放液体不能超过体积的 1/2。振荡时，一般是手持瓶颈，用手腕力量使瓶沿一个方向作圆周运动，使容器内的物质充分混合，加速溶解或反应。

振荡盛放在试管中的液体时，液体的量不能超过试管容积的 1/3。振荡时，用拇指、示指和中指捏住试管的上部，试管稍倾斜，让试管底部左右甩动，腕部适当用力来回振荡操作。

手工振荡时不能上下振荡，也不能用手堵住管口来回振荡。

（二）电动振荡

实验过程中，长时间振荡可以选择电动摇床进行振荡操作。如果溶解或反应不需要加热可以选用常温摇床；而长时间振荡且有一定控温要求时，则可以选择恒温摇床。

使用以上电动摇床时，可以将溶液或反应物料装入锥形瓶中，盖上橡皮塞，把锥形瓶的下部放入电动摇床的弹力网格中固定，开动摇床，可以长时间使反应物体系处于振荡状态，一个电动床可以同时实现多个反应容器的振荡。

（三）注意事项

1. 电动振荡器在转速范围内中速使用，可以延长仪器的使用寿命。

2. 电动振荡器应放置在较牢固的工作台上，环境应保持清洁整齐，通风干燥，给排水方便。

3. 使用电动振荡器前，先将调速按钮置于最小位置，再缓慢调节升至所需转速。

4. 盛装培养试瓶应注意以下几点：

（1）均匀分布；

（2）装液量不能偏少，防止产生试瓶漂浮；

（3）密封好试瓶口，防止凝结的水珠滴入试瓶。

第十章 ▶ 固液分离

要点导航

　　掌握：常用过滤方法及注意事项；减压过滤仪器的安装及减压过滤的基本操作；离心的基本操作及注意事项。
　　熟悉：过滤、离心操作中常用的装置、仪器设备。
　　了解：影响过滤速度和离心效果的主要因素。

　　固液分离是除去溶液里混有不溶于溶剂的固体或杂质的过程，常用的方法有倾泻法、过滤法和离心分离法。倾泻法是最简单的固液分离方法，但该方法不能最大限度地将固体和液体分离，常配合过滤法和离心分离法使用。本章主要介绍过滤法和离心分离法。

第一节 过 滤

　　过滤法是分离沉淀与溶液最常用的方法。当溶液和沉淀的混合物通过滤器时，沉淀留在滤器上，溶液则通过滤器，所得的溶液称为滤液。影响过滤速度的主要因素有被过滤溶液的温度、黏度、过滤时的压力、过滤器孔隙大小和沉淀物的状态等。应综合考虑各方面因素选择合适的过滤方法。

一、常用的过滤仪器与设备

　　常用的过滤仪器主要有玻璃漏斗、布氏漏斗、砂芯漏斗、保温漏斗和抽滤瓶等，其规格和使用注意事项详见第二章内容。

二、常用过滤方法及操作

　　理化实验中常用过滤方法有粗过滤、常压过滤、热过滤、减压过滤等。

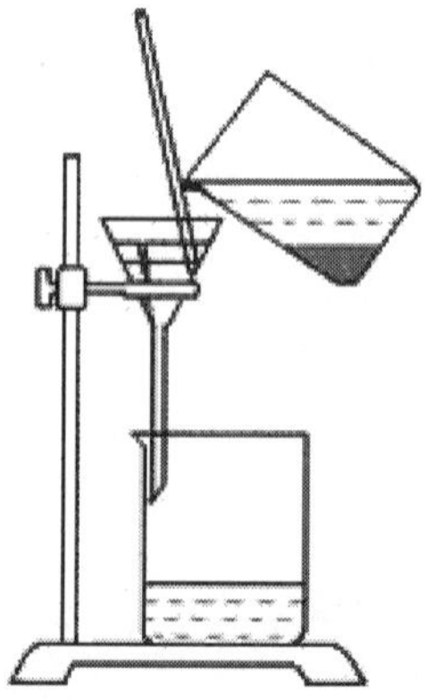

　　1. 粗过滤　当溶液中含有颗粒较大的难溶性杂质，且对溶液澄明度要求不高时，可采用粗滤的方法。可在短颈漏斗中填入一小团脱脂棉或者玻璃毛进行粗过滤。或者采用滤布、纱布等直接过滤。

　　操作方法：将漏斗安装在铁圈上，在漏斗中装填入一小团脱脂棉，将待分离的溶液沿玻璃棒慢慢泻入漏斗，滤入烧

图 10 - 1　常压过滤操作

杯中。

2. 简单过滤 仅依靠溶剂自身重力，穿过滤器，从而与固体物质分离的方法。常压过滤装置简单，但速度较慢，适合少量固液分离。其常用的仪器是漏斗。操作方法如下。

（1）将玻璃漏斗安装在铁圈上，漏斗的颈部尖端紧靠接收滤液烧杯嘴部的内壁。

（2）将叠好的滤纸放入漏斗中（比漏斗边缘低 5mm 左右），用洗瓶的水润湿滤纸，用手指把滤纸上部 1/3 处轻轻压紧在漏斗壁上。

（3）过滤时，玻璃棒与盛有滤液的烧杯嘴部相对；沿玻璃棒将过滤液转移至漏斗中，每次转移的液体不得超过滤纸高度的三分之二，防止滤液不通过滤纸沿漏斗壁流出。

（4）将残余的溶液用蒸馏水按少量多次的原则进行冲润，将洗液全部转移至漏斗中进行过滤。

3. 热过滤 如果需要除去热、浓溶液中的不溶性杂质。而过滤时又不致析出溶质，常采用热过滤法。其常用的仪器是保温漏斗。其装置如图10 - 2，操作步骤基本同简单过滤法。

4. 减压过滤 又称抽滤，其特点是速度快，沉淀抽吸的比较干燥，但胶状沉淀和颗粒很细的沉淀不宜采用此法。常采用的仪器为布氏漏斗和抽滤瓶。

操作方法：

（1）按图 10 - 3，将过滤装置安好，布什漏斗的颈部尖端斜口应与抽滤瓶滤嘴相对。

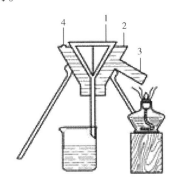

图 10 - 2　热过滤装置
1. 玻璃漏斗　2. 铜制外套　3. 铜支管　4. 注水孔

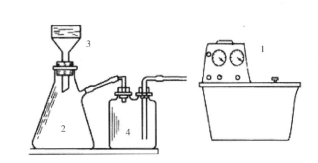

图 10 - 3　减压过滤装置图
1. 真空泵　2. 抽滤瓶　3. 布氏漏斗　4. 安全瓶

（2）将滤纸剪得比布氏漏斗内径略小，但又能将全部的瓷孔全部盖住。用少量的水或溶剂润湿滤纸，打开水泵，使滤纸吸紧在漏斗上。如需对滤液进行脱色处理。过滤时可在滤纸上加入适量的活性炭。

（3）过滤时，打开水泵将待过滤的溶液沿玻璃棒倾入漏斗中，注意溶液不得超过漏斗容量的2/3。

（4）过滤完毕后，先解除真空，再关闭水泵。

（5）合并滤液，备用。

5. 滤纸的折叠方法 折叠滤纸时应先将手洗净擦干。

折叠普通过滤滤纸时，首先把滤纸沿直径对折，再对折成一定角度，再撑开使其呈圆锥体即可，折叠时注意锥顶不能有明显折痕。

在常压过滤和热过滤中，为加快过滤速度，扩大溶液与滤纸的接触面，避免滤纸与漏斗壁紧贴，堵塞滤纸孔径，常采用菊花形滤纸折叠法，如图 10－4。首先将滤纸对折，然后在滤纸的同一面，对称地将滤纸折成棱都一个方向的八等份；再将此时的滤纸翻过来，在这 8 等份中再对称地将滤纸折成棱都朝另一个方向的 8 等份；此时，打开滤纸即可。折叠时注意小心用力，避免滤纸中心破损。

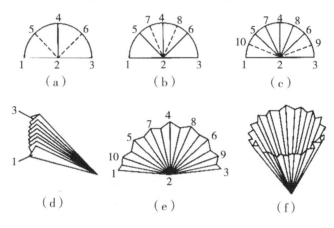

图 10－4　菊花形滤纸折叠法

三、注意事项

（1）在进行粗滤时，应先过滤上清液，在倒入提取液时应防止液体从漏斗中溢出。

（2）把水注入漏斗时，漏斗颈应充满水，或用手指堵住漏斗颈末端，使其充水至漏斗顶角稍上部为止。漏斗颈保持有连续的水柱，会产生向下的引力，加速过滤过程。

（3）在进行过滤时，注意溶液不要超过漏斗总容积的 2/3。

（4）在用玻璃棒引流时，玻璃棒末端不能触及滤纸。

（5）具有强氧化性、强酸性、强碱性的溶液会与滤纸作用而使滤纸破坏，因此常用石棉纤维、玻璃布、的确良布代替滤纸进行过滤。非强碱性滤液可用玻璃砂芯漏斗过滤。

（6）在折叠滤纸时，对集中的圆心处不要用力摩擦，以免破损。使用前应将整个滤纸翻转，并整理成折扇形，再放入漏斗中，让未用手折过的干净一面接触漏斗壁，避免污染。滤纸不得高于漏斗上口平面。

（7）在安装减压装置时，布什漏斗的颈部尖端斜口应与抽滤瓶滤嘴相对。

（8）抽滤完成后，应首先解除真空，绝不能直接先关闭水泵。

第二节　离　心

离心是利用离心力，不同物质在离心场中沉淀速度的差异，对混合溶液进行快速分离的过程。常用的仪器设备是离心试管、离心机。

一、离心的仪器设备及使用

离心机主要分为过滤式离心机和沉降式离心机两大类。过滤式离心机的主要原理是通过高速运转的离心转鼓产生的离心力（配合适当的滤材），将固液混合液中的液相加速甩出转鼓，而将固相留在转鼓内，达到分离固体和液体的效果，或者俗称脱水的效果。沉降式离心机的主要原理是通过转了高速旋转产生的强大的离心力，加快混合液中不同比重成分（固相或液相）的沉降速度，把样品中不同沉降系数和浮力密度的物质分离开。实验室中常用的离心机是沉降式离心机。

离心机的品种很多，依据转数不同，可分为低速离心机、高速离心机和超高速离心机，转数少于 6000r/min 的为低速离心机，转数少于 25000r/min 的为高速离心机，转数少于 30000r/min 的为超高速离心机；依据温度控制不同可将离心机分为冷冻离心机和普通离心机，冷冻离心机带有制冷系统，能够控制温度最低至 −20℃，普通离心机不带制冷系统；依据用处不同，还能够将离心机分为剖析离心机和制备离心机。

理化实验中常用电动离心机有低速、高速离心机和低速、高速冷冻离心机。其中以低速（包括大容量）离心机和高速冷冻离心机应用最为普遍。

1. 普通（非冷冻）离心机　这类离心机结构较简单，可分为小型台式和落地式两类，配有驱动电机、调速器、定时器等装置。低速离心机转速一般不超过 4000r/min，台式高速离心机最大转数可达 18000r/min。

2. 低速冷冻离心机　这类离心机转数一般不超过 4000r/min，最大容量为 2~4L，在实验室中最常用于大量初级分别提取生物大分子、沉淀物等。其转头多用铝合金制的甩平式和角式两种。离心管有硬质玻璃、聚乙烯硬塑料和不锈钢管多种型号。离心机装配有驱动电机、定时器、调整器（速度指示）和制冷系统（温度可调范围为 −20~+40℃），可依据离心物质所需，改换不同容量和不同型号转速的转头。

3. 高速冷冻离心机　这类离心机转速可达 20000r/min 以上，除具有低速冷冻离心机的性能和构造外，高速离心机所用角式转头均用钛合金和铝合金制成。离心管为具盖聚乙烯硬塑料制品。这类离心机多用于搜集微生物、细胞碎片、细胞、大的细胞器、硫酸沉淀物以及免疫沉淀物等。

二、离心机的使用及注意事项

离心机是理化实验中经常用到设备，为保证实验顺利、安全地进行，延长设备的寿命，实验人员必须按照下述的操作流程进行。

（1）实验开始前仪器设备的检查，包括检查螺栓是否松动，转鼓是否牢固的连接在主轴上，制动装置是否完整、有效以及检查电源工作是否可靠等。

（2）取离心管两支，在天平上称过，调节管内材料的量，使相对两管连同其管套的重量相等。如仅有材料一支，则可盛清水于相对一支中以平衡。将盛有材料的离心管置于离心机金属管套内，必要时可于管底垫一层棉花。

（3）将离心管及其套管按对称位置放入离心机移动盘中，将盖盖好。

（4）打开电源，慢慢移动速度调节器的指针至所要求的速度刻度上，维持一定时间（大约 5min）。

（5）到达一定时间后，将速度调节器的指针慢慢转至零点。然后关闭电源。

（6）等移动盘自动停止转动后，方可将离心机盖揭开取出离心管，取出离心管时应小心，勿使已经沉淀的物质因震动而上升，发生混浊。

（7）使用离心机时，如发展离心机震动，且有杂音，则显示内部重量不平衡，若发现有金属音，则往往表示内部试管破裂，均应立即停止使用，进行检查。

（8）最后全面检查，切断电源。

第三节　沉淀的洗涤

沉淀和溶液分离后，洗涤沉淀是为了洗出沉淀表面吸附的杂质和残留的母液，得到纯净的沉淀。沉淀的洗涤主要有两种，一是过滤操作中沉淀的洗涤，另一个为离心操作中沉淀的洗涤。无论是在过滤操作中还是在离心操作中，为了提高洗涤效率，尽量减少沉淀损失，都应遵循"少量多次"的原则，即同体积的洗涤液应尽可能分多次洗涤，每次使用少量的洗涤液（没过沉淀为度），待沉淀沥干后再进行下一次洗涤。洗涤数次后，用洁净的表面承接约 1ml 滤液，选择灵敏、快速的定性反应来检验沉淀是否洗净。

一、过滤操作中沉淀的洗涤

在过滤操作中洗涤沉淀的方法主要有两种。

（1）可以在溶液转移完毕后进行，方法：往沉淀中加入少量洗涤液，充分搅拌静置，把上层清液至漏斗中，重复 2~3 次，最后把沉淀转移到滤纸上。

（2）把溶液和沉淀转移至滤纸上后，在滤纸上进行洗涤：用洗瓶吹出细小缓慢的液流，从滤纸上部沿漏斗壁螺旋式向下吹洗，如图 10-5 所示。使沉淀集中到滤纸锥体底部直到沉淀洗净为止。

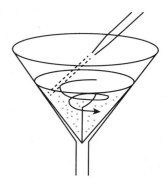

图 10-5　沉淀的洗涤

二、离心操作中沉淀的洗涤

倾出上清液后，向装有沉淀的离心管中加入适量的洗涤液，用玻璃棒充分搅拌，必要时可加热，再将离心管放入离心机中离心。

第十一章 ▸ 萃 取

要点导航

　　掌握：萃取的基本原理；分液漏斗的操作原理和使用方法；回流提取法的基本操作。
　　熟悉：萃取溶剂的选择原则。
　　了解：固－液萃取的常用方法及装置。

　　萃取是利用物质在不同溶剂中的溶解度不同来进行分离的操作，是提取和纯化有机化合物常用的操作之一。从液体混合物中提取所需物质称为液－液萃取，从固体混合物中提取所需物质称为固－液萃取。同样的操作也可以除去混合物中的少量杂质，这时被称为洗涤。

第一节　液－液萃取

　　液－液萃取是利用物质在两种不互溶（或微溶）溶剂中溶解度不同，使物质从一种溶剂转移至另一种溶剂中，经过反复多次提取，从而达到分离纯化的目的。

一、液－液萃取的原理

　　液－液萃取原理可分为两类：

　　（1）根据"分配定律"使有机化合物从水溶液中被萃取出来，这类萃取剂一般为有机溶剂。此时萃取溶剂的选择要由被萃取物质在此溶剂中的溶解度而定，所选溶剂应难溶（或几乎不溶）于水，被提取物在此溶剂中的溶解度应比在水中的大。同时要易于和溶质分离开，所以最好用低沸点、价廉、毒性小的溶剂。一般水溶性较小的物质可用石油醚萃取，水溶性较大的可用苯或乙醚，水溶性极大的用乙酸乙酯。第一次萃取时使用溶剂的量应较以后几次多一些，这主要是为了补足由于它稍溶于水而引起的损失。

　　（2）利用萃取剂与被萃取物质起化学反应，将少量杂质从化合物中移去或分离混合物。碱性的萃取剂可从有机相中移出有机酸；或从溶于有机溶剂的有机化合物中除去酸性杂质（使酸性杂质形成钠盐溶于水中）。稀盐酸及稀硫酸可从混合物中萃取出有机碱性物质或用于除去碱性杂质。浓硫酸则可应用从饱和烃中除去不饱和烃，从卤代烷中除去醇及醚等。常用的这类萃取剂有 5% 氢氧化钠水溶液、5% 或 10% 的碳酸钠（或碳酸氢钠）溶液、稀盐酸、稀硫酸及浓硫酸等。

二、液-液萃取的常用装置

液-液萃取操作常在分液漏斗中进行（图1-1）。分液漏斗的清洗、干燥、保养及使用注意如下：

（1）分液漏斗的颈部有一个活塞，这是它区别于普通漏斗及长颈漏斗的重要原因，因为普通漏斗和长颈漏斗的颈部没有活塞，它不能灵活控制液体。

（2）分液漏斗在使用前要将漏斗颈上的旋塞芯取出，涂上凡士林，插入塞槽内转动使油膜均匀透明，且转动自如。然后关闭旋塞，往漏斗内注水，检查旋塞处是否漏水，不漏水的分液漏斗方可使用。

（3）漏斗内加入的液体量不能超过容积的3/4。为防止杂质落入漏斗内，应盖上漏斗口上的玻璃塞。当分液漏斗中的液体向下流时，活塞可控制液体的流量，若要终止反应，需将活塞紧紧关闭，因此，可立即停止滴加液体。下层的溶液从下口放出，上层溶液则从上口倒出。放液时，磨口塞上的凹槽与漏斗口颈上的小孔要对准，这时漏斗内外的空气相通，压强相等，漏斗里的液体才能顺利流出。

（4）分液漏斗不能加热。漏斗用后要洗涤干净。长时间不用的分液漏斗需把旋塞处擦拭干净，塞芯与塞槽之间放一纸条，以防磨砂处粘连。

（5）为防止分液漏斗颈部的活塞和上口的顶塞脱落打碎，常用橡皮筋套牢活塞，用一细绳将顶塞拴在漏斗口上。

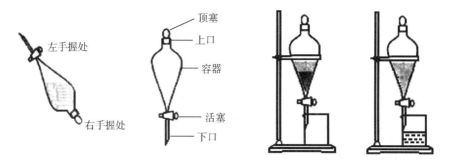

图11-1　分液漏斗及液-液萃取装置

三、液-液萃取的基本操作

萃取的过程可以简单地概括为检漏、加液、振摇、静置、分液、洗涤等几个步骤。具体操作如下。

（1）检漏　选用容积比待萃取溶液体积大1倍以上的分液漏斗，在使用分液漏斗前必须仔细检查：玻璃塞和活塞是否紧密配套；取出活塞，用滤纸片擦干活塞及其磨口，然后在活塞孔两边轻轻地抹上一层凡士林，插上活塞旋转一下，并在活塞另一端套上橡皮圈，然后装入少量蒸馏水检查是否漏液。

（2）加液　将漏斗放于固定在铁架上的铁圈中，关好活塞，将要被萃取的提取液和适量萃取溶剂（萃取溶剂的体积一般为溶液体积的1/3）依次从上口倒入漏斗中。塞紧塞子（此塞子不能涂油，塞好后可再旋紧一下，以免漏液）。

（3）振摇　取下分液漏斗，用右手撑顶住漏斗顶塞并握漏斗，左手握住漏斗活塞处，大拇指压紧活塞，把漏斗放平，旋转振摇，振摇几次后，将漏斗的上口向下倾斜，下部的支管指向斜上方（朝无人处），左手仍握在活塞支管处，用拇指和示指旋开活塞放气（释放漏斗内的压力），如此重复几次，将漏斗放回铁圈中静置。

（4）静置、分液　待两层液体完全分层后，打开上面的玻璃塞，再将活塞缓缓旋开，下层液体（水）自活塞放出。注意分液时一定要尽可能分离干净，有时在两相间可能出现的一些絮状物也应同时放去。然后将上层液体从分液漏斗的上口倒出，切不可从活塞放出，以免被残留在漏斗颈上的下层液体污染。

（5）重复萃取　将要萃取的溶液倒回漏斗中，再用新的溶剂萃取，如此重复 3 ~ 5次。合并萃取液，进行下一步处理。

（6）洗涤　萃取完毕后，分液漏斗应立即洗净，活塞拆下洗净，擦干，涂上润滑脂，再行收藏。

四、注意事项

（1）在使用分液漏斗前必须仔细检查：玻璃塞和活塞是否紧密配套，然后在活塞孔两边轻轻地抹上一层凡士林，插上活塞旋转一下，再看是否漏水。

（2）在萃取过程中常会产生乳化现象，使两相界面不清晰，这样很难将他们完全分离。用来破坏乳化的方法有：①长时间静置。②摇动分液漏斗，使其中液体形成漩涡，等到静置时，大部分泡沫会沉降下来。③补加溶剂。当所要的有机溶剂在上层，补加密度较小的乙醚，反之则补加密度较大的二氯甲烷或者三氯甲烷。④加入乙醇。⑤加入无机盐或其饱和溶液。包括饱和食盐水、硫酸铵、氯化钙等。⑥加酸碱调节水相的 pH 值，使其接近中性。此外还可加入少量乙醇、异戊醇等。

（3）下层液体（水）自活塞放出，然后将上层液体从分液漏斗的上口倒出，切不可从活塞放出，以免被残留在漏斗颈上的下层液体污染。

第二节　固－液萃取

固－液萃取是根据"相似相溶"的原理选择极性相似的溶剂提取天然药物中有效成分或进行初步分离的方法。

一、固－液萃取常用方法

用溶剂提取天然药物中有效成分的方法有多种，如浸渍法、渗漉法、煎煮法、回流提取法、连续回流提取法等。几种方法简要介绍如下。

1. 浸渍法　浸渍法是将处理过的药材，用适当的溶剂在常温或温热的情况下浸渍以溶出其中成分的一种提取方法。适用于有效成分遇热易破坏以及含多量淀粉、树胶、果胶、黏液质的中药的提取。

2. 渗漉法　渗漉法是向中药粗粉中，不断添加浸出溶剂使其渗过药粉，从渗漉筒下端出口流出浸出液的一种浸出方法。浸出效率高，浸出液较澄清，但溶剂消耗量大，费时长。

3. 煎煮法 煎煮法是将中药粗粉加水加热煮沸，将中药成分提取出来的方法。此法简便，适用于有效成分能溶于水，且对加热不敏感的药材。但含挥发性成分及有效成分遇热易破坏的中药不宜用此法。

4. 回流提取法 如用易挥发的有机溶剂加热提取中药成分时，则需采用回流提取法以减少溶剂消耗，提高浸出效率，但受热易破坏的成分不宜用此法。

5. 连续提取法 为了弥补回流提取法中需要溶剂量大，操作较烦琐的不足，可采用连续提取法。实验室常用索氏提取器。连续提取法受热时间长，因此对受热易分解的成分不宜用此法。

在实际研究中，我们可根据药材性状、所提成分性质等选择适合的提取溶剂和提取方法，也可开展实验研究，对各种提取方法和溶剂进行比较，从而筛选出最优方法。

二、固－液萃取溶剂选择的原则

1. 原则

（1）对有效成分溶解度大，对其他成分的溶解度小。

（2）不与有效成分发生化学反应。

（3）价廉，安全，易回收。

2. 常用溶剂 有以下几种。

（1）水 可溶解生物碱盐、极性大的苷类（如皂苷、黄酮苷等）、有机酸盐、氨基酸、蛋白质、鞣质、糖类（单糖、低聚糖、淀粉、黏液质）、无机盐等。

酸水可溶解碱性成分（生物碱等），碱水可溶解酸性成分（有机酸、多羟基黄酮、蒽醌、香豆素、酚类及内脂类成分）。

（2）乙醇 可溶解生物碱及部分生物碱盐、多种苷类及苷元、萜类、挥发油、树脂、色素、鞣质、有机酸等。

（3）乙酸乙酯 可溶解生物碱，某些苷及各种苷元、萜类、挥发油、色素等。常用于黄酮及其苷的提取。

（4）三氯甲烷 可溶解生物碱、甾类、萜类、挥发油、油脂、色素、内酯、香豆素、极性小的蒽醌等。常用于生物碱的提取。

（5）乙醚 溶解成分与三氯甲烷相似，常用于弱极性苷元的提取。

（6）石油醚 可溶解油脂、蜡、挥发油、亲脂性色素、萜、甾类等亲脂性强的成分。

三、几种常见固－液萃取方法的基本操作及注意事项

1. 回流提取法

（1）浸泡 将称取好的药材置于溶剂大小合适的烧瓶中，加入一定量溶剂，浸泡相应时间。

（2）装置安装 按照第二章第四节回流冷凝装置安装方法，安装好装置，打开冷凝水开关。为防止溶液爆沸，可以在烧瓶中预先加入沸石。

（3）回流 水浴锅温度逐渐升高，以冷凝管滴下第一滴溶剂开始计时，调节加热速度和冷凝水流量，控制回流速度使液体蒸气浸润界面不超过冷凝管有效冷却长度的

1/3，注意中途不得中断冷凝水。

（4）回流装置拆除 时间到后，先关闭水浴锅电源，再关冷凝水开关，从上到下依次拆下冷凝管和烧瓶。将烧瓶中的提取液趁热过滤。如需多次回流，则可向药渣中加入新鲜溶剂，再回流规定次数、时间。

2. 渗漉法 渗漉时，溶剂渗入药材的细胞中溶解大量的可溶性物质后，浓度增高，比重增大而向下移动，与上层溶剂或稀浸液置换其位置，造成良好的浓度差，使扩散较好地自然进行。故本法效果较好，提取也较安全，操作简便省时，适用面广。

（1）装筒 将药材粗粉放在有盖的容器中，加入药材粗粉60%～70%的溶剂，让其充分润湿后密闭放置，待药材充分膨胀后，备用。

渗漉筒一般是圆柱形或圆锥形的，质料有玻璃、陶瓷、搪瓷、不锈钢等。筒的长度一般为其直径的2～4倍。渗漉筒底垫一层棉花或放一个多孔隔板。将已膨胀的药粉分次加入，每次加入应均匀压平。一般下部的药粉宜粗些，装得稍松些；上部的药粉宜细些，装得稍紧一些。装至渗漉筒的2/3即可。上面盖上滤纸或纱布，并加上一些玻珠或碎砂、石子之类的重物，以防止加溶剂时药粉被冲浮起来。装筒完毕，向筒内缓缓加入溶剂，并打开渗漉筒下口的螺旋夹排除筒内剩余的空气，关闭螺旋夹，将流出的溶剂再倒入筒内，继续添加溶剂至高出药粉数厘米，加盖浸泡24～48h，使溶剂充分渗透扩散。

（2）收集 药材浸泡后，打开渗漉筒下口螺旋夹，使渗漉液缓缓滴下，边渗漉边外加新的溶剂，始终保持药材上面有一定的溶剂量。

一般流速以1000g药粉渗漉筒计控制在3～5ml/min。当渗漉液的颜色极浅或渗漉液的体积相当于原药材的10倍时便可以认为已基本提取完成。亦可取样检查欲提取的成分是否已提尽。

（3）操作中应注意的问题

①药粉不宜太细，一般可切成薄片或0.5cm左右的小节。小量渗漉时的碎粉过5～20目筛，若细粉过多，可先将粗粉润湿后，再将细粉拌入装筒，以免发生阻塞现象。

②药粉装筒前必须先用溶剂润湿膨胀。以免药粉在渗漉筒内因加入溶剂膨胀，而造成堵塞，甚至胀裂渗漉筒。或因膨胀不匀，造成提取不完全。

③装筒时药粉松紧及压力均匀与否，都直接影响提取效果。过松，溶剂很快流过药粉，造成浸出不完全，消耗溶剂多；过紧，常使出口堵塞，溶剂无法通过，渗漉无法进行。若压力不匀，溶剂易沿较松的部分流走，造成提取不完全。

④渗漉的速度不宜太快，否则有效成分来不及渗出和扩散，使浸出液的浓度低。太慢影响设备利用率和产量，费时。

⑤注意勿使筒内进入气泡，并且溶剂必须注意高出药粉面。否则渗漉筒内药粉干涸开裂，再加溶剂，易从隙间流走，达不到提取的目的。

3. 连续回流提取法 用较少的溶剂，通过连续循环回流的方法进行提取，使药材的有效成分一次便可充分被提取完全的方法，叫连续回流提取法。

（1）连续回流提取器及其工作原理 连续提取器由三部分组成：接收部分（圆底烧瓶）、提取部分（恒压漏斗或称提取筒）、冷凝部分（冷凝管）。

接收烧瓶中溶剂受热气化后，沿蒸气导管上升，在冷凝管内凝聚回流至提取筒内。

随溶剂不断进入提取筒并在此与药材粗粉充分接触，经过渗透、溶解、扩散的过程，溶出其中被提取成分而成为溶液。同时溶液通过提取筒的活塞逐渐流入下面的接收烧瓶（此过程为渗漉）。溶液在接收烧瓶中继续受热，溶剂蒸发、回流、渗漉，而溶液中的溶质（被提取部分）则留在接收瓶内。因此随着提取的进行，接收瓶内溶液越来越浓，每次进入提取筒的均为新鲜溶剂，这样，提取筒中的药材始终与新鲜溶剂或浓度较低的溶剂接触，从而逐渐地将药材中的被提取部分转移到接收瓶内。

连续提取器适用于不同极性的溶剂梯度提取，但应注意一种溶剂的可溶性成分提取完后，应将溶剂挥尽再换另一种溶剂，且溶剂极性应由低到高。它提取条件较为温和，提取效率高，加之提取过程又是浓缩过程，后处理方便，因而应用较广。但应注意受热易分解、变色的物质及高沸点溶剂提取不宜选用此法。

（2）操作方法

①准备样品　将固体药材粉碎成一定的粒度，或将浸膏制成溶液均匀拌和在载体上，挥尽溶剂。应注意载体对样品的吸附有饱和性，载体常为砂、石英砂、硅胶等。

②装样　提取筒下部垫上棉花及滤纸后，小心将已准备好的样品装入盖上滤纸。注意不得将样品漏入提取筒的导气管或接收瓶中。样品应装得松紧适度，均匀致密。

③提取　加入一定量的溶剂通过提取筒流入下面的接收瓶内，但提取筒内应留部分溶剂淹没药材。控制加热程度，使回流速度维持在 $1 \sim 2$ 滴/秒。

④提取终点的检查　停止加热后，从提取筒下口提取液的中间一段约 $1 \sim 2ml$ 进行检查。

⑤回收

● 固体　撤离热源，打开活塞让提取筒内液体全部流入接收瓶后，取下提取筒，将其中固体（包括棉花、滤纸）转出。若为溶剂极性梯度萃取，则应将固体中溶剂挥干后，再换溶剂提取。

● 溶剂　用原装置，关闭提取筒活塞，加热至接收瓶内溶剂绝大多数转入提取筒内。被提取物质留在接收瓶内。

第十二章 蒸发、浓缩与升华

要点导航

掌握：实验室常用蒸发、浓缩与升华的基本方法、基本操作和注意事项。

熟悉：实验室蒸发、浓缩与升华的常用装置、设备。

了解：蒸发、浓缩与升华的基本原理。

浓缩是指从溶液中除去部分溶剂、以提高溶液中溶质浓度的操作过程。蒸发是指利用溶质和溶剂挥发度的差异，通过加热使溶液沸腾，使其中一部分溶剂汽化除去的过程，是溶液浓缩的方法之一。某些物质在固态时具有相当高的蒸气压，当加热时，不经过液态而直接气化，蒸气受到冷却又直接冷凝成固体，这个过程叫做升华。蒸发、浓缩与升华都是以热量传递为特征的单元操作，是分离、纯化物质的常用方法。

第一节 蒸发、浓缩

当溶液很稀而欲纯化的物质的溶解度又大，为了能从溶液中析出该物质的晶体时，需要对溶液进行蒸发、浓缩；或当提取液体积很大，也需要对提取液进行蒸发、浓缩，便于后续分离、纯化等处理。蒸发与浓缩可在常压、加压和减压（真空）下进行。实验室常用的蒸发浓缩器材及设备有蒸发皿、坩埚、旋转蒸发仪、氮吹仪等。

一、蒸发皿直接蒸发

在一般实验中，当需蒸发溶液体积较小时，可在蒸发皿中直接蒸发。对于非可燃性溶液，若溶液很稀，物质对热稳定性又较好时，蒸发皿可以放置在石棉网上用酒精灯或煤气灯直接加热蒸发，待溶液变浓时再转移至水浴上加热蒸发；对于可燃性有机溶液，若溶液较浓，物质对热稳定性较差时，则应在通风橱内用水浴间接加热蒸发。

操作中注意事项如下。

（1）在蒸发皿中所盛放的溶液体积最多不要超过蒸发皿容积的2/3，如果溶液量较多，可随水分的蒸发不断添加液体。

（2）在蒸发时应当尽量小心控制加热温度，避免溶液爆沸、迸溅。

（3）在蒸发过程中应用玻璃棒不停地进行搅拌，可使溶液受热均匀防止爆沸，同时也可使析出颗粒较小、纯度更高晶体。

（4）把溶液蒸发至干，当看到蒸发皿中有大量溶质析出后，除应该用玻璃棒不停地继续搅拌外，还应撤去酒精灯或其他加热源，用余热使溶液蒸发至干，以防因传热不好而发生迸溅。

（5）宜在蒸发皿中浓缩氢氧化钠等强碱溶液，以免蒸发皿内壁的釉面受到严重的腐蚀。

（6）蒸发皿都应该用坩埚钳夹住以后再取放，同时防止骤冷。

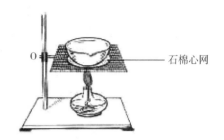

石棉心网

图 12-1　蒸发皿使用示意图

二、旋转蒸发仪

当待浓缩的溶液体积较大，且需要对溶剂进行回收处理时，常需要借助安装蒸馏装置（详见第十五章）或仪器设备进行溶液的浓缩和溶剂的回收。旋转蒸发仪是实验中最常用的溶剂浓缩和回收仪器设备，辅助设备为真空泵。基本原理是减压蒸馏，可降低液体的沸点，那些在常压蒸馏时未达到沸点就会受热分解、氧化或聚合的物质就可以在分解之前蒸馏出来；通过电机带动旋转瓶的"旋转"可以使溶剂形成薄膜，增大蒸发面积；同时在高效冷却器作用下，可将热蒸气迅速液化，加快蒸发速率。具有蒸发速度快、处理样品量大、整个过程可见、易控制的优点。主要应用于萃取液的浓缩，有机物提取，色谱分离接收液的蒸馏等。

1. 仪器组成　旋转蒸发仪（图 12-2）由热浴、马达、蒸馏瓶、冷凝器、真空泵和接收瓶六部分组成。现代设备通常增加了数字控制真空泵、数字显示加热温度甚至蒸气温度等功能。

（1）热浴　水浴或蒸气浴，其中水浴较常见。

（2）旋转和升降马达　主要用于带动蒸馏烧瓶旋转和在热浴中升降。

（3）蒸馏瓶　带标准磨口接口（24 号）的茄形或圆底烧瓶，通过冷凝器与减压泵相连。蒸馏时由旋转马达带动旋转。不能用三角瓶和平底瓶。

（4）冷凝器　蛇形冷凝管或其他冷凝剂，如干冰、丙酮等，其中蛇形冷凝管较常见。对特别难蒸馏的样

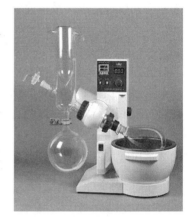

图 12-2　旋转蒸发仪

品，包括易产生泡沫的样品，也可配置特殊冷凝管。冷凝管的一个开口与蒸馏瓶相连，另一开口与接收瓶相连；上端抽真空接头接真空泵；两个外接头接冷凝水，一头接进水，另一头接出水。冷凝水一般用自来水，温度越低效果越好。

（5）真空泵　简单的浸入冷水浴中的水吸气泵或带冷却管的机械真空泵，主要用于降低系统气压。通过冷凝管与蒸馏瓶相连，在其与冷凝管之间有一个三通活塞，可调节体系与大气或真空泵相通。当体系与大气相通时，可将蒸馏瓶和接收瓶取下，转移溶剂；当体系与真空泵相通时，体系处于减压状态。

（6）接收瓶　带磨口，与冷凝器相连，用于接收被蒸发的有机溶剂。

2. 操作规程

（1）连接并固定好仪器，易脱滑的位置应使用特制的夹子夹住。

（2）在旋转瓶中加入待蒸馏液体，体积不能超过旋转瓶容积的1/2。装好旋转瓶和接收瓶，用卡口卡牢。

（3）打开冷凝水。

（4）打开真空泵电源，关闭真空活塞，抽真空。待旋转瓶吸住后，用升降控制开关将其置于水浴内。

（5）先将旋转蒸发仪的调速旋钮左旋到最小，再打开旋转蒸发仪的电源，将调速旋钮慢慢往右旋，调整至所需转速。一般大旋转瓶用中、低速；黏度大的溶液用较低转速。

（6）加热水浴，根据旋转瓶内待蒸馏液体的沸点设定加热温度。

（7）在设定温度和负压下旋转蒸发。

（8）蒸馏完毕后，用升降控制开关使旋转瓶离开水浴；关闭调速旋钮，停止旋转；打开真空活塞，使体系通大气；取下旋转瓶和接收瓶；关闭真空泵、冷凝水和旋转蒸发仪的电源。

3. 注意事项

（1）安装前，各磨口、密封面、密封圈和接头应涂一层真空脂。使用过程中，若活塞不灵活，也应涂凡士林或真空脂。

（2）玻璃仪器应轻拿轻放，安装前应洗净、干燥。旋转瓶应使用圆底烧瓶或茄形瓶，因其最耐压，受力、受热最均匀，不易损坏，其中茄形瓶的旋瓶效率最好。不能用三角瓶和平底瓶。

（3）水浴锅通电前必须加水，禁止无水干烧。最好加入蒸馏水，自来水应经常更换，以免锅内结水垢。若已结水垢，应及时清除，以免影响恒温效果。

（4）使用时，应先减压，再打开调速旋钮，转动旋转瓶；结束时，应先关闭调速旋钮，停止旋转，再通大气，以免旋转瓶在转动中脱落。

（5）加热时，应使旋转瓶缓缓受热。蒸馏速度不可太快，以免造成"冲、冒"等事故。为防止溶液冲出或溶剂流回圆底烧瓶，可在圆底烧瓶与转动的磨口间加缓冲瓶。

（6）若真空度达不到要求，应检查：①各接头、接口是否密封；②密封圈、密封面是否有效。当真空度达不到 80kPa 时，应及时更换密封圈，以免损坏机器；③主轴与密封圈之间真空脂是否涂好；④真空泵及其皮管是否漏气；⑤玻璃仪器是否有裂缝、碎裂、损坏的现象。

（7）某些待浓缩液体的沸腾，如乙醇和水，将导致应收集的溶剂损失，这时可在蒸馏过程的混匀阶段，通过小心调节真空泵的工作强度或水浴锅的温度防止沸腾；也可向待蒸馏液体中加入防沸颗粒。

（8）工作完毕或暂停工作，应先将真空放掉，再关闭真空泵，以防真空泵内污水倒流。

第二节 升 华

升华是纯化固体有机化合物的一种方法。不同固体物质升华难易不相同。利用升华可除去不挥发的杂质或分离不同挥发度的固体混合物，对于易潮解、易与溶剂缔合以及在溶剂中易离解的固体物质用这种方法提纯效果较好。通过升华所得的固体物质纯度较高，但其操作时间长，损失大，所以仅适合实验室纯化少量物质。

根据操作时压力的大小，升华操作可分为常压升华与减压升华两种。

一、常压升华

简单的升华装置由一个瓷蒸发皿和一个倒盖其上的漏斗组成，如图 12-3a 所示。

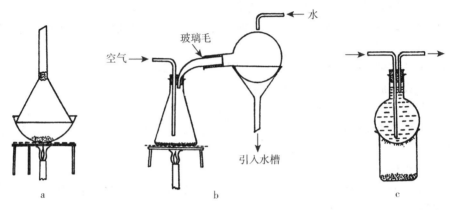

图 12-3 常压升华装置

将待升华物放置在蒸发皿中，铺匀；上面覆盖一张直径略大于漏斗底口、并扎有许多小孔的滤纸；将一个直径比蒸发皿稍小的漏斗倒扣在蒸发皿上，在漏斗的颈部疏松地塞一些玻璃毛或棉花，以减少蒸气逃逸。在石棉网、砂浴或其他热浴上慢慢加热蒸发皿，小心调节和控制浴温低于被升华物质的熔点，升华物质的蒸气可通过滤纸小孔上升，冷却后凝结在滤纸或漏斗壁上。必要时漏斗壁可用湿布冷却。升华结束后，先移去热源，稍冷后，小心拿下漏斗，轻轻揭开滤纸，将凝结在滤纸正反两面和漏斗壁上的晶体刮到干净表面皿上。

较多一点量物质的升华，可以在烧杯中进行，如图 12-3c 所示。烧杯上放置一通冷却水的烧瓶，烧杯下用热源加热，样品升华后蒸气在烧瓶底部凝结成晶体。在空气或惰性气体（常用氮气）流中进行升华的最简单的装置如图 12-3b 所示。在三角烧瓶上装一打有两个孔的塞子，一孔插入玻管，以导入气体，另一孔装一接液管。接液管大的一端伸入圆底烧瓶颈中，烧瓶口塞一点玻璃毛或棉花。开始升华时即通入气体，把物质蒸气带走，凝结在用冷水冷却的烧瓶内壁上。

二、减压升华

对于在常压下不能升华或升华很慢的物质，常常在减压下升华。图 12-4 为常用减压升华装置。

将待升华物放在吸滤管中，在其上口安装"指型冷凝器"（冷凝指），紧密塞住管口，然后接通冷凝水，将抽气口与真空泵（油泵）相接，利用真空泵（油泵）减压。将吸滤管浸在水浴、油浴或其他热浴中加热，使之升华，冷凝后的物质将凝聚在"冷凝指"的底部。升华完成后，小心拆卸"冷凝指"，避免上面凝聚的升华产物脱落损失。

三、注意事项

无论常压升华还是减压升华，操作中均应注意以下几点。

（1）在任何情况下升华温度都应低于物质的熔点。

（2）在升华过程中，加热都应尽可能保持在所需要的温度，一般常用水浴、油浴等热浴进行加热较好。

（3）从升华室到冷却面的距离应尽可能短，以便获得高的升华速度。

（4）尽可能研细待升华物，提高升华效率。

（5）提高升华温度虽能加快升华速度，但会使产物晶体变小且纯度降低。

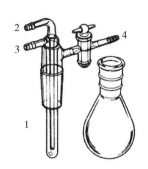

图 12 – 4　减压升华装置
1. 指型冷凝器　2. 进水口
3. 出水口　4. 接减压泵

第十三章 结晶和重结晶

要点导航

掌握：结晶、重结晶基本方法、操作及注意事项。
熟悉：重结晶溶剂的选择原则及选择方法。
了解：常用的结晶、重结晶溶剂的性质。

由化学反应或自然界中得到的产物往往是不纯的，可能夹杂一些副产物、未反应的原料、溶剂和催化剂等其他杂质，而结晶和重结晶是纯化这些物质的最常用的方法，也是药学研究必须掌握的一项基本技能。

第一节 结 晶

结晶是根据混合物中各组分在某种溶剂里的溶解度不同，通过蒸发减少溶剂或降低温度使溶解度变小，从而使晶体析出的方法。结晶的方法一般有蒸发溶剂法和冷却热饱和溶液法（降温结晶）两种。

一、蒸发溶剂法

该方法适用于温度对溶解度影响不大的物质。如当 NaCl 和 KNO_3 的混合物中 NaCl 多而 KNO_3 少时，即可采用此法，先分离出 NaCl，再分离出 KNO_3。沿海地区"晒盐"就是利用的这种方法。具体操作见第十二章。

二、冷却热饱和溶液法

该方法适用于温度升高，溶解度也增加的物质。其操作步骤是选择合适的溶剂，加热至溶剂沸腾，将待提纯产物溶解，制成近饱和溶液；将沸腾溶液趁热过滤，除去热不溶性杂质；将滤液冷却，析出结晶；减压过滤，使结晶与母液分离，与可溶性杂质分离；以少量溶剂洗涤结晶，除去附着的母液；干燥结晶即得。

溶液的过饱和度，与晶核生成速率和晶体生长速率都有关系，因而对结晶产品的粒度及其分布有重要影响。在低过饱和度的溶液中，晶体生长速率与晶核生成速率之比值较大，因而所得晶体较大，晶形也较完整，但结晶速率很慢。在实验室里为获得较大的完整晶体，常使用缓慢降低温度，减慢结晶速率的方法。

第二节 重 结 晶

如果第一次结晶所得物质的纯度不符合要求时，可进行重结晶。重结晶是指将晶体溶于溶剂或熔融以后，又重新从溶液或熔体中结晶的过程。重结晶可以使不纯净的物质获得纯化，或使混合在一起的盐类彼此分离。

一、溶剂的选择

选择合适的溶剂是重结晶的关键。

1. 理想的溶剂必须具备下列条件

（1）不与欲纯化的物质发生化学反应。例如醇类化合物不宜用作酯类化合物结晶和重结晶的溶剂，也不宜用作氨基酸盐结晶和重结晶的溶剂。

（2）对欲纯化物质加热时具有较大的溶解能力，而在较低温度时的溶解能力大大减小。

（3）对欲纯化物质中可能存在杂质或是溶解度甚大，以使杂质在欲纯化物质结晶和重结晶时留在母液中，在结晶和重结晶时不随晶体一同析出；或是溶解度甚小，以使杂质在欲纯化物质加热溶解时，很少溶解，在热过滤时除去。

（4）选择溶剂沸点不宜过高，以免该溶剂在结晶和重结晶时附着在晶体表面不容易除尽。

（5）能析出较好的晶体。

（6）无毒或毒性很小，便于操作。价廉易得。

2. 常用的重结晶溶剂 用于重结晶的常用溶剂有：水、甲醇、乙醇、异丙醇、丙酮、乙酸乙酯、三氯甲烷、冰醋酸、二氧六环、四氯化碳、苯、石油醚等。此外，甲苯、硝基甲烷、乙醚、二甲基甲酰胺、二甲亚砜等也常使用。二甲基甲酰胺和二甲亚砜的溶解能力大，当找不到其他适用的溶剂时，可以试用。但溶质往往不易从溶剂中析出结晶，且沸点较高，晶体上吸附的溶剂不易除去，是其缺点。乙醚虽是常用的溶剂，但是若有其他适用的溶剂时，最好不用乙醚。一方面乙醚易燃、易爆，使用时危险性特别大，应特别小心；另一方面乙醚易沿壁爬行挥发而使欲纯化的物质在瓶壁上析出，以致影响结晶的纯度。

表 13 – 1　常用的结晶、重结晶溶剂

溶剂名称	沸点℃	密度	冰点℃	与水的混溶性	易燃性
水	100.0	1.00	0	+	−
甲醇	64.96	0.79	<0	+	+
95%乙醇	78.1	0.79	<0	+	+ +
冰醋酸	117.9	1.05	16.7	+	+
丙酮	56.1	0.79	<0	+	+ + +
乙醚	34.6	0.71	<0	−	+ + + +

续表

溶剂名称	沸点℃	密度	冰点℃	与水的混溶性	易燃性
石油醚	30～60	0.68～0.72	<0	-	+ + + +
	60～90		<0	-	+ + + +
环己烷	80.8	0.78	4～7	-	+ + + +
苯	80.1	0.88	<0	-	+ + + +
甲苯	110.6	0.87	<0	-	+ + + +
乙酸乙酯	77.1	0.90	<0	-	+ + +
二氧六环	101.3	1.03	11.8	+	+ + + +
二氯甲烷	40.8	1.34	<0	-	0
二氯乙烷	83.8	1.25	<0	-	+ + + +
三氯甲烷	61.2	1.49	<0	-	0
四氯甲烷	76.8	1.58	<0	-	0

3. 溶剂的选择方法

（1）根据"相似相溶"原理　选择溶剂时必须了解欲纯化物质的结构，因为溶质往往易溶于与其结构相近的溶剂中。极性物质易溶于极性溶剂，而难溶于非极性溶剂中；相反，非极性物质易溶于非极性溶剂，而难溶于极性溶剂中。这个溶解度的规律对实验工作有一定的指导作用。适用溶剂的最终选择，只能用试验的方法来决定。下表可供选择溶剂时参考。

表 13 - 2　溶剂选择参考

物质的类别	溶解度大的溶剂
烃（疏水性）	烃、醚、卤代烃
卤代烷	醚、醇、烃
酯	酯
酮	醇、二氧环己烷、冰醋酸
酚	乙醇、乙醚等有机溶剂
酰胺	醇、水
低级醇	水
高级醇	有机溶剂
盐（亲水性）	水

（2）通过预实验确定　经常采用以下试验方法选择合适的溶剂：取 0.1g 目标物质于一小试管中，滴加约 1ml 溶剂，加热至沸。若完全溶解，且冷却后能析出大量晶体，这种溶剂一般认为可以使用，对于不同种类的溶剂，冷却后能析出最多量晶体的溶剂，一般可认为是最合适的。如样品在冷时或热时，都能溶于 1ml 溶剂中，则这种溶剂不

可以使用。若样品不溶于 1ml 沸腾溶剂中，再分批加入溶剂，每次加入 0.5ml，并加热至沸。总共用 3ml 热溶剂，若样品仍未溶解，这种溶剂也不可以使用。若样品溶于 3ml 以内的热溶剂中，冷却后仍无结晶析出，则这种溶剂也不可以使用。

若不能选择出一种单一的溶剂对欲纯化的物质进行结晶或重结晶，则可应用混合溶剂。混合溶剂一般是由两种可以以任意比例互溶的溶剂组成，其中一种溶剂较易溶解欲纯化物质，另一种溶剂较难溶解欲纯化物质。一般常用的混合溶剂有：乙醇和水、乙醇和乙醚、乙醇和丙酮、乙醇和三氯甲烷、二氧六环和水、乙醚和石油醚、三氯甲烷和石油醚等，最佳复合溶剂的选择必须通过上述预实验方法来确定。

二、重结晶操作步骤及注意事项

1. 溶剂的选择。

2. 待纯化物质的溶解　通常在锥形瓶中进行重结晶操作。把待重结晶的物质放入锥形瓶中，若使用易挥发或易燃的溶剂时，锥形瓶上应安装回流冷凝管，在水浴中加热。先从冷凝管上口加入少量溶剂，加热到沸腾，然后逐渐地添加溶剂并保持微沸，直到待纯化物质全部溶解为止。在此过程中要注意，不要因为重结晶的物质中含有不溶解的杂质而加入过量的溶剂，影响收率。

溶剂的用量应从两方面考虑：一方面，为减少溶解损失，应尽可能避免过量；另一方面，若溶剂量过少，会使溶液在热过滤时因温度降低和溶剂挥发造成过多结晶在滤纸上析出而降低收率。因此，综合考虑，一般认为溶剂过量 20% 为宜。

3. 热不溶性杂质的除去　热溶液中若还含有不溶物，应使用短而粗的玻璃漏斗或保温漏斗趁热过滤。过滤使用菊花形滤纸，过滤时可用表面皿覆盖漏斗（凸面向下），以减少溶剂的挥发。

溶液中若有不应出现的颜色，待溶液稍冷后可加入活性炭，煮沸 5min 左右脱色，然后趁热过滤。活性炭的用量以能完全除去颜色为度，采取少量逐次加入的方式，过滤中应防止活性炭进入滤液中。

4. 晶体的析出　将收集的热滤液静置缓缓冷却（一般要几小时后才能完全），不要急冷滤液，因为这样形成的结晶会很细、表面积大、吸附的杂质多。有时晶体不易析出，则可用玻棒摩擦器壁或加入少量该溶质的结晶，引入晶核，不得已也可放置冰箱中促使晶体较快地析出。

如果溶液冷却后不析出晶体而得到油状物时，可重新加热，至形成澄清的热溶液后，任其自行冷却，并不断用玻璃棒搅拌溶液，摩擦器壁或投入晶种，以加速晶体的析出。若仍有油状物开始析出，应立即剧烈搅拌使油滴分散。

5. 晶体的收集和洗涤　晶体全部析出后，用减压过滤法将结晶和溶液分离，所得滤液称为母液，瓶中残留的结晶可用少量母液冲洗数次并转移至布氏漏斗中，把母液抽尽，必要时可用玻璃塞或镍刮刀把结晶压紧，以便抽干结晶吸附的含杂质的母液。然后打开安全瓶活塞停止抽气，滴加少量的洗涤液。如果结晶较多且又紧密时，加入洗涤液后，可用镍刮刀将结晶轻轻掀起并加以搅动（切勿使滤纸松动或破裂），使全部结晶湿润，然后抽干以增加洗涤效果。用刮刀将结晶移至干净的表面皿上进行干燥。

6. 晶体的干燥　　在测定熔点前，晶体必须充分干燥，否则测定的熔点会偏低。固体干燥的方法很多，要根据重结晶所用溶剂及结晶的性质来选择。

（1）空气晾干（不吸潮的低熔点物质在空气中干燥是最简单的干燥方法）。

（2）烘干（对空气和温度稳定的物质可在烘箱中干燥，烘箱温度应比被干燥物质的熔点低 $15 \sim 20℃$）。

（3）用滤纸吸干（此方法易将滤纸纤维污染到固体物上）。

（4）置于干燥器中干燥。

第十四章 ▶ 熔点测定及温度计校正

要点导航

掌握：毛细管法和显微熔点法测定熔点的基本方法、基本操作及注意事项。

熟悉：温度计校正的常用方法。

了解：熔点测定的意义和应用；温度计校正的原因。

熔点是化合物最重要的物理性质。熔点的测定可用以鉴别固体有机化合物，还可以作为该物质的纯度标志。有些纯有机化合物还作为温度计校正时测量温度的标准物质。因此熔点测定是理化实验中最常用到的技术，认识和掌握该方法是理化实验必须掌握的一项基本技能。

第一节 熔点测定方法及操作

一般认为，将一个结晶固体化合物加热，由固态转变为液态时的温度，叫做该化合物的熔点。严格的定义应为固－液两态在大气压下达到平衡状态时的温度。对于纯粹的有机化合物，一般都有固定熔点。即在一定压力下，固－液两相之间的变化都是非常敏锐的，初熔至全熔的温度不超过 0.5~1℃（熔点范围称熔距或熔程）。如混有杂质则其熔点下降，且熔距也较长。以此可鉴定纯粹的固体有机化合物，具有很大的实用价值。根据熔距的长短又可定性的估计出该化合物的纯度。少数有机化合物在加热尚未达到其熔点前，即进行局部分解，分解物的作用与可溶性的杂质相似，故这一类化合物没有恒定的熔点。

熔点测定的常用方法有毛细管熔点和显微熔点测定法。

一、毛细管熔点测定法

中华人民共和国国家标准 GB617-88《化学试剂熔点范围测定通用方法》规定了用毛细管法测定有机试剂熔点的通用方法，适用于晶体或粉末物熔点的测定。这种方法的特点是操作简便，浴液用量少，节省测定时间。但缺点是不能观察晶体在加热过程中的变化情况。

（一）基本操作步骤

1. 毛细管的制取 毛细管也叫熔点管，玻璃毛细管的规格为：厚质中性玻璃，内径 0.9~1.1mm，壁厚 0.10~0.15mm，长 120mm。使用时，只要从中间截断就成为

2 根熔点管。实验前，应当手持毛细管，逐根对着光亮，察看其封口端部位是否严密，是否有缝隙，以免测试时渗漏进浴油而导致实验失败。

2. 样品的干燥、研磨与填装　取待测的固体样品 0.1~0.2g（应事先经过干燥并仔细地研磨成很细的粉末）置于干净表面皿上，聚成小堆。将毛细管的开口端向粉末堆中插几次使样品进入毛细管中。另取一支约 30~40cm 玻璃管，垂直竖立在一块干净的表面皿上，将毛细管开口端向上，由玻璃管上口投入，使其自由落下，这样反复操作几次，直至样品的高度约为 2~3mm 时为止。黏附在管外的样品要擦去，以免污染浴液。装入的样品一定要研细、夯实，如果有空隙，则传热不均匀，影响测定结果。

一种样品的熔点至少要测定 3 次以上，所以该样品的熔点管也要准备 3 支以上。若所测定的是易分解或易脱水的样品，还应将已装好样品的毛细管开口端进行熔封。

3. 实验装置的安装　目前实验室中较为广泛使用的熔点测定装置是用提勒管（b 形管）测定有机固体的熔点。将提勒管固定在铁架台上，装入浴液，液面高度以刚刚超过上侧管1cm 为宜。测定熔点在150℃以下的有机物，可选用石蜡油、甘油；测定熔点在300℃以下的可采用有机硅油作为浴液。然后安装好附有熔点管的温度计。注意温度计刻度值应置于塞子开口侧并朝向操作者。毛细管应贴附在温度计侧面，而不能在正面或反面，以利于观察。

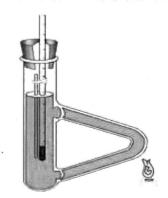

图 14-1　提勒管熔点测定装置

4. 加热升温　用酒精灯加热提勒管侧管弯曲部位，使温度缓缓升至比样品的熔点范围的初熔温度低10℃时，将升温速率稳定保持在1℃/min。如所测的是易分解或易脱水样品，则升温速率保持在3℃/min。

5. 观察记录　在加热升温后，应密切注意温度计的温度变化情况。在接近熔点范围时，样品的状态发生显著的变化，可形成三个明显的阶段。第一阶段，原为堆实的样品出现软化，塌陷，似有松散，塌落之势，但此时还有液滴出现，还不能认为是初熔温度，尚需有耐心，缓缓地升温。第二阶段，在样品管的某部位，开始出现第一个液滴，其他部位仍旧是软化的固体，即已出现明显的局部液化现象，此时的温度即为观察的初熔温度（T_1）。继续保持1℃/min的升温速度，液化区逐渐扩大，密切注视最后一小粒固体消失在液化区内，此时的温度为完全熔化时的温度，即为观察的终熔温度（T_2）。该样品的熔点范围为 T_1~T_2。此时可熄灭加热的灯火，取出温度计，将附在温度计上的毛细管取下弃去，待热浴温度下降至熔点范围以下30℃后，再换上装有样品的第二支毛细管，插上温度计，依上法操作。每个样品平行测3次，记录每次数据，给出结论。

实验结束后，须经指导老师认可后，可拆卸实验仪器。温度计从热浴中取出后，待冷却，用干布将温度计上的热油擦去，妥善保管。回收浴液，放在指定容器内；同时洗涤提勒管。

（二）注意事项

（1）熔点管本身要干燥，管壁不能太厚，封口要均匀。

（2）样品一定要干燥、研成细粉，填装时一定要夯实，管外样品一定要擦拭干净。

（3）升温速度不宜过快。

（4）在实验时，带防护目镜，防止热的油浴灼伤。

（5）由于两侧管内浴液的对流循坏作用，使提勒管中部温度变化较稳定，熔点管在此位置受热较均匀。

（6）已测过熔点的样品，经冷却后，虽然固化，但也不能再用做第二次测定。因为有些物质受热后，会发生部分分解，还有些物质会转变成不同熔点的其他结晶形式。

（7）测定后热的浴液必须冷却至室温后方可倒入回收瓶中。

（8）用完后的温度计应用废纸或滤纸擦去滤液，冷却后再用冷水冲洗。严禁取出后立即用冷水冲洗，防止温度计炸裂。

二、显微熔点测定法

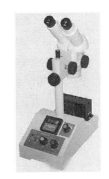

图 14 - 2　显微熔点仪

利用显微熔点测定仪测定熔点，可测微量及高熔点（常温至350℃）试样的熔点，可以清楚地观察样品在加热中的变化的全过程，如结晶的失水，多晶的变化及分解等。其操作和注意事项如下。

（1）待测的固体样品应事先经过干燥，并仔细地研磨成很细的粉末，置于干燥器内备用。

（2）测定熔点时，先将玻璃载片洗净擦干，放在一个可移动的支持器内，将微量待测样放在载玻片上，注意不可堆积，从镜孔可以看到一个个晶体外形。

（3）调节仪器使载玻片上试样位于电热板的中心空洞上，用一载玻片盖住试样。

（4）调节镜头，使显微镜焦点对准试样，开启加热器，用变压器调节加热速度，当温度接近试样熔点时，控制温度上升的速度为每分钟 $1 \sim 2$℃。

（5）当试样的结晶棱角开始变圆时，是熔化的开始（T_1），结晶形状完全消失是熔化的完成（T_2），记录温度 $T_1 \sim T_2$。

（6）测定熔点后，停止加热，稍冷，用镊子夹走载玻片，将一厚铝板盖放在加热板上，加快冷却，然后清洗载玻片，以备再用。

根据上述的同样原理，可以用放大镜、加热板及温度计制成比较简单的微量熔点测定装置。

第二节　温度计的校正

在进行熔点测定时，由于存在温度计的制作质量差，毛细孔径不均匀、刻度不准确；全浸式的温度计受热不均匀；长期使用过的温度计玻璃可能发生变形等原因造成温度计上的读数与真实温度之间常有一定差距，因此需要在实验前对温度计进行校正。温度计的校正方法有标准温度计比较法和纯有机化合物熔点测定校正法两种。

一、标准温度计比较法

为了校正温度计，可选用一套标准温度计与它比较，进行读数校正，这种方法称比较法。

二、纯有机化合物熔点测定校正法

采用纯有机化合物的熔点作为校正的标准，选择数种已知熔点的纯有机化合物作为标准样品，以实测的熔点为纵坐标，以实测熔点与标准熔点的差值为横坐标作图，可得校正曲线，利用该曲线能直接读出任一温度下的校正值。严格地说，为了得到正确的熔点，仅这样校正还不够，还要对温度计外露段所引进的误差进行读数校正。校正玻璃温度计的标准化合物如表 14 - 1 所示。

表 14 - 1　校正玻璃温度计的标准化合物

化合物名称	熔点（℃）
对甲苯胺	43.7
二苯甲酮	48.1
1 - 萘胺	50
偶氮苯	69
萘	80.3
香草醛	83
乙酰苯胺	116
苯甲胺	122.4
非那西丁	136
水杨酸	159.8
磺胺	166
磺胺二甲嘧啶	200
蒽	216
糖精钠	229
咖啡因	237
氮芴	246
酚酞	265
蒽醌	285

第十五章 ▶ 蒸馏与分馏

要点导航

掌握：常压蒸馏、水蒸气蒸馏、减压蒸馏和简单分馏的基本原理、操作方法和注意事项。

熟悉：精馏的基本原理、操作方法和注意事项。

了解：分子蒸馏的基本原理；亚沸蒸馏、平衡蒸馏的基本概念。

蒸馏和分馏是理化实验中进行分离和纯化最常用和最基本的操作之一，其中蒸馏主要用于分馏沸点差别较大的混合物，对沸点比较接近的混合物应采用分馏的方法。掌握蒸馏与分馏的基本原理、实验装置和操作方法是理化实验必须掌握的一项基本技能。

第一节 蒸 馏

蒸馏是指利用液体混合物中各组分挥发性的差异而将组分分离的传质过程。其主要包括蒸发（将液体加热沸腾，使之蒸发产生蒸气）和冷凝（将产生的蒸气导入冷凝管，冷却凝结成液体）两个过程。

蒸馏主要用于：分离各组分的沸点相差较大（至少30℃以上）的液体混合物；含少量杂质的物质的提纯；测定纯液体化合物的沸点；定性检验物质的纯度；回收溶剂；蒸出部分溶剂，浓缩溶液。

蒸馏的优点为：相对于萃取、吸收等分离手段，不需使用系统组分以外的其他溶剂，因而保证不会引入新的杂质；缺点为：能耗大，在实验过程中产生大量的气体或液体。

常用的蒸馏方法主要包括：常压蒸馏、减压蒸馏、水蒸气蒸馏等，此外还有分子蒸馏、亚沸蒸馏、平衡蒸馏等。

一、常压蒸馏

常压蒸馏是指在常压下将液体加热至沸腾，使液体变为蒸气，然后再使蒸气冷却凝结为液体进入另一容器中的过程。主要适用于被蒸馏物质的沸点不是很高（40~150℃），且受热后不会发生分解的情况。

（一）基本原理

将液体加热至沸腾，使液体变为蒸气，然后使蒸气冷却，再凝结为液体，即蒸发和冷凝，这两个过程的联合操作称为蒸馏。通过蒸馏，可将易挥发和不易挥发的物质分离开来，也可将沸点不同的液体混合物分离开来。一般沸点较低者先蒸出，沸点较高者后蒸出，不挥发者留在蒸馏瓶内，这样即可达到分离和提纯的目的。但液体混合物各组分的沸点必须相差很大（至少30℃以上），才能得到较好的分离效果。

（二）仪器和装置

常压蒸馏装置主要由热源、蒸馏瓶、冷凝管和接受器四部分组成。热源将蒸馏烧瓶内的液体加热气化，蒸气经支管进入冷凝管，继而在冷凝管中冷凝为液体，最后被接受器接收。其装置安装拆卸详见第二章第四节。

1. 热源 热源的类型应根据待蒸馏液体的易燃程度、沸点和黏度进行选择。若待蒸馏液体不燃，可在蒸馏瓶下放置一块石棉网，直接用明火（如酒精灯、煤气灯、电炉等）加热。若待蒸馏液体易燃，如乙醚，不能用明火加热，而应采用热浴。其中，若沸点在100℃以下，应采用沸水浴；若沸点在100～250℃，应采用油浴；若沸点再高，应采用砂浴。若待蒸馏液体很黏稠或含较多的固体物质，加热时易发生局部过热和暴沸现象，加入的沸石也往往失效，此时也可采用热浴间接加热，并保持浴温不要超过待蒸馏液体的沸点20℃，不但可大大减少瓶内液体中各部分之间的温差，而且可使蒸气的气泡不单从瓶底部上升，也可沿着液体的边沿上升，因而可大大减少过热的可能。

2. 蒸馏瓶 蒸馏瓶一般为圆底烧瓶，其大小应根据待蒸馏液体的量进行选择，一般应使液体的体积占瓶容积的1/3～2/3。若装入的液体量过多，加热到沸腾时液体可能冲出，或液体飞沫被蒸气带出，混入馏出液中；反之，若装入的液体量太少，蒸馏结束时相对会有较大部分的液体残留在瓶内不能蒸出。

3. 冷凝管 冷凝管根据冷凝方式可分为空气冷凝管（图15-1a）和水冷凝管两种，其中水冷凝管根据形状又可分为直形冷凝管（图15-1b）、球形冷凝管（图15-1c）和蛇形冷凝管（图15-1d）三种。

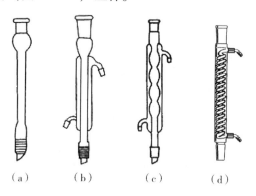

（a）　　　（b）　　　（c）　　　（d）

图 15-1　冷凝管

冷凝管的类型应根据待蒸馏液体的沸点进行选择，各种冷凝管的适用范围见表15-1。若沸点低于140℃，应使用直形水冷凝管；若高于140℃，应使用空气冷凝管，因为使用直形水冷凝管会由于液体蒸气温度较高而使冷凝管接头处炸裂；若沸点很低，应使用蛇形冷凝管；但蒸馏一般不使用球形冷凝管，因为球的凹处会积存馏出液，使不同组分的分离变困难，难以保证所需产物的纯度。

表15-1　冷凝管的类型和适用范围

类型		适用范围	
		蒸馏	回流
水冷凝管	空气冷凝管	适用于沸点大于140℃液体	不适用
	直形冷凝管	适用于沸点小于140℃液体	不适用
	球形冷凝管	不适用	适用于各种沸点液体
	蛇形冷凝管	适用于沸点很低液体	适用于沸点较低液体

4. 接受器　接受器主要由接液管和接收容器两部分组成，接收容器通常为锥形瓶、圆底烧瓶或梨形瓶等。

（三）操作和注意事项

常压蒸馏的操作步骤主要包括：安装装置→加料→接通冷凝水→加热→蒸馏和接收馏分→停止加热→关闭冷凝水→拆除装置。

1. 安装装置　首先应选择合适规格的仪器，然后进行安装。安装顺序为自下而上、由左到右，先放好热源，然后根据所用热源依次安装三脚架或铁圈（电炉可不用）→石棉网（水浴可不用）→蒸馏瓶→温度计→冷凝管→接液管→锥形瓶。具体安装操作详见第二章第四节内容。

2. 加料

（1）将待蒸馏的液体通过颈长大于瓶口至支管间长度的玻璃漏斗，或直接沿支管对面的瓶颈壁倒入蒸馏瓶，切勿倒入支管内，以免污染馏出液。

（2）加入几粒沸石或毛细管，可消除液体在加热过程中出现的过热现象，保证沸腾的平稳，防止暴沸。

（3）塞上带温度计的塞子或带磨口的温度计套管。

3. 加热　加热前应先接通冷凝水，使冷凝管下口进水，上口出水，并保证套管中充满水。

选择合适的热源开始加热，最初用小火，然后慢慢增大火力。切勿对未被液体浸盖的蒸馏烧瓶壁或瓶颈加热，否则沸腾的液体将产生过热蒸气，使温度计所示温度高于沸点温度。若使用热浴，在整个蒸馏过程中应随时添加浴液，以保持浴液液面超过瓶中的液面至少1cm。

加热过程中，液体逐渐沸腾，蒸气逐渐上升，温度计的读数也略有上升。当蒸气的顶端到达温度计水银球部位时，温度计读数急剧上升。

4. 蒸馏

（1）适当调小加热速度，如调小火焰或调小加热电炉的电压等，使加热速度略为下降，蒸气顶端可停留在原处使瓶颈上部和温度计受热，让温度计水银球上凝聚的液滴和蒸气在温度上达到平衡，此时温度计读数趋于稳定。

（2）调节加热速度，控制馏出液的速度约为1~2滴/s。若蒸馏速度太慢，温度计的水银球不能被蒸气充分浸润，致使由温度计上读出的沸点偏低或不规则。反之，若蒸馏速度太快，蒸馏瓶颈部过热，一部分蒸气直接受到火焰的热量，致使读出的沸点偏高；同时由于蒸气带有较多的微小液滴，会使馏出液组成不纯。

（3）记下第一滴馏出液的温度。

（4）接收前馏分，同时观察温度计读数。前馏分也称馏头，是指沸点比所需馏分沸点低的物质。

（5）当温度计读数到达所需馏分的温度并趋于稳定后，换另一锥形瓶进行接收。记下此时的温度和最后一滴馏出液流出时的温度，即为该馏分的沸程。此段时间，温度计的读数基本保持不变或只有很小升高。

（6）若馏出液的沸点较低，甚至接近室温，为避免挥发，应将锥形瓶放在冷水浴或冰水浴中冷却。

（7）若蒸馏过程中想往瓶中加入液体，应先停止加热，但不得中断冷凝水。

5. 结束蒸馏　当所需馏分全部蒸出后，若依然维持原来的加热温度，不会再有馏分蒸出，温度计读数会骤然下降，此时应停止蒸馏。切记无论待蒸馏液体的性质和纯度如何，即使高沸点杂质含量极少，也绝不能将液体蒸干，以免蒸馏瓶破裂或发生其他意外事故。若继续升高加热温度，因一般液体中或多或少含有一些高沸点杂质，温度计读数会显著上升。

蒸馏结束后，应先停止加热，移去热源，待仪器冷却后，再关闭冷凝水，然后按安装装置的相反顺序拆除装置，即先取下锥形瓶，然后依次拆下接液管、冷凝管、温度计，待稍冷后取下蒸馏瓶、石棉网、三脚架或铁圈。为防止温度计因骤冷发生炸裂，拆下的热温度计不要直接放到桌面上，而应放在石棉网上。

（四）蒸馏注意事项

蒸馏操作的注意事项较多，现将其整理总结成六句口诀，便于记忆。

1. 口诀

> 隔网加热冷管倾，上缘下缘两相平。
> 需加碎瓷防暴沸，热气冷水逆向行。
> 瓶中液限掌握好，先撤热源水再停。

2. 解释

（1）隔网加热冷管倾　"网"指石棉网；"冷管"指冷凝管。意思是：加热蒸馏瓶时应隔石棉网，以防止蒸馏瓶受热不均匀而破裂；安装冷凝管时应向下倾斜，以防止馏出液倒流回蒸馏瓶中而无法收集。

（2）上缘下缘两相平　"上缘"指温度计水银球的上缘；"下缘"指蒸馏瓶支管的下缘。意思是：温度计水银球的上缘应恰好与蒸馏瓶支管的下缘在同一水平线上。

（3）需加碎瓷防暴沸　"碎瓷"指碎瓷片、沸石、毛细管等助沸物。意思是：蒸馏前，应在蒸馏瓶中加入几粒沸石，以防止液体过热而暴沸。

（4）热气冷水逆向行　"热气"指蒸馏出的蒸气；"冷水"指冷凝水。意思是：冷凝水应由下向上不断流动，与热蒸气的流动方向相反。

（5）瓶中液限掌握好　"瓶中液"指蒸馏瓶中待蒸馏的液体；"限"指限量。意思是：一定要掌握好蒸馏瓶中所盛液体的限量，最多不超过瓶容积的2/3，最少不能低于1/3。

（6）先撤热源水再停　"水"指冷凝水。意思是：蒸馏结束后，应先停止加热，移去热源，再关闭冷凝水。

二、减压蒸馏

减压蒸馏，又称真空蒸馏，是指在较低压力（0.133~6.65kPa）下进行的蒸馏操作。减压蒸馏时液体可在较低的温度下蒸馏出来，因此特别适用于：在常压蒸馏时未达到沸点就已受热分解、氧化或聚合的物质；沸点甚高（高于150℃）不易蒸馏的物质；低熔点、黏稠的固体化合物。

（一）基本原理

由于液体的沸点随外界压力的降低而降低，若用真空泵连接盛有液体的容器，使液体表面的压力降低，可使液体的沸点也降低，使液体在较低的温度下气化沸腾而蒸馏出来。

（二）仪器和装置

减压蒸馏装置主要由加热、蒸馏、抽气（减压）以及安全保护和测压装置四部分组成。其装置安装拆卸详见第二章第四节内容。

1. 加热部分 热源的选择同常压蒸馏法。最好使用可以调压的电热套加热；若使用热浴，一般应控制浴温比待蒸馏液体的沸点（减压后）高20~30℃。

2. 蒸馏部分 蒸馏部分与常压蒸馏相似，主要由减压蒸馏瓶、冷凝管和接受器三部分组成。

（1）减压蒸馏瓶 又称克氏蒸馏瓶，瓶上有两个颈，可减少瓶内液体沸腾时由于暴沸或产生泡沫而溅入冷凝管的现象。其中，侧颈安装温度计，其水银球的上限和支管的下限在同一水平线上；垂直的颈口通过磨口塞插入一根毛细管，其下端距瓶底约1~2mm，上端套有一段带螺旋夹的橡皮管，用以调节进入瓶内的空气量，使极少量的空气进入液体呈微小气泡冒出，作为液体沸腾的气化中心，使蒸馏平稳进行，避免液体过热产生暴沸溅跳现象，其作用类似于常压蒸馏的沸石。毛细管临用前应仔细检查，方法是：将毛细管插入乙醚内，用嘴在另一端轻轻吹气，若能冒出一连串的细小气泡，彷如一条细线，即可用；若不冒气，说明毛细管堵塞，不能使用；若冒出的气泡太大，说明毛细管太粗，使通入的空气太多，影响蒸馏装置的真空度或造成沸腾不正常，蒸馏液也会被急速的气流吹成雾状的液沫进入冷凝管，因此也不能使用。蒸馏沸点较高的物质时，最好用石棉绳或石棉布包裹克氏瓶的两颈，以减少散热。

克氏瓶的大小应根据待蒸馏液体的量进行选择，一般应使液体的体积占瓶容积的1/3~1/2。因为若装入的液体量过多，蒸馏时液体可能冲出，或液体飞沫被蒸气带出，混入馏出液中。

（2）冷凝管 冷凝管的选择同常压蒸馏法。若蒸馏的液体量不多，且沸点甚高，或是低熔点的固体，也可不用冷凝管，而将克氏瓶的支管直接插入接受器中。

（3）接受器 接受器主要由接液管和接收容器两部分组成。

①接液管 分为普通接液管、两尾或多尾接液管等。两尾或多尾接液管主要用于需要收集不同馏分，而又不中断蒸馏的情况。接收时，只需转动多尾接液管，就可使不同的馏分流入指定的接受容器中。普通接液管或多尾接液管的几个分支管应与橡皮塞与接受容器相连。

②接收容器 通常为厚壁、耐压的圆底容器，如圆底烧瓶、梨形瓶、抽滤瓶、厚

壁试管等，不能用薄壁的平底容器，如锥形瓶或平底烧瓶，以免由于器壁受压不均匀而发生负压爆炸，冲入的空气会粉碎整个仪器。

3. 抽气部分 实验室常用的抽气减压装置为水泵或机械泵。

（1）水喷射泵 又称水泵，用玻璃或金属制成，将抽气管接到自来水管上即可，适用于不需要很低压力（1.333～100kPa）时的蒸馏。水泵的效能与其构造、水压和水温有关。若构造好、水压高、水温低，则在室温下其所能达到的最低压力为当时的水蒸气压。表15-2列出了不同温度下水的蒸气压。

表15-2 水的饱和蒸气压

温度/℃	0	5	10	15	20	25	30	35
蒸气压/kPa	0.61	0.87	1.23	1.70	2.34	3.17	4.24	5.62

从上表可知，当水温在5℃时，水泵可达0.87kPa的真空度；当水温在20～25℃时，水泵最高只能达2.34～3.17kPa的真空度。

使用水泵是应注意：①应在接受器与泵之间安装一个安全瓶，以防止水压突然下降，水流倒吸；②停止时，应按"蒸馏完毕或中断"时的要求进行操作；③注意水泵内的清洁，否则会影响真空度。若有不洁物，可用手指塞住下管，逐渐开水，把不洁物冲走，或拆下，用浓硝酸或清洁液洗净。一般使用水泵时，系统的压力常维持在1～3.8kPa。

实验室最常用的水泵是循环水真空泵。其操作简单，且使用循环水，可节约用水。但连续使用时间不能过长，否则会使循环水的水温升高太多，水的蒸气压增加，影响真空度。若需要长时间使用，应及时更换循环水，以降低水温。

（2）机械泵 又称真空泵、油泵，适用于需要很低压力（1.333×10^{-4}～1.333kPa）的蒸馏。油泵的效能与其材料、机械结构和油的质量有关。蒸馏时，若有挥发性的有机溶剂产生，其蒸气被泵中的油吸收后，会增加油的蒸气压，影响真空效能；若有酸性蒸气产生，会腐蚀油泵的机件；若有水蒸气产生，当其凝结后，会与油形成浓稠的乳浊液，破坏油泵的正常工作。因此，使用油泵时，必须采取一系列措施保护其不受污染，延长使用寿命，维护泵的性能，例如：①蒸馏系统和油泵之间，必须装有吸收装置，如冷却阱、吸收塔等，用完应用塞子塞住，并应经常更换；②若能用水泵减压，应尽量使用水泵；若不能，则必须在蒸馏前先用水泵彻底抽去系统中的有机溶剂蒸气和挥发性杂质，再改用油泵。油泵一定不要抽入低沸点物质，也不能用于蒸馏易分解物质。③停止时，应按"蒸馏完毕或中断"时的要求进行操作。一般使用油泵时，系统的压力常维持在0.67～1.33kPa。

4. 安全保护和测压装置部分 若用水泵减压，应在接受器与泵之间安装一个安全瓶（图15-2a）；若用油泵减压，应在接受器与泵之间依次安装安全瓶、冷却阱、压力计、吸收塔等保护装置（图15-3b），以免易挥发的有机溶剂、酸性物质和水汽进入油泵，污染用油、腐蚀机件，致使真空度降低。

（1）安全瓶 一般用吸滤瓶，因其壁厚耐压。瓶上有一个放气活塞，主要用于调节系统的压力和放气，还可防止水压下降时，水泵中的水倒吸至蒸馏装置内。

（2）冷却阱 又称捕集管，主要用于冷凝水蒸气和挥发性有机溶剂。冷却阱通常

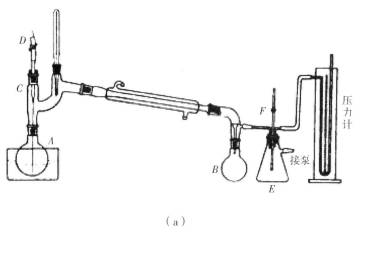

（a）

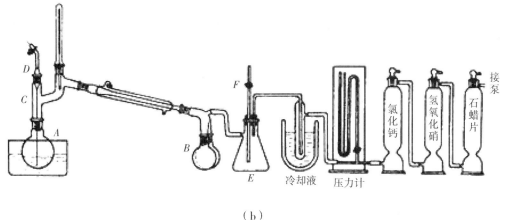

（b）

图 15 − 2　连水泵和油泵的减压蒸馏装置
A. 克氏蒸馏瓶；B. 接受器；C. 毛细管；D. 螺旋夹；E. 安全瓶；F. 放气活塞

置于盛有冷却剂的广口保温瓶中，常用的冷却剂有冰 − 水、冰 − 盐、干冰等，可根据需要选用。

（3）水银压力计　主要用于测量系统的实际压力。分为开口式（图 15 − 3a）和封闭式（图 15 − 3b）两种。

● 开口式水银压力计　系统中的实际压力（真空度）应是大气压力与两臂汞柱高度之差（图 15 − 4）。准确，但读数方式麻烦，且较笨重。

● 封闭式水银压力计　系统中的实际压力（真空度）应是两臂汞柱高度之差。测定时，将管后木座上的滑动标尺的零点调整到右臂的汞柱顶端线上，此时左臂的汞柱顶端线所指示的刻度即为系统的真空度。轻巧，且读数方便，但常因有残留空气或引入水或杂质，以致不够准确，需用开口式水银压力计校正。

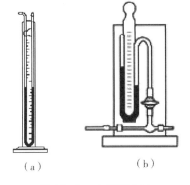

（a）　　　　（b）

图 15 − 3　水银压力计

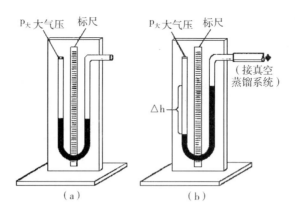

图 15-4 开口式水银压力计的读数
（a）两端都通大气；（b）一端接到真空蒸馏系统

水银压力计在使用时，应注意：①避免水或其他污染物进入压力计内，否则将严重影响准确度；②不要长时间工作，需要看压力时再开启活塞；③停止时，应按"蒸馏完毕或中断"时的要求进行操作。

（4）吸收塔　又称干燥塔，可吸收对泵有损害的各种气体或蒸气，借以保护减压设备。通常设三个，第一个装无水氯化钙或硅胶，主要用于吸收经冷却阱还未除净的微量残余水蒸气；第二个装粒状氢氧化钠或钠石灰，主要用于吸收酸性蒸气；第三个装石蜡片，主要用于吸收烃类蒸气。若蒸气中含碱性物质或有机溶剂，应考虑增加碱性蒸气吸收塔和有机溶剂蒸气吸收塔。

此外，减压蒸馏时，整个系统必须保证密封不漏气，因此还应注意：①选用的橡皮塞和孔道大小都要十分合适；②橡皮管要用厚壁的真空橡皮管；③最好使用磨口玻璃塞，且应涂上真空油脂，即低蒸气压的油脂和蜡。涂脂时，用电吹风或小火温热，使油脂成半液体状态，然后在塞子上涂数条整齐的油脂线，插入转动使油脂均匀。

（三）操作和注意事项

减压蒸馏的操作步骤主要包括：安装装置→加料→前处理→减压与调压→接通冷凝水→加热→蒸馏和接收馏分→停止加热→通大气→关闭泵和冷凝水→拆除装置。

1. 安装装置　装置安装顺序同常压蒸馏法。安装前，应仔细检查克氏瓶和接收容器等玻璃仪器是否完好，有损伤或裂痕的严禁使用。由于减压蒸馏对装置的密封性要求较高，因此安装完成后，应先空试系统是否紧密不漏气，再进行蒸馏。操作同正式蒸馏时一样。若不能达到所需的真空度，说明系统可能漏气（此时应排除泵本身效率的限制），应进行检查，方法为：首先将真空引管与安全瓶连接处的橡胶管折起来用手捏紧，观察压力计的变化，若压力立即下降，说明装置内有漏气点，应进一步检查装置，排除漏气点；若压力不变，说明自安全瓶以后的装置漏气，应依次检查安全瓶和泵。漏气点可用蜂蜡及松香各半的混熔蜡涂封。漏气点排除后，应重新空试，直至压力稳定且达到所需真空度后，才能进行蒸馏。

2. 加料

（1）将待蒸馏的液体通过玻璃漏斗或直接沿瓶颈壁倒入克氏瓶。

（2）塞上带毛细管的塞子。

3. 前处理 若待蒸馏的液体中含低沸点杂质，且准备用油泵进行减压蒸馏，应先进行常压蒸馏除去，或先用水泵减压蒸去，再使用油泵，以免损坏油泵。使用前，应先检查泵的性能，尤其是不常使用的泵。

4. 减压与调压

（1）旋紧克氏瓶上的螺旋夹，打开安全瓶上的放气活塞，接通冷凝水，开泵抽气。若用水泵抽气时，应将水升全最大流量。

（2）关闭放气活塞，系统压力降低。从压力计上观察系统的真空度，通过调节放气活塞，使达到所需值。

（3）调节克氏瓶上的螺旋夹，使液体中有连续平稳的小气泡冒出，作为沸腾时的气化中心，相当于常压蒸馏的沸石。切勿彻底关闭螺旋夹，以免发生暴沸或其他意外事故。

5. 加热 待达到所需低压，且压力稳定后，选择合适的热源，开始加热。当液体沸腾，蒸气到达温度计水银球部位时，温度计读数急剧上升。

加热时，应注意：加热前应先接通冷凝水；不能用直火加热，必须用热浴加热。克氏蒸馏瓶的圆球部位至少应有2/3浸入浴液中，以保证受热均匀；切勿对未被液体浸盖的烧瓶壁或瓶颈加热，否则沸腾的液体将产生过热蒸气，使温度计所示温度高于沸点温度；经常观察压力计上所示的压力，若不符，应立即调节。

6. 蒸馏 减压蒸馏的过程基本同常压蒸馏。只是在整个蒸馏过程中，除密切注意温度变化外还应注意压力的变化，以防漏气。在蒸馏完毕或蒸馏过程需要中断时，如调换毛细管、接收容器等，应先停止加热，移去热源，待系统稍冷后，慢慢打开安全瓶上的放气活塞，使系统与大气相通，然后慢慢松开克氏瓶上的螺旋夹，平衡内外压力，使压力计的水银柱缓慢地回复原状，否则压力计的水银柱很快上升，可能冲破压力计。待系统内压与大气压平衡后，才能关闭泵，以防水泵内的水或油泵内的油倒流入系统。

7. 结束蒸馏 当所需馏分全部蒸出后，若依然维持原来的加热温度，不会再有馏分蒸出，温度计指示会骤然下降，此时应停止蒸馏。若继续升高加热温度，因一般液体中或多或少含有一些高沸点杂质，温度计读数会显著上升。即使高沸点杂质含量极少，也不要蒸干，以免蒸馏瓶破裂或发生其他意外事故。

蒸馏结束后，应按"蒸馏完毕或中断"时的要求进行操作，然后关闭冷凝水，按安装装置的相反顺序拆除装置。为防止温度计因骤冷发生炸裂，拆下的热温度计不要直接放到桌面上，而应放在石棉网上。

三、水蒸气蒸馏

水蒸气蒸馏是指将含有与水不相混溶的挥发性成分的物质与水共蒸馏，使挥发性成分随水蒸气一并馏出，经冷凝分取挥发性成分的方法。其优点为：将所需有机物在较低温度下从混合物中蒸馏出来，从而避免常压蒸馏时造成的损失，提高分离提纯的效率；操作和装置较减压蒸馏简单。因此，水蒸气蒸馏是分离和提纯液态或固态有机化合物的常用方法，尤其是反应产物中有大量树脂状杂质的情况下，效果较一般蒸馏或重结晶好。

水蒸气蒸馏特别适用于分离沸点很高且在沸点附近易分解、变色的物质，从不挥发的物质或不需要的树脂状物质中分离出所需的成分，以及从较多固体反应物中分离出被吸附的液体等。使用这种方法的被提纯物质必须满足以下条件：不溶或几乎不溶于水；在沸腾下与水长时间共存不发生化学变化；在100℃左右时必须具有一定的蒸汽压，一般不小于1.33kPa。

（一）原理

若与水不相混溶的物质和水混合，当混合物的总蒸气压等于外界大气压时，混合物开始沸腾，此时的温度即为混合物的沸点。此沸点必定较任一个组分的沸点都低，即混合物的沸点低于水的沸点100℃。因此，水蒸气蒸馏能在常压及温度低于100℃时，将高沸点组分与水一起安全地蒸馏出来。例如：乙苯、苯胺、硝基苯的沸点分别为136.2、184.4、210.9℃，当其与水混合后，沸点分别降为92、98.4、99.2℃。混合物的沸点在蒸馏过程中保持不变，直到其中一个组分几乎完全蒸出，温度才上升到瓶中剩余液体的沸点。

（二）仪器和装置

水蒸气蒸馏装置（图15-5）主要由水蒸气发生器、热源、蒸馏瓶、冷凝管和接受器五部分组成。

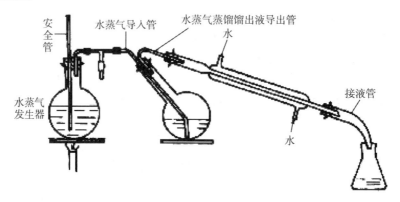

图15-5 水蒸气蒸馏装置

1. 水蒸气发生器 水蒸气发生器一般由金属制成（图15-6），也可使用短颈圆底烧瓶。其盛水量应为容积的3/4，若盛水过多，沸腾时水会冲至蒸馏瓶。加热前应加入2~3粒沸石。

水蒸气发生器侧面连的玻璃管，称液面计，与发生器相通，主要用于观察发生器内水面的高度。水蒸气发生器的瓶口配双孔塞子，其中一孔插入内径约8mm的水蒸气导出管，与蒸馏瓶上的水蒸气导入管通过一个T形管相连，三者之间的距离越短越好，以防止水蒸气的冷凝。T形管的支管套入一短橡皮管，其上带一螺旋夹，可作为连通大气的安全开关，并及时排去冷凝下来的水滴。若T形管支管处水积聚过多，超过支管部分，应打开螺旋夹，将水放掉，以免影响水

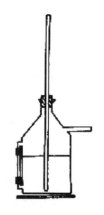

图15-6 金属制的
水蒸气发生器

蒸气通过。另一孔插入长1m、直径约5mm的玻璃管，称安全玻管，几乎插到发生器的底部，当容器内气压太大时，水可沿玻管上升，以调节内压。若蒸馏平稳进行，安全玻管中的水面将上下跳动；若系统中发生堵塞，安全玻管中的水面将迅速升高，从管

的上口喷出，此时应立即打开 T 形管上的螺旋夹，然后移去热源，待排除堵塞后再继续蒸馏。

2. 热源 热源的选择同常压蒸馏法。

3. 蒸馏瓶 蒸馏瓶通常使用 500ml 以上的长颈圆底烧瓶，配双孔塞子，其中一孔插入水蒸气导入管，末端应弯曲，深入到接近瓶底 8～10mm 处，并垂直地正对瓶底中央；另一孔插入内径比导入管略人的蒸气导出管，弯曲约30°，并伸出塞子约 5cm，末端与冷凝管相连。

蒸馏瓶的大小应根据待蒸馏液体的量进行选择，一般应使液体的体积不超过瓶容积的 1/3。蒸馏瓶的位置应向水蒸气发生器方向倾斜45°，以防止瓶中液体因跳溅剧烈而冲入冷凝管内，污染馏出液。

4. 冷凝管 冷凝管的选择同常压蒸馏法。

5. 接受器 接受器的组成和安装同常压蒸馏法。

（三）操作和注意事项

水蒸气蒸馏的操作步骤主要包括：安装装置→加料→接通冷凝水→打开螺旋夹→加热→加紧螺旋夹→蒸馏和接收馏分→打开螺旋夹→停止加热→关闭冷凝水→拆除装置。

1. 安装装置 装置安装顺序同常压蒸馏法。

2. 加料 将待蒸馏物与少量水一起放入蒸馏瓶中。蒸馏瓶中不需要加沸石。

3. 加热

（1）先接通冷凝水，打开 T 形管上的螺旋夹，再加热水蒸气发生器，直至有大量稳定的蒸气从带螺旋夹的橡皮管中逸出，即接近沸腾，然后加紧螺旋夹，此时水蒸气均匀地进入蒸馏瓶。

（2）为了使蒸气不致在蒸馏瓶中冷凝而积聚过多，必要时可在瓶下置一石棉网，用小火加热。

4. 蒸馏

（1）调节加热速度，控制馏出液的速度约为 2～3 滴/s，使蒸气能全部在冷凝管中冷凝下来。

（2）接收容器可用冷水浴冷却。

（3）若随水蒸气挥发的物质具有较高的熔点，冷凝后易析出固体，应调小冷凝水的流速，使其冷凝后仍保持液态。若已有固体析出并接近堵塞，可暂停冷凝水，甚至需要将冷凝水暂时放去，以使物质熔融后随水流入接收容器。当重新通入冷凝水时，应小心而缓慢，以免冷凝管因骤冷而破裂。若冷凝管已被堵塞，应立即停止蒸馏，并设法疏通，可用玻璃棒将堵塞的晶体捅出，或用电吹风的热风吹化结晶，也可在冷凝管夹套中灌入热水使晶体熔出。

（4）若要中断蒸馏或蒸馏完成后，一定要先打开 T 形管上的螺旋夹，使通大气，然后再停止加热，以免蒸馏瓶中的液体倒吸入水蒸气发生器。

5. 结束蒸馏 判断蒸馏完毕的方法为：馏出液由浑浊变为澄清；蒸馏瓶上层油层消失；收集几滴馏出液，加水摇动，观察不到油珠。

蒸馏完成后，应先打开 T 形管上的螺旋夹，使通大气，再停止加热，移去热源。

待仪器冷却后，再关闭冷凝水，然后按安装装置的相反顺序拆除装置。

四、分子蒸馏

分子蒸馏是一种在高真空下进行的蒸馏方法。传统意义上的蒸馏是根据组分的沸点不同进行分离，而分子蒸馏是根据不同物质分子运动平均自由程的差别实现分离，因此在远低于液体沸点的温度下即可进行，更适用于高沸点和热敏性物质的分离。分子蒸馏技术目前已被列入《当前国家重点鼓励发展的产业、产品和技术目录（2000年修订）》，并在现代中药产业中得到了逐步的推广和应用，可与超临界流体萃取技术相提并论。

（一）基本原理

分子蒸馏是根据不同种类的液体分子受热从液面逸出后，在气相中运动平均自由程不同来实现分离。分子运动自由程是指一个分子在相邻两次分子碰撞之间所经过的路程。任何一分子在运动过程中都在不断变化自由程，而在一定外界条件下，不同物质分子的自由程各不相同。在某时间间隔内，自由程的平均值称为平均自由程。

在高真空状态下（一般为10^{-1}Pa数量级），通过加热，使能量足够大的分子逸出液面。不同分子的分子量不同，轻分子的分子运动平均自由程大，重分子的分子运动平均自由程小。若在离液面距离小于轻分子平均自由程而大于重分子平均自由程的位置处设置一个冷凝面（图15-7），使气相中轻分子在不与其他分子碰撞的情况下，能够直接到达冷凝板而不断被冷凝，从而破坏体系中轻分子的动态平衡，使混合液中轻分子不断逸出；而气相中重分子不能到达冷凝板，很快与液相趋于动态平衡，不再从液相中逸出，这样就可将液体混合物分离。

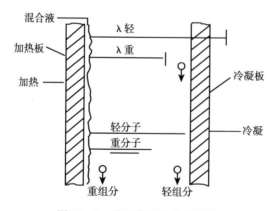

图 15 - 7　分子蒸馏的分离原理

（二）蒸馏过程

1. 分子从液相主体向蒸发面扩散　液相中的扩散速度是控制分子蒸馏速度的主要因素，因此应尽量减薄液层厚度及强化液层的流动。

2. 分子从蒸发面（加热板）上自由蒸发　蒸发速度随温度升高而增大，但分离因素却随温度升高而降低，因此应以被加工物质的热稳定性为前提，选择经济合理的蒸馏温度。

3. 分子从蒸发面向冷凝面飞射 在飞射过程中可能相互碰撞，也可能与残存在蒸发面与冷凝面之间的空气分子碰撞。由于蒸发分子远重于空气分子，且大都具有相同的运动方向，所以它们自身碰撞对飞射方向和蒸发速度影响不大；而残气分子在两面间呈杂乱无章的热运动状态，故残气分子数目的多少是影响飞射方向和蒸发速度的主要因素。此时只要有合适的真空度，使蒸发分子的平均自由程大于或等于两面（蒸发面与冷凝面）之间的距离即可，而无需过度提高真空度。

4. 轻分子在冷凝面（冷凝板）上冷凝 首先应保证冷热两面间有足够的温度差，一般为 70~100℃；其次，若冷凝面的形状合理且光滑，则认为冷凝可瞬间完成，因此选择合适的冷凝器相当重要。

（三）必需条件

1. 轻、重分子的平均自由程必须要有差异，且差异越大越好。
2. 蒸发面与冷凝面的间距必须小于轻分子的平均自由程。

（四）主要特点

1. 操作温度低 分子蒸馏是根据不同种类分子的平均自由程不同而进行分离，只需蒸气分子能够从液相中逸出（挥发）即可，而不需达到沸腾状态。因此分子蒸馏的温度远低于物质的沸点，并可在任何温度下进行，只要冷热两面间存在温度差（一般为 70~100℃），就能达到分离的目的，这是分子蒸馏与普通蒸馏的本质区别。

2. 系统真空度高 平均自由程与真空压力成反比。要想获得足够大的平均自由程，必须降低蒸馏压强。因此分子蒸馏的蒸馏压强很低，一般为 10^{-1} Pa 数量级，即高真空状态，这样物料不易氧化受损。

3. 受热时间短 分子蒸馏要求加热面与冷凝面的间距小于轻分子的平均自由程，使由液面逸出的轻分子几乎未经碰撞就到达冷凝面，因此受热时间很短，一般在几秒至几十秒之间，如在减压蒸馏条件下需受热 1h 分离的物质，分子蒸馏仅需十几秒，这样可减少物料热分解的机会。

4. 不可逆性 普通蒸馏是蒸发与冷凝的可逆过程，液相和气相间可形成互相平衡状态。而分子蒸馏过程中，从蒸发表面逸出的分子直接飞射到冷凝面上，中间不与其他分子发生碰撞，理论上没有返回蒸发面的可能性，因此分子蒸馏是不可逆的。

5. 分离能力强 普通蒸馏的挥发度与组分的蒸气压之比有关，而分子蒸馏的挥发度与组分的蒸气压和分子量之比有关。在相同条件下，分子蒸馏的挥发度更高，分离程度也更高，因此常用来分离普通蒸馏难以分离的物质，特别适宜于高沸点、高黏度、热敏性、易氧化物质的分离。并且分离后有效成分高度富集，可提高产品质量。

6. 产品纯净安全 分子蒸馏可有效除去液体中的低分子物质（如有机溶剂、臭味等）、重分子物质（脱色，有效改善中药成品的色泽）和混合物中的杂质（纯化）；其分离过程为物理过程，可很好地保护被分离物质不被污染，特别是可保持天然提取物原来的品质。因此分子蒸馏无毒、无害、无污染、无残留，终产品纯天然、无污染。

分子蒸馏与普通蒸馏的比较见表 15-3。

表 15 - 3　分子蒸馏与普通蒸馏的比较

参数	分子蒸馏	普通蒸馏
原理	根据分子平均自由程不同分离	根据沸点不同分离
操作温度	远低于沸点	沸点
系统真空度	高真空	常压或真空
受热时间	短	长
可逆性	不可逆	可逆
分离能力	强	弱

（五）仪器和装置

分子蒸馏装置主要由蒸发系统、加热系统、出入料系统、真空系统、冷凝系统和控制系统六部分组成。

1. 蒸发系统　包括单级、两级或多级分子蒸馏蒸发器和单级或多级冷却阱。其中分子蒸馏蒸发器是该系统的核心，主要有三种类型。

（1）降膜式　结构简单（图 15 - 8），液膜较厚，分离效率低。它主要依靠重力成膜，很难保证所有的蒸发表面都被液膜均匀覆盖，液体流动时常发生翻滚现象，产生的雾沫也常溅到冷凝面上，影响分离效果。目前已很少使用。

（2）刮膜式　结构复杂（图 15 - 9），液膜较薄，分离效率高。它主要依靠刮板成膜，既保证液体能够均匀覆盖在蒸发表面，又可使下流液层得到充分搅动，从而强化物料的传热和传质过程，提高分离效能。目前，国内外主要以转子刮膜式为主。

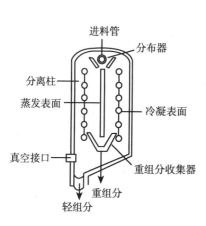

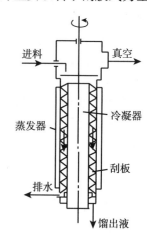

图 15 - 8　降膜式分子蒸馏蒸发器　　　图 15 - 9　刮膜式分子蒸馏蒸发器

（3）离心式　结构最复杂（图 15 - 10），液膜很薄，分离效率最高。它主要依靠离心力成膜，液膜极薄且分布均匀，蒸发速率和分离效率很高，受热时间更短，物料热裂解的概率低，处理量更大，因此更适于工业化连续性生产。

2. 加热系统　向物料提供加热能源。热源主要有蒸气加热、电加热、导热油加热和微波加热等类型。

3. 物料输入和输出系统　包括储罐、计量泵、输送泵（级间输料泵和物料输出

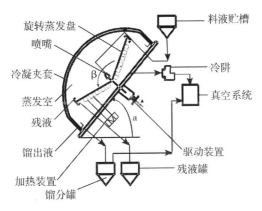

图 15 – 10 离心式分子蒸馏蒸发器

泵）等。主要完成装置的连续进料与排料功能。

4. 真空获得系统 包括冷却阱、油扩散泵和旋片式真空泵，应根据物料的特点进行选择。由于分子蒸馏通常在极高真空状态下操作，因此该系统也是全套装置的关键之一。

5. 冷凝系统 主要是提供水冷却的冷凝器。冷凝表面与蒸发表面之间的距离必须介于轻重分子平均自由程之间，才能完成分子蒸馏的全过程。

6. 控制系统 通常要求实现全套装置参数的自动控制或电脑控制，即对装置中以上几部分的技术参数实现全机控制，以达到最高的分离效率、分离精度和最低的能耗。

五、亚沸蒸馏

一般的蒸馏方法都需要在液体的沸腾温度下进行。由于沸腾的液泡破裂，会有液体和液体微粒混入蒸气中，加之未蒸馏的液体会沿器壁爬行，这些都将使蒸馏产物受到污染，影响馏出液的纯度。

亚沸蒸馏是指液体在低于沸点条件下缓慢蒸发，避免沸腾带出母液的蒸馏过程。一般采用红外辐射或电热丝管加热，热源功率很小，可使液体在沸点下进行蒸馏。由于蒸馏时温度低，既不会因沸腾而在蒸气中夹带液滴造成污染；容器的蒸气部位又可保持干燥状态，避免液体沿器壁向上爬行造成污染。

亚沸蒸馏常用于制备高纯水，其装置为石英亚沸蒸馏器（图 15 – 11）。既可避免玻璃杂质的污染，又可将气液分离完全，因而水质极高，所得高纯水的电阻率高达 $16M\Omega \cdot cm$ 以上，且几乎不含金属杂质，见表 15 – 4。

表 15 – 4 亚沸高纯水中金属离子的含量

金属离子	Ca	Mg	Mn	Fe	Cu	Zn	Al	Co	Ni	Cr	Cd	Pb	Na
含量（μg/L）	0.25	0.1	0.1	0.2	0.02	0.05	0.15	0.2	0.12	0.15	0.01	0.01	0.1

亚沸蒸馏还可用于提纯液体试剂，如制备特级纯盐酸、硫酸、硝酸、高氯酸、氨水和有机溶剂等。

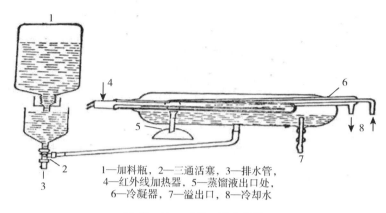

1—加料瓶，2—三通活塞，3—排水管，
4—红外线加热器，5—蒸馏液出口处，
6—冷凝器，7—溢出口，8—冷却水

图 15－11　石英亚沸蒸馏器

六、平衡蒸馏

　　平衡蒸馏又称闪急蒸馏或闪蒸，是液体混合物连续通过节流闪蒸（即高压的饱和液体进入低压的容器后，由于压力的突然降低，使饱和液体一部分变成饱和蒸气），使气液达到一次平衡的蒸馏过程。它是一种连续、定态的单级蒸馏方法。首先将混合液置于密闭的蒸馏釜中（图 15－12），加热至分离器压力下混合液的泡点（又称始沸点，是液体混合物处于某压力下刚开始沸腾的温度，即出现第一个气泡时的温度。一般低于沸点。纯化合物的泡点就是沸点）以上，然后通过节流阀将压力骤然降低至预定压力后进入分离器。由于压力突然降低，过热的混合液发生自蒸发，部分液体迅速气化，达到平衡后将气液两相在分离器中分开。从顶部得到易挥发组分浓度较高的气相产物，从底部得到难挥发组分浓度较高的液相产物。

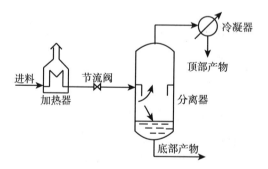

图 15－12　平衡蒸馏装置

　　平衡蒸馏的过程稳定、连续，因而生产能力大；但因受相平衡关系的制约，分离程度不高，不能得到高纯产物，仅用于物质的粗略分离。

　　平衡蒸馏和简单蒸馏均为单级蒸馏操作过程，即一次部分气化蒸出产物，通常用于混合物中各组分的挥发度相差较大，分离精度要求又不高（粗分离）的场合。二者的区别在于：简单蒸馏是间歇、时变的过程，一次性加物料进行蒸馏，到规定指标后收集馏出液，适用于产量较小的间歇生产；而平衡蒸馏是连续、定态的过程，连续加物料进行蒸馏，连续收集馏出液，适用于产量较大的连续生产。

第二节　分　馏

分馏是指应用分馏柱将各组分沸点相近的混合物进行分离的方法。普通蒸馏只能分离各组分沸点相差较大（至少30℃以上）的混合物，对沸点相近的混合物难以分开，虽叫经多次蒸馏以达到较好的分离效果，但比较麻烦，若使用分馏可使原先需要多次重复的普通蒸馏，一次得以完成，大为方便。实际上，分馏就是多次蒸馏，其分离原理与过程均与普通蒸馏相似，所不同的是分馏利用分馏柱，使冷凝、蒸发过程由一次变成多次，大大提高了蒸馏的效率。精密的分馏装置能将沸点相差1~2℃的混合物分开。分馏分为简单分馏和精密分馏。

一、简单分馏

（一）基本原理

分馏就是利用分馏柱实现"多次重复"的蒸馏过程。分馏柱内，当上升的蒸气与下降的回流液接触时，二者之间发生热量交换，上升的蒸气部分冷凝，放出热量，使下降的回流液部分气化。由于沸点较高的组分易被冷凝，因此，上升的蒸气中高沸点组分被冷凝，低沸点组分仍呈蒸气上升；而下降的回流液中低沸点组分受热气化，高沸点组分仍呈液态，结果，蒸气中低沸点组分增加，而回流液中高沸点组分增加。如此经过多次的热量交换，低沸点组分不断上升，最后被蒸馏出来，而高沸点组分不断流回到加热的容器中，从而将沸点不同的组分分离。因此分馏实际就是混合液在分馏柱内进行反复多次的气化和冷凝，即反复多次的简单蒸馏。分馏时，柱内的不同高度，其组分不同，相距越远，组分的差别就越大，即沿着分馏柱存在组分梯度。

了解分馏原理最好是应用恒压下的沸点 – 组成曲线图（称为相图，表示两组分体系中相的变化情况）。首先测定在各温度、气液平衡状况下的气相和液相的组成，然后以横坐标表示组成，纵坐标表示温度，做出沸点 – 组成曲线（图15 – 13）。图中组成为 x_B 的液体（L）在 t_1 温度时沸腾，与 L 平衡的蒸气（G）的组成为 x_B'（组分 B 的含量 $x_B' > x_B$）。若将 G 冷凝成相同组成的液体（L'），则与 L' 重新达成平衡的蒸气（G'）的组成为 x_B''（组分 B 的含量 $x_B'' > x_B' > x_B$）。如此反复多次，气相中组分 B 的含量逐渐增大，最终可获得接近纯 B 的气相。

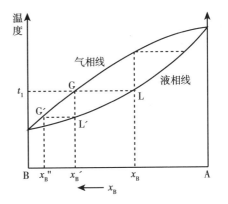

图 15 – 13　沸点 – 组成曲线图

（二）影响分馏效率的因素

分馏的关键在于选择适当的分馏柱。分馏柱是一根长而垂直、柱身有一定形状的空管，或在管中填充特制的填料，其目的是增大液相和气相接触的面积，利于热交换，从而提高分离效率。影响分馏柱分馏效率的因素主要有以下一些。

1. 理论塔板数 分馏柱中一次气化与冷凝的热力学平衡过程，即相当于一次普通蒸馏，这个效果称为一个理论塔板。理论塔板数就是为完成分离要求所需的理论塔板的数量，表示分馏柱进行普通蒸馏的次数，它是决定分馏效率的主要指标，也是衡量分馏柱优劣的重要标志。分馏柱的理论塔板数越高，分离能力越强。

2. 理论踏板高度 理论踏板高度表示一个理论塔板数所相当的分馏柱的有效高度，简称 HETP。高度相同的分馏柱，理论塔板高度越小，理论塔板数就越大，即分离次数越多，分馏柱的分离效率越高。

3. 回流比 回流比是指在单位时间内从分馏柱顶冷凝返回的回流液与从柱顶馏出的馏出液的体积之比。回流比越高，蒸气冷凝返回分馏柱的比例越大，分馏效率越高；但回流比过高，收集到的馏出液量太少，分馏速度太慢。因此，回流比应选择适当，才能将不同沸点的组分分离完全。一般回流比应为分馏柱理论塔板数的 1/5 ~ 1/10。

4. 蒸发速率 蒸发速率是指在单位时间内到达分馏柱顶的量，常用 ml/min 表示。在理论塔板数、理论塔板高度和回流比相同时，蒸发速率越大的分馏柱，分馏越快。

5. 压力降差 压力降差是指分馏柱两端的蒸气压力差，表示柱的阻力大小。它取决于分馏柱的大小、填料、蒸发速率等。压力降差越小越好，蒸气容易上升。若压力降差大，蒸馏瓶内压力比分馏柱顶压力高很多，液体沸腾的温度高，易导致对热敏感的物质分解。

6. 附液 附液，也称滞留液，是指分馏时留在柱中（包括填料上）的液体的量。附液量越少越好，最大不应超过任一被分离组分体积的 10%。若附液量太大，无法分离较少体积的液体化混合物。

7. 液泛 液泛是指分馏速度增大到某一程度，上升的蒸气可将下降的液体顶上去，冲入冷凝管中，从而破坏回流，在柱中形成液体翻滚的状态。分馏开始前，应先在全回流的情况下液泛 2 ~ 3 次，使分馏柱中填料充分湿润后，才能正常发挥其分馏效率；但在分馏进行过程中，又要防止液泛，以免破坏回流和回流比，从而降低分馏效率。

8. 柱的保温（热补偿） 分馏过程中，若保温不好，柱身散热，造成部分热量损失，使上升的蒸气与冷凝下降的回流液之间难以达到气液两相的平衡。因此，必须对分馏柱进行适当的保温，方法是：将分馏柱用石棉绳、玻璃布等保温材料包裹，外面用铝箔覆盖，可减少柱内热量的散失以及风和室温的影响，保持柱内适宜的温度梯度，使分馏平稳进行，并提高分馏效率，同时，可防止回流液体聚集在柱内而减少液体与上升蒸气的接触，以及防止造成"液泛"现象。

9. 分馏柱的高度 分馏柱越高，蒸气与回流液接触的机会也越多，效率就越高，但不宜过高，以免收集到的馏出液量少，分馏速度慢。因此，分馏柱应选择适当。

10. 填料 不同填料的效率不同，可根据被分离物质的性质和分离的要求进行选择。常用的填料有玻璃珠、短玻璃管、陶瓷管、金属丝、金属网、金属片、金属环等。

（1）玻璃珠、短玻璃管等 较简单，且效率较低，但宜于处理腐蚀性物质。

（2）金属丝、金属网等 通常绕成固定的形状使用，如单圈或多圈螺旋形（图 15 – 14a）、三角形（图 15 – 14b）、网状（图 15 – 14c）、圈状、波形（图 15 – 14d）、马鞍形等，效率较高。

上述因素之间密切联系并相互制约，提高分馏效率应综合各因素，合理选择条件，

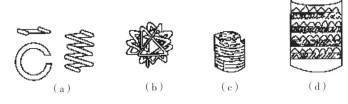

图 15 – 14 分馏柱中常用的填料

决不能只考虑单一因素，而忽略其他因素，否则达不到分离精制的目的。

综上所述，分馏柱应选择适当，若分馏效率太低，达不到分离的目的；若分馏效率太高，由于回流比大，分流速度慢，会浪费太多时间和热量，而且好的分馏柱价格昂贵，盲目使用会造成浪费。一个理想的分馏柱应具备：①理论塔板数较大；②理论塔板高度尽可能小；③压力降差尽可能小；④附液量尽可能小；⑤分馏应快而精。

（三）仪器和装置

实验室常用的简单分馏装置同普通蒸馏装置基本相同，主要由热源、蒸馏器（一般用圆底烧瓶）、分馏柱、冷凝管、接受器五部分组成。区别在于分馏装置在蒸馏瓶上方加装一个分馏柱，相当于蒸馏装置的蒸馏头。

简单分馏柱种类较多，常用的有刺形分馏柱（又称韦氏分馏柱，图 15 – 15a）和填充式分馏柱（图 15 – 15b）。

1. 韦氏分馏柱 韦氏分馏柱为一根分馏管，中间一段每隔一定距离向内深入三根向下倾斜的刺状物，在柱中相交，该刺状物在分馏柱内部分是封闭的，在分馏柱壁上是开放的，和大气相通，每堆刺状物间排列成螺旋状。其结构简单，不需要填料，比填充式分馏柱黏附的液体少，但比同样长度的填充式分馏柱效率低，一般为 2 ~ 3 个理论塔板数，HETP 为 7 ~ 10cm，适于分离少量且沸点差距较大的物质。

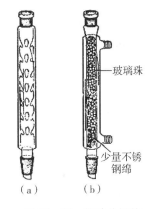

——玻璃珠

——少量不锈钢绒

（a）　　（b）

图 15 – 15 简单分馏柱

2. 填充式分馏柱 填充式分馏柱的柱内填充具有大表面积的惰性填料。其效率较高，适于分离沸点差距较小的物质。填充时应遵守适当紧密且均匀的原则，填料之间保持一定的空隙，否则会降低其应有的分离效率。

这些简单分馏柱的分馏效率相对较低，仅约相当于两次普通蒸馏。分馏柱底部常常放一些玻璃丝以防止填充物下坠入蒸馏瓶中。

（四）操作和注意事项

1. 安装装置 安装前，应先将所有玻璃仪器干燥。简单分馏装置的安装方法、安装顺序与蒸馏装置相同。详见第二章第四节内容。

2. 操作 简单分馏操作与蒸馏操作大致相同。

（1）将待分馏的混合物放入蒸馏瓶中，加入 2 ~ 3 粒沸石。

（2）分馏柱外围用保温材料包裹。

（3）先接通冷凝水，然后选用合适的热源加热，液体沸腾后要注意调节浴温，使蒸气慢慢升入分馏柱，约 10 ~ 15min 后蒸气到达柱顶（可用手摸柱壁，若烫手表示蒸气已达该处）。

（4）当冷凝管中有馏出液滴出后，调节加热速度，控制馏出液的速度约为1滴/（2~3）s。待低沸点组分蒸完后，再渐渐升高温度，当第二个组分蒸出时会产生沸点的迅速上升。待第二个组分蒸完后，再渐渐升高温度，当第三个组分蒸出时又会产生沸点的迅速上升。以此类推，直到所有组分全部蒸出。除非混合物中各组分的沸点相差很大，否则不可能将各组分严格分馏，一般会有相当大的中间馏分。因此，若想分出较纯的组分，一般应进行二次分馏。

3. 注意事项

（1）分馏一定要缓慢进行，应控制好恒定的分馏速度（1滴/2~3s），由蒸气冷凝自动在柱内保持适当的温度梯度。要控制好分馏速度，就应选择合适的热源，一般以油浴为佳。若加热过快，柱内没有温度梯度，不但分馏效率差，还会使分馏柱内的液体凝结过多，堵住蒸气上升的通道，甚至造成"液泛"；若加热太慢，分馏柱便会变成回流冷凝器，根本蒸不出任何物质来。

（2）应选择合适的回流比，即应使有相当量的液体沿分馏柱流回蒸馏瓶中，才能使上升的蒸气和下降的液体充分进行热交换，使易挥发组分尽量上升，难挥发组分尽量下降，分馏效果更好。

（3）必须尽量减少分馏柱的热量损失和温度波动，分馏柱应用保温材料包裹保温；若有条件或对柱温要求较高，可采用保温器保温。

二、精密分馏

精密分馏简称精馏，分离效率更高，分离效果更好，主要用于分馏沸点相距很近的液体混合物。

（一）基本原理

精馏的原理与简单分馏相同，其分离效率的高低主要取决于分馏柱的性能。

（二）仪器和装置

实验室常用的精馏装置（图15-16）主要由分馏柱、分馏头、保温器、加热器、蒸馏器和接受器六部分组成。

1. 分馏柱 精密分馏柱主要有空管式和填充式两种。一般空管式效率较差，实验室常用的是填充式分馏柱。

2. 分馏头 分馏头主要用来冷凝蒸气和控制回流比，并可测定馏出液的沸点。分馏头主要有全冷凝式（图15-17a）和部分冷凝式（图15-17b）两种。目前实验室大多采用全冷凝式分馏头。

（1）全冷凝式分馏头 先使上升至分馏头顶的蒸气全部冷凝成为液相，然后在分馏头下部分成馏出液和回流液两部分。两部分液量之比（即回流比）可由活塞或自动电磁阀来调节。

（2）部分冷凝式分馏头 又称气相回流分馏头，

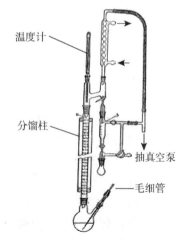

温度计

分馏柱

抽真空泵

毛细管

图15-16 精密分馏装置

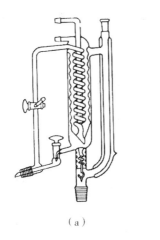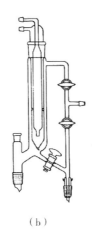

（a）　　　　　　　　　　（b）

图 15 - 17　分馏头

将气相分成两部分冷凝，一部分冷凝回流，另一部分通过活塞再冷凝后馏出。活塞通过控制蒸气流量，调节馏出液量，进而调节了回流比。

3. 保温器　由于分馏时柱内进行着多次气液热交换，因此要维持这种动态平衡，保温十分必要，若保温不好，柱效会大大降低。若分馏温度较低或分馏要求较低，如简单分馏，使用保温材料包裹分馏柱即可达到初步的保温目的。精馏时，分馏柱应附有保温器，常用的有电加热保温夹套和镀银真空保温套两种。

（1）电加热保温夹套　在分馏柱外，套上一个直径比分馏柱略大的玻璃管（即加热管），管上绕有电阻丝，用调压变压器控制保温。在加热管外，再套上一个保温玻璃管（即保护套管）。

（2）镀银真空保温套　即分馏柱外夹套，经镀银、热处理并抽真空封口而成。镀银层上留有透明空隙，以便观察柱内分馏情况。此种保温套便于操作，保温效果良好，但分馏温度超过140℃时，效率有所降低。

（三）操作和注意事项

1. 安装装置　精馏对装置安装的要求比较严格，其各项参数，如理论塔板数、理论塔板高度、回流比、蒸发速率等，应进行专项测定计算，否则无法达到分离精制的目的。

热源比普通蒸馏要求高，主要要均匀、稳定、可调、不受或很少受风力、气温等外界因素的影响。

蒸馏瓶采用两颈瓶，中间的瓶颈装上分馏柱，侧面的瓶颈装上温度计，在各部分连接磨口处涂上润滑脂。瓶内放一大小合适的搅拌子，瓶下用电磁搅拌器搅拌。若不使用电磁搅拌器，常压分馏时应在瓶内加沸石，减压分馏时应在瓶颈中装入毛细管。

分馏柱使用前应用溶剂回流清洗柱体，并测定分馏柱理论塔板数。

2. 液泛　在蒸馏瓶内加入待蒸馏液体，加入量约为蒸馏瓶体积的1/2。通常采用油浴加热。关闭分馏头与接受器之间的活塞，先以较快的加热速度使之沸腾，蒸气较多时，可在分馏柱内形成液柱，液柱不断上升，浸满整个填料造成液泛，使填料表面充分润湿。液泛之后，停止加热，液柱下降至柱身2/3处，再加热使之重新液泛，一般反复操作 2~3 次即可。润湿的填料可正常发挥其分馏效率。若为玻璃填料或空管式分馏柱可省去液泛操作。

3. 平衡分馏柱 液泛之后，调节柱温，使之与最低沸点组分的沸点温度相同或稍近。调节加热速度，使蒸馏瓶和分馏柱中液、气两相的温度逐渐稳定下来。若使用电加热保温夹套分馏柱，还需控制夹套加热温度，使之不变。观察回流量，直到上述各因素稳定后，即达到分馏柱的平衡。

4. 分馏并接收馏分 平衡分馏柱之后，调节回流比，按沸点高低接收各馏分。每一组分应按馏头、馏分和馏尾分别接收。分馏过程中，应稳定操作，防止液泛等现象。若一旦出现，应停止接收馏分，待操作稳定，重新达到平衡后，再恢复接收馏分。

第十六章 ▶ 色谱法

要点导航

掌握：薄层色谱、柱色谱和纸色谱法分离鉴定化合物的基本原理、基本操作和注意事项。

熟悉：常用的吸附剂性质及适用范围。

了解：色谱法的原理及影响因素。

色谱法（chromatography）是利用混合物中各成分在某一物质中的吸附或溶解性能（分配）等不同，使混合物中各组分随着流动的液体或气体（称流动相），通过另一种固定不动的固体或液体（称固定相），进行反复的吸附或分配作用，从而使各组分分离的方法。尤其适用于物理化学性质十分相近的物质的分离。目前色谱法已成为分离、纯化和鉴定各种类型有机化合物的重要实验技术，在有机化学、生物化学和医药学等领域中已得到广泛应用。

根据操作方式不同色谱法可分为柱色谱、薄层色谱和纸色谱。根据固定相和流动相的相对极性大小，可分为正向色谱和反相色谱。

第一节 薄层色谱法

薄层色谱（thin layer chromatography，TLC）是一种微量、快速、简便及能使用腐蚀性显色剂等优点的分离分析方法，实验室最为常用。可用于化合物分离、鉴定、跟踪反应进程和柱色谱的先导（即为柱色谱摸索最佳条件）等方面。薄层色谱按分离原理主要有吸附薄层色谱和分配薄层色谱。本节主要介绍使用最为广泛的吸附薄层色谱。

一、基本原理

吸附薄层色谱是将吸附剂均匀涂在玻璃板或某些高分子薄膜上作为固定相，经干燥、活化后点上待分离样品，用适当极性的溶剂作为展开剂。当展开剂在吸附剂上展开时，由于样品中各组分被吸附剂吸附的能力不同，发生连续的吸附和解吸过程，被吸附能力弱的组分随展开剂较快地向前移动，被吸附能力强的组分则移动较慢。利用各组分在展开剂中溶解能力和被吸附剂吸附能力的不同，最终将各组分彼此分开。吸附层析的分离效果主要决定于吸附剂、展开剂和被分离化合物的性质。如果各组分本身有颜色，则薄层板干燥后会出现一系列高低不同的斑点，如果本身无色，则可用显色剂或在特殊光源下使之显色，以确定斑点位置。在薄层板上混合物的每个组分上升的高度与展开剂上升的前沿之比称为该化合物的比移值（R_f值），见图 16 – 1。对于同一化合物，在同一色谱条件下，其 R_f 值应是一样的，因此可用 R_f 值来初步鉴定化合物。

$$比移值（R_f）= \frac{原点至色谱斑点中心的距离}{原点至展开剂前沿的距离}$$

$$R_f^1 = \frac{2.5}{10} = 0.25, \quad R_f^2 = \frac{6.8}{10} = 0.68$$

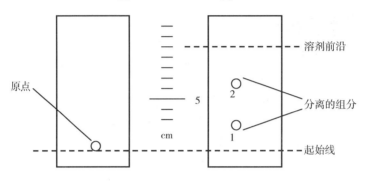

图 16 – 1　R_f 计算示意图

二、吸附剂的选择

（一）选择原则

吸附剂的种类是影响薄层层析效果的重要因素，其选择应遵循以下原则。

（1）应具有最大的比表面积和足够的吸附能力，对欲分离的不同物质应有不同的吸附能力。

（2）应具有可逆的吸附性，即能吸附样品成分也能被溶剂把样品成分从它的表面解析下来。

（3）与溶剂及样品组分不会发生化学反应。

（4）在展开剂中不溶，对展开剂不起破坏和分解作用。

（5）吸附剂按极性不同分为极性吸附剂和非极性吸附剂，吸附力的强弱规律可概括如下：极性吸附剂易吸附极性物质，非极性吸附剂易吸附非极性物质。极性吸附剂，吸附能力与化合物的极性成正比。化合物的极性大与吸附剂的作用强，随展开剂移动慢，R_f 值小；反之，化合物的极性小与吸附剂的作用弱，随展开剂移动快，R_f 值大。各类有机化合物与吸附剂的亲和能力大小顺序大致为：羧酸 > 醇、酚 > 胺 > 酯、醛、酮 > 卤代烃 > 醚 > 烯烃 > 烷烃。

（二）常用吸附剂的性质与适用范围

薄层色谱常用的吸附剂有硅胶、氧化铝、硅藻土、纤维素、聚酰胺等。活性炭的吸附性太强，本身为黑色不便于观察，因此很少用于层析。

1. 硅胶　硅胶是应用最广泛的一种极性吸附剂。具有多孔性的硅氧环（—Si—O—Si—）的交联结构，其骨架表面的硅醇基（—Si—OH）能通过氢键与极性或不饱和分子相互作用，因此硅胶显微酸性，适用于酸性或中性成分的分离。硅胶的吸附能力主要取决于硅胶中硅醇基的数目，硅醇基数目的多少与含水量有关，随着含水量的增加，硅醇基数目减少，吸附能力降低。若吸水量超过17%，吸附力极弱，不能用作吸附色谱，只能用于分配色谱的载体。当硅胶加热到100～110℃时，其表面所吸附的水分能可逆地被除去。因此当用硅胶作为吸附剂时，一般需加热活化，但活化温度不宜过高，以防止硅胶表面的硅醇基脱水缩合转变为硅氧烷结构而失去吸附能力。

硅胶薄层色谱常用硅胶可分为以下几种。

（1）硅胶G 含有做粘和剂用的石膏。

（2）硅胶GF254 含有石膏和荧光指示剂。在254nm波长的紫外光照射下能显示出黄绿色荧光。适合不易显色或用显色剂能引起化学变化或在紫外光下无荧光，但对254nm波长的紫外光有吸收的化合物的分离。

（3）硅胶H 不含有石膏及其他有机粘合剂。适用于分离和石膏有作用的化合物。

（4）硅胶HF254 不含有石膏及其他有机粘合剂，含有荧光指示剂，在254nm波长的紫外光照射下能显示出黄绿色荧光。

（5）反相硅胶 是在普通硅胶的基础上进行化学反应将硅醇基上羟基的H取代为不同长度的碳连的硅胶。根据碳链的长度不同，可分为Rp18、Rp8和Rp2（Rp后的数字为键合烷基的碳数），键合的碳链越长，吸附剂的极性越小。反相薄层色谱比较适合分离极性较大的化合物，化合物极性越大，被吸附的能力越弱，R_f值越大。

2. 氧化铝 氧化铝为微碱性吸附剂，适用于亲脂性物质的分离制备，氧化铝具有较高的吸附容量，价格低廉，分离效果好，因此应用也较广泛。氧化铝通常可按制备方法不同而分为碱性、中性和酸性三种。在使用氧化铝作吸附层析时，要注意选择适当活性及适当酸碱度的产品。

（1）碱性氧化铝 可应用于碳氢化合物的分离

（2）中性氧化铝 适用于醛、酮、醌、某些苷类及酸碱溶液中不稳定的酯、内酯等化合物的分离。

（3）酸性氧化铝 适用于天然及合成的酸性色素以及醛、酸的分离。

3. 聚酰胺 聚酰胺是通过酰胺基聚合而成的一种高分子化合物，含有大量酰胺基团，可以和酚类、醌类、硝基化合物等形成氢键而被吸附，这种氢键的强弱就决定了被分离物与聚酰胺薄膜之间吸附能力的大小，从而达到分离的目的。具有灵敏度高，分辨力强，快速，操作方便等优点，已被广泛应用于各种化合物的分析。

（三）吸附剂颗粒大小

供薄层色谱用的吸附剂的粒度比柱色谱要小得多，标签上有专门说明，不可与柱色谱吸附剂混用。其颗粒大小，一般要求粒径为10～40μm，颗粒太大，表面积小，吸附量少，样品随展开剂移动速度快，斑点扩散较大，分离效果不好；当颗粒太小，样品随展开剂移动速度慢，斑点不集中，效果也不好。

三、展开剂的选择

展开剂是影响薄层色谱分离度的重要因素。展开剂的选择主要根据吸附剂的性能、吸附剂对样品的吸附能力、溶解度和溶剂的极性等因素综合考虑。一般按照极性物质易溶于极性溶剂，非极性物质易溶于非极性溶剂的相似相溶原理来选择展开剂。一般来说，对于极性吸附剂，溶剂的展开能力与其极性成正比，展开剂的极性越大，对化合物的展开能力越强。一般常用展开剂极性大小次序为：己烷或石油醚 < 苯 < 三氯甲烷 < 乙醚 < 乙酸乙酯 < 丙酮 < 乙醇 < 甲醇 < 水 < 乙酸。

理想的展开剂应对所需成分有良好的溶解性，可使成分间分开，待测组分的 R_f 在 0.2 ~ 0.8 之间；不与待测组分或吸附剂发生化学反应；沸点适中，黏度较小，展开后组分斑点圆且集中。在选择展开剂时，通常是先选用一种单一的溶剂进行展开，如对于溶于三氯甲烷的样品可先选用三氯甲烷为展开剂进行展开，如被分离成分的 R_f 值在 0.8 以上，则可考虑用一种极性小的溶剂或在原来的溶剂中加入适量极性小的溶剂展开；如被分离成分 R_f 值在 0.2 以下，则使用或加入极性较大的溶剂进行展开。例如，当用三氯甲烷展开时，R_f 值在 0.2 以下，则可加入不同比例的甲醇。混合溶剂最好新鲜配制。

四、一般操作方法

主要包括制板、活化、点样、展开、显色、R_f 值的计算等步骤。分述如下。

1. 薄层板的制备　在实验过程中可根据需要选择市售的商品薄层板也可自制薄层板。

（1）市售薄层板　临用前一般应在 105 ~ 110℃ 活化 30min。聚酰胺薄膜不需活化。铝基片薄层板可根据需要剪裁，但须注意剪裁后的薄层板底边的硅胶层不得有破损。如在存放期间被空气中杂质污染，使用前可用三氯甲烷、甲醇或二者的混合溶剂在展开缸中上行展开预洗，105 ~ 110℃ 活化，置干燥器中备用。

（2）自制薄层板　按是否加黏合剂分为软板和硬板，不加黏合剂的称为软板，加黏合剂的称为硬板。薄层板制备的好坏直接影响色谱的结果，因此薄层应尽量铺得均匀，厚度在 0.5 ~ 1mm 之间。

● 薄板的准备　薄板可以是玻璃板、塑料膜或铝箔，其中最常用的是玻璃板。薄板在使用前需预先洗净，烘干，以保持薄层板表面光滑、洁净。否则，铺板时会发生吸附剂或支持剂脱落现象。

● 软板的铺制　软板也称干板，是不加粘合剂，将吸附剂干粉直接均匀地铺在玻板上制成的，常用氧化铝为吸附剂。这种薄层板制作简单，展开快，但是样品展开点易扩散，板上的吸附剂极易吹散，不易保存。其具体制作方法如下：

①选用直径约为 0.5cm 的玻璃棒（管）一根，根据薄层的厚度（一般为 0.4 ~ 1mm）在其两端绕胶布数圈。

②将吸附剂干粉倒在玻板上，固定玻板一端以防玻璃推进时移动。

③将玻璃管压在玻板上，将吸附剂干粉由一端推向另一端即成。

● 硬板的铺制　硬板又称湿板，是将吸附剂加黏合剂和水或其他液体后，均匀地铺在玻璃板上，再经烘干而成的薄层板。制作方法可用专门的薄层制板器，也可用手工，均能得到满意的效果。下面主要介绍手工涂布制板的方法：

①首先将吸附剂和粘合剂调制成浆状。常用的黏合剂有煅石膏和羧甲基纤维素钠。将煅石膏在 120 ~ 140℃ 烘烤 2 ~ 4h 后，过 150 ~ 200 目筛，加入吸附剂中，用量一般为 10% ~ 15%，混匀后再加入水适量调制成浆状备用；或用 0.2% ~ 0.5% 的羧甲基纤维素钠水溶液适量调制而成。一般 1 份固定相需用 3 份水（或加有黏合剂的水溶液），置

于研钵中沿同一方向研磨混合，去除表面的气泡后，即得。

②涂布。将调制好的浆料倒入涂布器中，在玻璃板上平稳地移动涂布器进行涂布（厚度为 0.2～0.3mm）。或将适量调制好的浆料直接倒在薄板上，用研棒涂匀，然后用手轻轻震动至平，使薄层表面平坦光滑。10g 硅胶约可铺制 5cm×20cm 的玻璃板 3 块。

③取下涂布好的薄层板，置水平台上于室温晾干，待活化后置干燥器中备用。

- 注意事项

①铺板时，尽可能将吸附剂铺均匀，不能有气泡或颗粒。

②铺板时，吸附剂的厚度不能太厚也不能太薄，太厚展开时会出现拖尾，太薄样品分不开。

③湿板铺好后，应放在水平台上自然晾干，千万不要快速干燥，否则薄层板会出现裂痕。

④薄层板使用前应检查其均匀度，在反射光或透射光下检视，表面应均匀、平整、光滑、无麻点、无气泡、无破损及污染。

2. 薄层板的活化　吸附剂的活性取决于吸附剂的含水量，含水量越高，活性越低，吸附剂的吸附能力越弱；反之吸附能力强。所谓活化就是在高温除去水分，增强吸附剂的吸附能力。不同的吸附剂，需要不同的活化条件。硅胶薄层板自然干燥后，再放入烘箱中逐渐升温，活化温度以 105～110℃，活化 30min 为宜。活化后的薄层板放在干燥器内备用，以防吸湿失活，影响分离效果。当分离某些易吸附的化合物时，可不用活化。

吸附剂的含水量与活性等级关系如表 16-1 所示。

表 16-1　吸附剂的含水量和活性等级关系

活性等级	Ⅰ	Ⅱ	Ⅲ	Ⅳ	Ⅴ
硅胶含水量	0	5%	15%	25%	38%
氧化铝含水量	0	3%	6%	10%	15%

一般常用的是 Ⅱ 和 Ⅲ 级吸附剂，Ⅰ 级吸附性太强，而且易吸水。而 Ⅳ 级硅胶的含水量已超过 17%，吸附力极弱，不能用作吸附色谱，只能用于分配色谱的载体。

3. 点样

（1）样品的制备　先将待分离样品用适当溶剂溶解，将其配制成适宜浓度的溶液（样品要完全溶解）

（2）点样位置的确定　在距离薄层板一端 1～1.5cm 处，用铅笔轻轻地画一条横线作为点样时的起始线（划线时不能将薄层板表面破坏），根据待分析样品的数量平均分配样品间隔，保证样品间隔均匀、美观。点间距离可视斑点扩散情况，相邻斑点应互不干扰，一般不小于 8mm，以 1～1.5cm 为宜。

（3）点样　用内径小于 0.5mm 的玻璃毛细管吸取样品溶液，垂直地轻轻地触及薄层板的起始线，然后立即抬起，注意勿损伤薄层表面，如果一次点样量不够，可待溶剂挥发后，再触及第二次，第三次。点样时应做到"少量多次"，即每次点的样品量要少些，点的次数可以适当多一些，这样可以保证样品点即有足够的浓度，样品点又小。

点样方式可以分为圆点状点样和条带状点样两种，圆点状样品点扩散直径不要超过3mm，条带状宽度一般为 5~10mm，否则样点过大，造成拖尾、扩散等现象，影响分离效果。

点好样品的薄层板待溶剂挥发后再放入色谱缸中进行展开。

（4）注意事项

①样品最好使用与展开剂极性相近并易挥发的有机溶剂（如乙醇、甲醇、三氯甲烷等）溶解，避免用水溶解，因水分子与吸附剂的相互作用力较弱，当它占据了吸附剂表面上的活性位置时，就使吸附剂的活性降低，而使斑点扩散。如果被分离样品在极性较小的溶剂中溶解度小，可先将被分离样品用一种易溶的溶剂配成浓溶液，然后再选用一种极性小的溶剂进行稀释。

②点样量的多少，需要经过预试验，因为所需样品的量与显色剂的灵敏度、吸附剂的种类、薄层的活度、样品的复杂程度及样品的分离难易程度等有关。样品量太少，样品中含量少的成分不易被检出；但样品量过大，则会造成斑点太大、斑点相互交叉、拖尾以及样品量超载等问题。

③如果做定量分析，需要用刻度精密的微量移液管或微量注射器点样，以保证加样的准确性。

④在展开过程中溶剂不断从色谱板表面蒸发，其蒸发速度从色谱板中间到两边逐渐增加，特别是用混合溶剂作展开剂时，溶剂的挥发性不同，中间与两边溶剂的比例也不同，这就使得同一化合物出现中间与两边比移值差异，这种现象称为边缘效应。因此，点样时，两端的点样点要离薄层板的两边有一定距离，至少离两端1cm，减少边缘效应的发生。

⑤点样时必须注意不能损伤薄层表面。

⑥薄层板在空气中不能放置太久，否则会因吸潮降低活性，应贮藏在干燥器中。

4. 展开

（1）展开缸的选择　薄层的展开需要在密闭的器皿（平底和双槽色谱缸、标本缸等）中进行。平底和双槽色谱缸均有三种规格，即带不锈钢或玻璃盖的 20cm×20cm，20cm×10cm，10cm×10cm，根据薄层板的大小选用不同的色谱缸。

（2）展开缸的预饱和　展开缸预先用展开剂饱和，可减少边缘效应的发生。可在缸中加入足够量的展开剂，必要时可在壁上贴二条与缸一样高、宽的滤纸条，一端浸入展开剂中，密封缸顶盖，保持 15~30min，使系统平衡。

（3）薄层板的预饱和　薄层板在展开前在色谱缸内放置一定时间，使溶剂的蒸气达到饱和后，再展开，也可避免边缘效应产生。在使用平底色谱缸时，可将色谱缸一端垫高，将薄层板放在垫高的一端，饱和后展开时可将另一端垫高，薄层板就可以接触展开剂进行展开。如果需要用与展开剂不同的溶剂蒸气（如挥发性酸或碱等）饱和薄层板时，可在平底色谱缸中放置盛有某种挥发性溶剂的小杯，效果也非常理想。双槽色谱缸则可将展开剂置于一侧槽中，另一侧槽内可放置待饱和薄层板或另一种饱和蒸气用的溶剂，具有节省展开剂、便于预饱和等优点。

（4）展开　展开在密闭的层析缸内进行。薄层色谱的展开方式有平行、上行和下行等多种方式。对于不含黏合剂的软板只适合于在扁平缸内作近水平式（板与水平成

10°~20°角）的上行或下行展开。含黏合剂的硬板适合于上行展开方式。

具体操作为：将点有样品的薄层板一端浸入展开缸的展开剂中，浸入展开剂的深度为距原点 5mm 为宜（切勿将样点浸入展开剂中），密封缸盖，展开剂因毛细管效应而沿薄层上升。样品中组分随展开剂在薄层中以不同的速度自下而上移动而分离。当展开剂前沿到达板的 3/4 左右高度时（如：20cm 的薄层板，展距一般为 10~15cm），取出，尽快用铅笔在展开剂上升的前沿画上记号。将薄层板置室温下，使溶剂自然挥发或用电吹风吹干或烘箱烘干，待检测。

（5）注意事项

①配制混合展开剂时，应选择合适的量器把各组成溶剂移入分液漏斗，充分振摇使其混匀，放置，如果分层，取用体积大的一层作为展开剂。绝对不能把各组成溶液直接倒入色谱缸，振摇色谱缸来配制展开剂。混合不均匀的展开剂和没有分液的展开剂，会造成层析的失败。各组成溶剂的比例准确度对不同的分析有不同的要求，尽量达到实验室仪器的最高精确度，比如：取 1ml 溶剂，应使用 1ml 的单标移液管。

②展开时难免要打开盖子把薄层板放入展开剂中，动作应尽量轻、快（最好选择双槽的色谱缸）。

③点好样品的薄层板一定要待溶剂挥发后再放入色谱缸中进行展开，否则会破坏展开效果。

5. 显色与检视　一般是展开结束后，先在日光下观察有无有色的斑点，然后再在紫外光下观察有无荧光斑点或对紫外光有吸收的暗斑，最后再用显色剂显色。因显色剂显色的条件不同，有的喷洒显色剂后立即就能显色，有的需加热到一定温度才能显色。理想的显色应灵敏度高，斑点颜色稳定，斑点与背景的对比度好，斑点的大小及颜色的深度与物质的量成正比。但在样品组成并不完全已知的情况下，通用显色方法显得尤为重要，通用显色方法主要有：浓硫酸和碘蒸气，适合各类化合物显色，但不是专一性显色剂。在显色时注意以下几点：

（1）在喷雾显色时，不加粘合剂的薄层要小心操作，以免吹散吸附剂。

（2）用羧甲基纤维素钠作为黏合剂的薄层，在用浓硫酸等腐蚀性显色剂显色后，应注意薄层板加热时间和温度，防止糊化，影响显色效果。

6. R_f 值的计算　样品经色谱分离后，某成分从原点至该成分斑点中心的距离与从原点至展开剂前沿的距离的比值成为该成分的比移值（R_f 值），实际上它是表示某成分经色谱分离后在色谱中相对位置的一个数值。化合物的比移值与所用的吸附剂或支持剂的类型、规格及活度，展开剂的极性、组成及溶剂的纯度等实验条件有关。因此，在叙述某化合物的比移值时一定要注明所用的吸附剂、展开剂等实验条件。在实际工作中要完全重复文献中的实验条件是困难的，因此对于某成分的鉴定常采用样品与化学对照品共薄层的方法来进行。一般 R_f 值应在 0.2~0.8，最理想的为 0.4~0.5。

7. 记录　薄层色谱图像一般可采用摄像设备拍摄，以光学照片或电子图像的形式保存；要求不高时可在实验记录本中用简易画图方式记录；也可用薄层扫描仪扫描记录相应的色谱图。

第二节　柱色谱法

利用色谱柱将混合物各组分分离开来的操作过程称为柱色谱，又称柱层析。柱色谱是色谱技术的一类，依据其作用原理又可分为吸附柱色谱，分配柱色谱，凝胶排阻柱色谱和离子交换柱色谱，其中以吸附柱色谱应用最广。以下只介绍吸附柱色谱的相关问题，其操作方法也可作为其他类型柱色谱的参考。

一、基本原理

在柱状玻璃管中装入有适当吸附性能的固体物质（如硅胶，氧化铝等）作为固定相，此玻璃管称为色谱柱或层析柱。将欲分离的组分加到色谱柱中吸附层的上端，再选用单一溶剂或混合溶剂作为流动相，以一定的速度从上端通过色谱柱。由于固定相对混合物中各组分吸附能力的差异，各组分被吸附在色谱柱的不同部位，经过流动相一定时间的洗脱，各组分经过反复多次的吸附和解吸作用而产生差速迁移，与固定相吸附力小的组分位于柱的下端，而与固定相吸附力大的组分位于柱的上端，从而达到彼此分离的目的。

不同化合物被硅胶和氧化铝吸附的能力与分子的极性有关。在实际工作中，应认真考虑被分离化合物中各组分的分子结构，预测其吸附能力，对于正确选择吸附剂和洗脱剂都是有益的。硅胶和氧化铝是极性吸附剂，根据"相似者易于吸附"的经验规律，化合物分子中含有极性较大的基团时，化合物的极性越强，吸附剂对其吸附力越强，流出色谱柱的速度就越慢。极性吸附剂对各种化合物的吸附性顺序为：酸、碱 > 醇、胺 > 酯、醛、酮 > 芳香族化合物 > 卤代物、醚 > 烯 > 饱和烃。

二、吸附剂的选择

吸附柱色谱的吸附剂与薄层色谱相似，主要分为极性吸附剂和非极性吸附剂。极性吸附剂常用的为硅胶、氧化铝、活性炭等。

由于样品被吸附在吸附剂颗粒表面，因此颗粒大小应当均匀。粒度愈小表面积愈大，吸附能力就愈高；但颗粒太小，洗脱剂的流速就太慢，因此应根据实际分离需要而定，柱色谱使用的吸附剂颗粒大小比薄层色谱粗些，通常多采用直径为 0.07 ~ 0.15mm 的颗粒。吸附剂的用量要根据被分离样品的组成及其是否容易分离而决定。一般来说，吸附剂的用量应为待分离样品量的 20 ~ 50 倍。若样品中所含成分的性质很相似，难以分离，其吸附剂的用量可达 100 倍或更高。

三、洗脱剂的选择

洗脱剂是将被分离物从吸附剂上洗脱下来所用的溶剂。在柱色谱分离中，洗脱剂的极性大小和对被分离物各组分的溶解度大小对于分离效果非常重要。对于极性吸附剂，一般来说，洗脱剂的极性越大，其洗脱能力就越强。洗脱剂的选择一般是通过薄层色谱实验来确定的。值得注意的是，薄层色谱的条件并不能直接照搬到柱色谱中去，薄层色谱只能提供最初的起始洗脱剂和更换的洗脱剂。在选用洗脱剂时，应从低极性溶剂开始，然后逐步增加洗脱剂的极性，使吸附在吸附剂上的成分逐个被洗脱下来，从而达到分离的目的。通常的做法是：先用石油醚、三氯甲烷、乙酸乙酯等单纯的溶剂进行展开，如果最前沿斑点的 R_f 值在 $0.2\sim0.3$，则该溶剂可以作为最初的起始溶剂。洗脱剂的用量往往较大，故最好使用单一溶剂以利于回收，只有在选不出合适的单一溶剂时才使用混合溶剂。混合溶剂一般由两种可以无限混溶的溶剂组成，先以不同的配比在薄层板上试验，根据分离效果选取最佳配对溶剂。如果必须在层析过程中改变洗脱剂的极性，不能把一种溶剂迅速换成另一种溶剂，而应当将极性稍大的溶剂按一定的百分率逐渐加到正在使用的溶剂中去，逐步提高其比例，直至所需要的配比。其目的在于避免后面的色带洗脱过快，追上前面的色带，造成交叉带。但如果两色带间有很宽阔的空白带，不会造成交叉，则亦可直接换成后一种溶剂，所以应根据具体情况灵活运用。常用洗脱剂的极性按如下次序递增：己烷、石油醚＜二氯甲烷＜三氯甲烷＜乙酸乙酯＜丙酮＜乙醇＜甲醇＜水。

在选用洗脱剂时除了分离效果外还应当考虑：

（1）洗脱剂在常温至沸点的温度范围内可与被分离物质长期共存不发生任何化学反应；

（2）沸点较低以利于回收；

（3）毒性较小，操作安全；

（4）价格低廉，来源方便。

四、色谱柱的选择

色谱柱的尺寸应根据吸附剂的用量和性质而定。其直径与高度之比则根据被分离化合物的分离难易而定，一般在 $1:10\sim1:20$ 之间。若比值太小，则分离效果较差；比值较大，分离效果较好，但流速慢，洗脱时间长。并且样品长时间吸附在吸附剂上会使样品中某些成分发生变化，过长的柱子填装均匀难度也较大，故通常对于复杂样品的分离常先使用短而粗的柱子进行粗分，然后对经过粗分且成分相对简单的样品再选用细而长的柱子进行分离。所用色谱柱柱长应比装入吸附剂的高度再长一些，以备存有一定量的洗脱剂。为了防止溶剂的挥发及减少溶剂的加入次数，色谱柱上可装一个玻璃瓶或分液漏斗存储洗脱剂。

五、一般操作方法

主要包括装柱、上样、洗脱、样品收集及鉴定等步骤。分述如下。

1. 装柱 即色谱柱填装过程。色谱柱要求填装均匀，且不带有气泡。若松紧不一致，则被分离物质的移动速度不规则，影响分离效果。

（1）色谱柱的准备 色谱柱是一根带有活塞的玻璃管，使用期应检查其是否漏液及转动是否灵活。吸附色谱所有的洗脱剂一般均为有机溶剂，因有机溶剂可溶解玻璃塞上起润滑和密封作用的凡士林，故不能使用凡士林。现在一般多用聚四氟乙烯塞子的玻璃管，聚四氟乙烯具有抗酸抗碱、抗各种有机溶剂的特点，几乎不溶于所有的溶剂。同时，聚四氟乙烯具有耐高温的特点，它的摩擦系数极低，密封性较强。

装柱前应先将色谱柱洗净、干燥，垂直固定在铁架上，在柱底铺一层玻璃棉或脱脂棉，用一只干净的长玻璃棒轻轻推入柱底狭窄部位，不要压得太紧（注意：棉球塞太紧会严重影响洗脱液的流速）；再在脱脂棉上盖一层厚0.5cm左右的石英砂（也可以不加），然后进行装柱。装柱的方法有湿法装柱和干法装柱两种。

（2）湿法装柱　将吸附剂置于烧杯中，加入洗脱剂中极性最低的洗脱剂，充分搅拌，以除去吸附剂内的气泡，在柱内先加入约1/5柱高的洗脱剂，再将调好的吸附剂在搅拌下缓缓加入柱内（加入速度不宜过快，以免代入气泡），同时，打开下旋活塞，在色谱柱下面放一个干净且干燥的锥形瓶，接受洗脱剂。当装入的吸附剂有一定高度时，洗脱剂下流速度变慢，待所用吸附剂全部装完后，用流下来的洗脱剂转移残留的吸附剂，并将柱内壁残留的吸附剂淋洗下来。在此过程中，用质软的物质（如：洗耳球、套有橡皮管的玻璃棒等）轻轻敲打色谱柱，以使色谱柱填充均匀并有助于吸附剂带入的气泡外溢。吸附剂要一次加完，全部吸附剂加完后，在吸附剂上端覆盖一层约0.5cm厚的石英砂。覆盖石英砂的目的是：①使样品均匀地流入吸附剂表面；②当加入洗脱剂时，可以防止吸附剂表面被破坏。在整个装柱过程中，柱内洗脱剂的高度始终不能低于吸附剂最上端，否则柱内会出现裂痕和产生气泡，影响分离效果。如果发现柱中已经形成了气泡，应设法排除，若不能排除，则应倒出重装，装好的吸附柱各层材料的分布见图16-2。

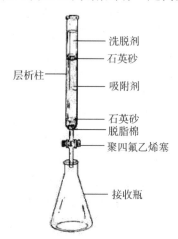

图16-2　柱色谱分离装置

（3）干法装柱　在色谱柱上端放一个干燥的玻璃漏斗，将吸附剂倒入漏斗中，使其成一细流连续不断地通过漏斗流入柱中，同时轻轻敲打色谱柱柱身，使其填充均匀紧密。填装完毕后，打开下端活塞，然后沿管壁轻轻倒入洗脱剂（在洗脱剂倒入时，严防吸附剂被冲起），待吸附剂湿润后，在吸附剂上面盖一层厚0.5cm左右的石英砂。再继续敲击柱身，使石英砂上层成水平。干法装柱容易产生气泡，分离时有沟流现象。特别是硅胶、氧化铝产生的溶剂化作用，容易在柱内形成细缝，所以这两种吸附剂用湿法装柱较好。

为了使色谱柱装的更加均匀，提高分离效果，同时也为了除去吸附剂中含有的杂质，通常是色谱柱装好后，先不急于上样品，而是先用洗脱剂洗脱1个柱体积。

2. 上样　上样即加入供试品的过程，有湿法上样和干法上样两种方法。

（1）湿法上样　先将样品溶解于用作首次使用的洗脱剂的溶剂中，如果样品在首次使用的洗脱剂中溶解度小，可以用另一种极性较小的其他溶剂，但溶剂的极性要尽可能小，否则会降低分离效果，并有可能导致分离失败（需完全溶解，不得有颗粒或固体）。溶液的体积不能过大，体积太大往往会使色谱带分散不集中，影响分离效果，通常样品的体积不要超过色谱柱保留体积的10%。先将色谱柱中吸附剂面上的多余洗脱剂放出，再用滴管将样品溶液沿着色谱柱内壁慢慢加入，在加入样品时勿使柱面受到扰动，以免影响分离效果。用少量溶剂洗涤样品瓶，再加入层析柱内。湿法上样具有吸附剂对样品的死吸附较少和样品回收率较高、方便等优点，是实验室常用的上样方法。

（2）**干法上样** 将待分离样品用少量易溶的有机溶剂溶解在蒸发皿中，加入少量吸附剂，体积不要过大，通常不要超过色谱柱中吸附剂用量的10%，否则会造成死吸附过多和大量样品进入多孔性吸附剂内部，影响分离效果和降低样品的回收率。但样品体积也不宜太小，样品体积太小会造成溶液过浓，同样也会影响分离效果。边加边搅拌，待吸附剂已完全被样品溶液湿润时，在水浴上挥干溶剂，研磨成细粉后，小心加入柱子的顶层，要注意在样品加入时不要使柱面受到扰动。

3. 洗脱 上样后，打开活塞将液体慢慢放出，当液面与柱面相平时，加入洗脱剂。洗脱过程中柱内不断发生溶解，吸附，再溶解，再吸附。被吸附的物质被溶剂解吸，随着溶剂向下移动，遇到新的吸附剂时，该物质又被吸附，后来流下的新溶剂再次使该物质溶解而向下移动。如此反复解吸、吸附，经过一段时间后，该物质向下移动至一定距离，此距离的长短与吸附剂对该物质的吸附力及溶剂对该物质的溶解能力有关，分子结构不同的物质溶解度和吸附能力不同，移动距离也不同，吸附力较弱的易解吸，移动距离较大。经过一定时间后，各物质形成了各种区带，每一个区带可能是一种纯物质，也可能是几种极性相似成分的混合物，如果被分离物质是有色的，就可以清楚地看到色带。随着洗脱剂向下移动，最后各组分按吸附力的大小不同有规律的流出色谱柱，样品中的不同成分被分离开。

色谱带分开的过程也就是样品分离的过程。在此过程中应注意：

（1）样品量少时，洗脱剂可用滴管加入；样品量多时，用滴液漏斗作储存洗脱剂的容器。

（2）在洗脱过程中，应先使用极性最小的洗脱剂洗脱，然后逐渐加大洗脱剂的极性，使洗脱剂的极性在柱中形成梯度，以形成不同的色带环。

（3）在洗脱过程中，控制好滴加速度，可得到更好的效果。一般控制流速为1~2滴/秒（与柱体积的大小有关）。若样品在柱内的下移速度太快，柱中交换达不到平衡，影响分离效果；但也不能太慢，因为吸附表面活性较大，时间太长会造成某些成分被破坏，使色谱带扩散，影响分离效果。若流出速度过慢，可适当加压。

（4）在洗脱过程中，必须注意不能使吸附剂表面液体流干，否则会使色谱柱中进入气泡或形成裂缝。

4. 样品收集及鉴定 用试管或锥形瓶按一定的体积收集洗脱液，每份洗脱液的收集体积，应根据吸附剂的用量和样品分离难易程度的具体情况而定，通常每份洗脱液的量约与柱的保留体积或吸附剂的用量大体相当。如所用硅胶的量为50g，则每份洗脱液收集的体积约为50ml。若所用洗脱剂的极性较大或被分离成分的结构很相近，则每份的收集量应适当减少。

为了及时了解洗脱液中各洗脱部分的情况，以便调节收集体积的多少和选择或改变洗脱剂的极性，多采用薄层色谱进行监控。根据色谱结果，可将成分相同的洗脱液合并或更换洗脱剂。采用薄层色谱的方法来检查洗脱液的分离情况，既可在回收溶剂之前，也可在回收溶剂之后，应根据具体情况而定。回收溶剂后，用易溶的溶剂溶解，在放置过程中有可能会析出单一成分，如仍为几种成分的混合物，则需进行进一步柱层析或用其他方法分离。

以下现象严重影响分离效果，必须尽力避免。

（1）色带过宽，界限不清。造成的原因可能是色谱柱的直径与高度比选择不当，或吸附剂、洗脱剂选择不当，或样品在柱中停留时间过长。但更常见的是在加样时造成的。若在样品溶液加进柱中后，没有打开下部活塞，使样品溶液降至吸附剂表面，就急于加洗脱剂冲洗柱壁，造成样品溶液大幅度稀释，或过早加大量洗脱剂洗脱，必然造成色带过宽。

（2）色带倾斜。正常情况下柱中的色带应是水平的。而倾斜的色带，是在前一个色带尚未完全流出时，后面色带的前沿已开始流出，所以不能接收到纯粹的单一组分。造成色带倾斜的原因是吸附剂的顶面装的倾斜，或柱身安装不垂直。

（3）气泡。产生气泡的原因可能是脱脂棉中的空气未挤净，其后升入吸附剂中形成气泡，也可能是吸附剂未充分湿润溶胀，在柱中与洗脱剂作用发热而形成，但更常见的是在装柱或洗脱过程中洗脱剂流出速度过快，液面下降到吸附剂沉积面之下，使空气进入吸附剂内部滞留而成。当柱内有气泡时，大量洗脱剂顺气泡流下，在气泡下方形成沟流，使后一色带前沿的一部分突出伸入前一色带，从而使两色带难于分离。所以在装柱及洗脱过程中应始终保持吸附剂上面有一段溶剂。

第三节　纸色谱法

纸色谱法是以纸为载体，以纸上所含水分或其他物质为固定相，用展开剂进行展开的分配色谱，主要用于混合物的分离、鉴定及含量测定。由于纸色谱对亲水性较强组分的分离效果较好，故特别适用于亲水性的化合物，如糖和氨基酸等的分析。纸色谱的优点是操作简单，价格便宜，分离效果往往优于薄层色谱，并比薄层板易于保存。缺点是展开时间长，因为展开过程中，溶剂的上升随着高度的增加而减慢。

一、基本原理

纸色谱属于分配色谱的一种。它的分离作用不是靠滤纸的吸附作用，而是以滤纸（纤维素）为惰性载体（支持剂），以吸附于纤维滤纸中的水或有机溶剂作为固定相，当与固定相不相混溶的流动相（展开剂）流经滤纸时，因被分离的各成分在两相之间的分配系数不同，随着流动相移动的速率也不一样，易溶于流动相的成分移动快，从而得以分离。

按固定相和流动相的相对极性，纸色谱分为正相纸色谱和反相纸色谱。若固定相的极性比展开剂的极性大，称为正相纸色谱；固定相的极性小于展开剂的极性，称为反相纸色谱。正相纸色谱中，被分离化合物的极性越大，在流动相中的分配系数小，R_f 值越小；反相纸色谱中，被分离化合物的极性越大，在流动相中分配系数大，R_f 值越大。

二、滤纸的选择与处理

色谱用的滤纸必须符合下列要求。

（1）滤纸的薄厚应均匀，无折痕，滤纸纤维松紧适宜，展开剂移动的速度适中。

（2）必须具有一定的纯度，展开后不形成棕色前沿、鬼斑和条痕，展开后区带集中，溶剂前沿平直。

市售色谱用的滤纸，基本上能符合上述要求。国内生产的滤纸分为快速，中速和慢速三类，在滤纸盒上分别用白带（快速）、蓝带（中速）和红带（慢速）为标志。可根据实验要求来选择滤纸类型，一般情况下，以中速滤纸使用较多。滤纸的外形有圆形和方形，圆形滤纸的直径规格有 7cm、9cm、11cm 和 12.5cm；方形滤纸有 30cm×30cm 和 60cm×60cm。

滤纸的纹路对展开也有影响，一般将滤纸裁剪成条形时，应顺着纤维排列的方向。在裁剪滤纸时，要把周边裁剪整齐，不能留毛边。还要注意防止手垢和汗渍等污染滤纸。

三、展开剂的选择

要获得一个满意的纸色谱结果，往往与展开溶剂的选择是否得当有一定相关性。应根据待分离物质的结构类型和特点来选择适合被分离物质的展开剂。对于一个理想的展开溶剂系统应具备以下几个条件。

（1）纯度要高。即便有微量的杂质存在，也会相当大地改变被分离物质的 R_f 值，在溶剂移动过程中，也会形成杂质的浓集区域而影响检出。

（2）不与被分离物质发生化学反应。

（3）为便于纸色谱尽快干燥，在溶剂系统中最好不使用高沸点的溶剂。

（4）有一定的化学稳定性，若在展开过程中容易被氧化的溶剂不宜作为展开剂。

（5）展开剂应对待分离物质有适当的溶解度，溶解度太大，待分离物质会随展开剂跑到前沿。溶解度太小则会留在原点附近，使分离效果不好。其比移值最好在 0.4~0.6。

（6）斑点应该圆整，不拖尾。

三、纸色谱的一般操作

纸色谱操作过程与薄层色谱相似，所不同的是薄层色谱需要吸附剂作为固定相，而纸色谱只用一张滤纸，或在滤纸上吸附相应的溶剂作为固定相。并且纸色谱的载样量比薄层色谱更小些。纸色谱的操作步骤分为滤纸的处理、点样、展开、显色和结果处理（计算 R_f 值）等步骤。分述如下。

1. 滤纸的处理　用于纸色谱的滤纸质地应均匀平整，具有一定机械强度。

（1）用于下行法的色谱滤纸　取色谱滤纸按纤维长丝方向切成适当大小的纸条，离纸条上端适当的距离用铅笔划一点样基线，必要时可在滤纸下端切成锯齿形便于展开剂滴下。

（2）用于上行法的色谱滤纸　滤纸长约 25cm，宽度则按需要而定，必要时可将滤纸卷成筒形；点样基线距底边 2.5cm。

2. 样品处理　用于色谱分析的样品，要求初步提纯，如氨基酸的测定，不能含大量盐类、蛋白质，否则互相干扰，分离不清。固体样品应尽可能避免用水作溶剂，因水作溶剂斑点易扩散。一般选用乙醇、丙酮、三氯甲烷等作溶剂；最好是选用与展开剂极性相近的溶剂。

3. 点样　点样技术对获得良好的色谱图具有很大的影响。与薄层色谱中的点样相似，用内径约 0.5mm 的毛细管，或微量注射器吸取试样溶液，轻轻接触滤纸，控制样点直径不超过 3mm，如样点直径过大，则会分离不清或出现拖尾。为了控制斑点的大小，可以待溶剂挥发后再点第二次。由于溶解样品的溶剂可起到展开剂的作用，对于较稀的样品溶液，点样时被分离物质常可形成空心圆。空心圆的原点展开后，斑点易形成肾脏形状（即斑点像要分开的两个斑点）。所以，点样时样品溶液的体积要小。样品点样次数过多是造成原点空心圆的一个主要原因，因为在纸色谱展开之前总是先将原点的溶剂挥散后才展开，所以溶解样品的溶剂应尽可能地选用一些对样品溶解度大的溶剂，这样可以使样品溶液的浓度较浓，有利于减少点样的次数。

4. 展开　纸色谱需在密闭层析缸中展开。在层析缸中加入适量展开剂，等待 15min 左右，使容器内的空气被溶剂蒸气所饱和，然后将点好样的滤纸悬挂在色谱缸中，展开剂液面应在起始线以下。按展开方式不同，纸色谱分为上行、下行和径向三种，上行法比较常用。上行法是将色谱纸垂直挂在展开容器中，下端浸在展开剂中，如图 16-3。展开剂即经毛细管作用沿滤纸移动进行展开，展开至规定距离后，取出滤纸，用铅笔小心划出溶剂前沿，然后将滤纸晾干或吹干。

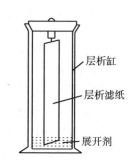

图 16-3　纸色谱上行法装置图

上行法又可分为单向展开和双向展开两种。一般对于成分较简单的样品，单向展开已能达到分离目的，而对于组分较复杂的样品，由于其中某些斑点的重叠，需进行双向展开。双向展开常用正方形滤纸，先在滤纸相邻两边各划一条底线，相交于一点即为原点。在此点上点加样品溶液，先用一种展开剂沿滤纸的一个方向展开，取出干燥后，获得一个色谱图。然后更换另一种展开剂，沿着与第一次展开方向垂直的方向第二次展开，得到另一个方向的色谱图。即得双向色谱图。

5. 显色和结果处理（计算 R_f 值）　展开结束后，取出滤纸，在展开剂到达的前沿划线做一记号。如有色样品斑点可直接观察；呈荧光的样品，则在紫外灯光下观察斑点，并记录其颜色，荧光强度和斑点位置；无色也无荧光性质的样品，根据化合物的性质，喷上显色剂，找出斑点位置，计算 R_f 值。但要注意纸色谱的显色剂中不能含有硫酸等腐蚀性的酸，防止加热过程中滤纸变黑。

常见纸色谱斑点拖尾现象有以下几种情况。

（1）点样量过多，样品量超过了点样处滤纸所载荷的溶剂能够溶解的能力。

（2）某些物质可以形成多个电离形式，且各自有其不同的 R_f 值，因而在滤纸上造成连续拖曳，这种情况可使用碱性或酸性的展开系统，抑制其电离即可消除。

（3）当被分离的物质能溶于显色剂中时，如显色剂用量过多，可使斑点模糊或拖长。

要点导航

掌握：普通生物显微镜的日常使用、标准操作规程和注意事项。

熟悉：普通生物显微镜的工作原理、常见故障排除与日常保养方法；透射电镜和扫描电镜切片制作方法。

了解：电子显微镜的原理结构、分类。

显微镜是生物学、药用植物学、生药学、中药鉴定学、药学、细菌学、组织学等研究观察和医学临床检验的重要工具。显微镜的使用把人们的视觉伸展到肉眼看不到的细小结构，使人类的认识范围极大地扩展开来。显微镜种类很多，主要分为光学显微镜和非光学显微镜两大类。非光学显微镜包括电子显微镜和超声波显微镜两种。本章主要介绍生物显微镜和电子显微镜的使用及相关注意事项。

第一节 普通生物显微镜使用与保养

一、生物显微镜的工作原理

显微镜和放大镜起着同样的作用，即把近处的微小物体呈一放大的像，以供人眼观察，且显微镜比放大镜具有更高的放大倍数。显微镜成像的原理见图 17－1，其结构见图 17－2。

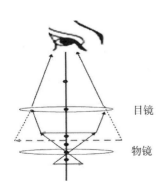

图 17－1 显微镜成像的原理

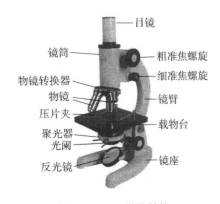

图 17－2 显微镜结构

在图中为方便示意，把物镜和目镜均以单块透镜表示。物体位于物镜前方，离物镜的距离大于物镜的焦距，但小于两倍物镜焦距。所以，物体经过物镜以后，必然形成一个倒立的放大的实像。实像位于目镜的物方焦点上，或者在很靠近焦点的位置上。再经目镜放大为虚像后供眼睛观察。虚像的位置取决于焦点和实像之间的距离，当实像位于焦点上时，虚像在无限远处；而当实像在图中焦点的下边时，虚像在观察者的明视距离处。目镜的作用与放大镜一样，不同之处是眼睛通过目镜所看到的不是物体本身，而是物体被物镜所成的已经放大了一次的像。普通光线的波长为 $400 \sim 700nm$，因此显微镜分辨力数值不会小于 $0.2\mu m$，人眼的分辨力是 $0.2mm$，所以一般显微镜设计的最大放大倍数通常为 1000 倍。

二、生物显微镜的标准操作规程

（一）低倍镜的标准操作规程

实验时要把显微镜放在座位前的桌面上稍偏左的位置，镜座前缘应距桌边 $6 \sim 7cm$ 左右。

（1）打开光源开关，调节光的强度到合适大小。

（2）转动物镜转换器，使低倍物镜镜头正对载物台上的通光孔。

（3）将所要观察的玻片放在载物台上，使玻片中被观察的部分位于通光孔的正中央。

（4）用低倍镜（4×）观察。观察之前，先转动粗准焦螺旋，使载物台上升，物镜逐渐接近载玻片。然后，通过目镜观察，并转动粗准焦螺旋，使载物台慢慢下降，直至看到清晰的物像为止。

（5）如果观察到的像偏离视野，可慢慢调节载物台移动手柄，使像位于视野中央。

（6）瞳距调节：左右推拉目镜，使两目镜距离与自己瞳距相等。

（二）高倍镜的标准操作规程

（1）依照上述操作步骤，先用低倍镜找到清晰物像。

（2）将需要观察的部分移到视野的中央。

（3）眼睛从侧面注视物镜，用手移动转换器，换至高倍镜。

（4）眼睛向目镜内观察，同时微微上下转动细准焦螺旋，直至视野内看到清晰的物像为止。

（三）油镜的标准操作规程

（1）先用低倍干燥系物镜观察标本的概况。

（2）更换高倍干燥系物镜，把所要观察的部分移到视野中央。

（3）把载物台降下约 $1.5cm$，再把油镜转到工作位置上。

（4）在盖玻片上所要观察的位置滴一小滴香柏油（或石蜡油）。当使用 NA > 1.0 的油浸系物镜或暗视野斜照明时，在聚光器上也要滴油（一般省去在聚光器上滴油这一步骤）。

（5）细心拧动粗准焦螺旋，使载物台缓缓上升。这时要仔细观察物镜前端与标本之间的距离，先使物镜前端与油滴接触，然后再慢慢上升载物台，至物镜前端接近而没有碰到盖玻片为止。

（6）眼睛向目镜内观察，拧动细准焦螺旋，使载物台缓缓下降，直到能看清标本。

（7）观察完毕后，下降载物台约1cm，把油镜转离光轴，及时做清洁工作。先用干擦镜纸擦1～2次，把大部分油去掉，再用二甲苯润湿的擦镜纸擦两次，最后再用干擦镜纸擦一次。擦拭时要顺镜头的直径方向，不要沿镜头的圆周擦。擦拭要细心，动作要轻，不可用力擦。如果聚光器上有滴油也要同样清洁。

三、生物显微镜的日常使用

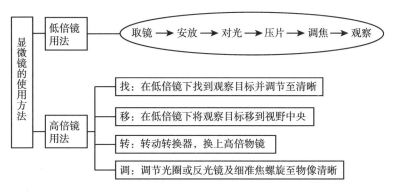

图17-3　显微镜使用方法

（一）使用注意事项

（1）调节粗准焦螺旋使镜筒下降时，两眼要注视物镜与盖玻片之间的距离，到快接近时（距离约为0.5cm）停止下降。

（2）使用高倍镜的原则是：先用低倍镜观察，然后再用高倍镜观察。

（3）换上高倍物镜后，不能再转动粗准焦螺旋，而只能用细准焦螺旋来调节。

（4）观察颜色深的材料，视野应适当调亮，反之则应适当调暗；若视野中出现一半亮一半暗，则可能是反光镜的调节角度不对；若观察切片标本材料一半清晰一半模糊不清，则可能是切片厚薄不均造成的。

（二）目镜与物镜的结构、长短与放大倍数之间的关系

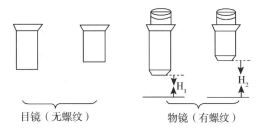

图17-4　目镜和物镜

1. 放大倍数与长短的关系

（1）物镜越长，放大倍数越大，距装片距离越近，如H_1。

（2）目镜越长，放大倍数越小。

2. 显微镜放大倍数的含义

（1）显微镜放大倍数是指物像边长的放大倍数。

（2）总的放大倍数是目镜放大倍数与物镜放大倍数的乘积。

（三）高倍镜与低倍镜观察情况比较

表 17-1　高倍镜与低倍镜

	物像大小	看到细胞数目	视野亮度	物镜与玻片的距离	视野范围
高倍镜	大	少	暗	近	小
低倍镜	小	多	亮	远	大

（四）污物位置的快速确认方法

$$移动装片\begin{cases}动——在装片上\\不动——转动目镜\begin{cases}动——在目镜上\\不动——在物镜上\end{cases}\\不可能在反光镜上\end{cases}$$

图 17-5　快速确认污物位置

（五）显微镜成像特点

显微镜成放大倒立的虚像，例如实物为字母"b"，则视野中观察到的为"q"。若物像在偏左上方，则装片应向左上方移动。移动规律：向偏向相同的方向移动（或：同向移动）。

（六）显微镜临时装片的制作方法

1. 了解临时装片的制作方法

表 17-2　临时装片的制作方法

方法	实验材料特点	举例
压片法	比较疏松的材料，如根尖、花药等。实验中要压碎，以使细胞分散，便于观察	观察根尖分生组织细胞的有丝分裂
装片法	微小生物（如草履虫、衣藻）或大型生物的部分细胞（如人口腔上皮细胞、叶表皮细胞），直接观察	观察 DNA 和 RNA 在细胞中的分布，用高倍显微镜观察叶绿体和线粒体，观察植物细胞的吸水和失水
切片法	相对较大、较硬的材料，如花生	生物组织中脂肪的检测

2. 实验操作的一般程序　取材→制片→染色→显微观察。

四、生物显微镜的安全操作注意事项

（1）开机前，应仔细检查位于镜座下方的灯光强度调节旋钮，确保旋钮指针位于"0"点，以防开机时电流过大，烧毁灯泡。

（2）在使用高倍镜或油镜时，转动粗准焦螺旋要十分小心，以防调节不当，打碎载玻片。

（3）在使用油镜时，一定记清细准焦螺旋调节方向与升降载物台的关系，防止反方向调节压碎玻片。

（4）在使用油镜后，务必对镜头进行清洁，以防镜油干燥，损伤镜头。

五、生物显微镜的常见故障排除与保养

（一）常见故障排除

1. 接通电源后，灯泡不亮 首先要检查电源连接情况，确保电源正确可靠的连接，然后检查灯光强度调节旋钮是否位于"0"点，以上均无异常时，灯泡可能烧毁，需更换灯泡。

2. 载物台不能定位，自动滑落 将位于粗准焦螺旋和镜臂之间的大螺旋与粗准焦螺旋反方向旋动，直至载物台不再自动滑落，并且粗准焦螺旋可以灵活转动为止。

（二）常规保养

1. 整体保养 生物显微镜要放置在干燥阴凉、无尘、无腐蚀的地方。使用后，要立即擦拭干净，用防尘透气罩罩好或放在箱子内。

2. 机械系统的维护保养 使用后，用干净细布擦净，定期在滑动部位涂些中性润滑脂。如有严重污染，可先用汽油洗净后再擦干。但切忌用乙醇或乙醚清洗，因为这些试剂会腐蚀机械和油漆，造成损坏。

3. 光学系统的维护保养 使用后，用干净柔软的绸布轻轻擦拭目镜和物镜的镜片。有擦不掉的污迹时，可用长纤维脱脂棉或干净的细棉布蘸少量二甲苯或镜头清洗液（乙醇：乙醚＝3：1）擦拭。然后用干净细软的绸布擦干或用吹风球吹干即可。要注意的是清洗液千万不能渗入到物镜镜片内部，否则会损坏物镜镜片。聚光镜和反光镜用后只需擦干净即可。

综上所述，对于生物显微镜的维护保养，要做到防尘、防潮、防热、防腐蚀。用后及时清洗擦拭干净，并定期在有关部位加注中性润滑油即可。对于一些结构复杂，装配精密的零部件，如果没有一定的专业知识，一定的技能和专用工具，不能擅自拆装，以免损坏零部件。

第二节　电子显微镜

一、电子显微镜的原理结构、分类及应用

（一）电子显微镜的原理

电子与物质相互作用会产生透射电子、弹性散射电子、能量损失电子、二次电子、背反射电子、吸收电子、X射线、俄歇电子、阴极发光和电动力等。电子显微镜就是利用这些信息来对样品进行结构观察、成分分析和质量测定的。我们现在所应用的透射电子显微镜（TEM）就是把经加速和聚集的电子束投射到非常薄的样品上，电子与样品中的原子碰撞而改变方向，从而产生立体角散射。散射角的大小与样品的密度、厚度相关，因此可以形成明暗不同的影像。通常，透射电子显微镜的分辨率为0.1～0.2nm，放大倍数为几万～百万倍，用于观察超微结构，即小于0.2nm、光学显微镜下无法看清的结构，又称"亚显微结构"。透射电镜（TEM）样品必须制成电子束能穿透的，厚度为600Å以下。其成像方式与光学生物显微镜相似，只是以电子透镜代替玻璃透镜。放大后的电子像在荧光屏上显示出来。

（二）电子显微镜的分类

电子显微镜有很多类型，主要有透射电子显微镜（简称透射电镜，TEM）和扫描电子显微镜（简称扫描电镜，SEM）两大类。扫描透射电子显微镜（简称扫描透射电镜，STEM）则兼有两者的性能。为了进一步表征仪器的特点，有以加速电压区分的，如：超高压（1MV）和中等电压（200～500kV）透射电镜、低电压（～1kV）扫描电镜；有以电子枪类型区分的，如场发射枪电镜；有以用途区分的，如高分辨电镜、分析电镜、能量选择电镜、生物电镜、环境电镜、原位电镜、测长 CD – 扫描电镜；有以激发的信息命名的，如电子探针 X 射线微区分析仪（简称电子探针，EPMA）等。

（三）透射电子显微镜的结构组成

1. 电子枪　发射电子，由阴极、栅极、阳极组成。阴极管发射的电子通过栅极上的小孔形成射线束，经阳极电压加速后射向聚光镜，起到对电子束加速、加压的作用。

2. 聚光镜　将电子束聚集，可用于控制照明强度和孔径角。

3. 样品室　放置待观察的样品，并装有倾转台，用以改变试样的角度，另有装配加热、冷却等设备。

4. 物镜　为放大率很高的短距透镜，作用是放大电子像。物镜是决定透射电子显微镜分辨能力和成像质量的关键。

5. 中间镜　为可变倍的弱透镜，作用是对电子像进行二次放大。通过调节中间镜的电流，可选择物体的像或电子衍射图进行放大。

6. 透射镜　为高倍的强透镜，用来放大中间像后在荧光屏上成像。

7. 二级真空泵　对样品室抽真空、照相装置用以记录影像。

（四）扫描电子显微镜的结构组成

主要由真空系统，电子束系统以及成像系统三大部分组成。

1. 真空系统　真空系统主要包括真空泵和真空柱两部分。

真空柱是一个密封的柱形容器。真空泵用来在真空柱内产生真空。有机械泵、油扩散泵以及涡轮分子泵三大类，机械泵加油扩散泵的组合可以满足配置钨枪的扫描电镜的真空要求，但对于装置了场致发射枪或六硼化镧枪的扫描电镜，则需要机械泵加涡轮分子泵的组合。成像系统和电子束系统均内置在真空柱中。真空柱底端为密封室，用于放置样品。之所以要用真空，主要基于以下两点原因：电子束系统中的灯丝在普通大气中会迅速氧化而失效，所以除了在使用扫描电镜时需要用真空以外，平时还需要以纯氮气或惰性气体充满整个真空柱。为了增大电子的平均自由程，从而使得用于成像的电子更多。

2. 电子束系统　电子束系统由电子枪和电磁透镜两部分组成，主要用于产生一束能量分布极窄的、电子能量确定的电子束用以扫描成像。

（1）电子枪　用于产生电子，主要有两大类，共三种。一类是利用场致发射效应产生电子，称为场致发射电子枪。这种电子枪极其昂贵，在十万美元以上，且需要小于10～10torr 的极高真空。但它具有至少 1000h 以上的寿命，且不需要电磁透镜系统。另一类则是利用热发射效应产生电子，有钨枪和六硼化镧枪两种。钨枪寿命在 30～100h 之间，价格便宜，但成像不如其他两种明亮，常作为廉价或标准扫描电镜配置。六硼化镧枪寿命介于场致发射电子枪与钨枪之间，为 200～1000h，价格约为钨枪的十倍，图像比钨枪明亮 5～10 倍，需要略高于钨枪的真空，一般在 10～7torr 以上；但比钨枪容易产生过度饱和和热激发问题。

（2）电磁透镜　热发射电子需要电磁透镜来成束，所以在用热发射电子枪的扫描电镜上，电磁透镜必不可少。

（3）汇聚透镜　顾名思义，汇聚透镜用汇聚电子束，装配在真空柱中，位于电子枪之下。通常不止一个，并有一组汇聚光圈与之相配。但汇聚透镜仅仅用于汇聚电子束，与成像会焦无关。

（4）物镜　物镜为真空柱中最下方的一个电磁透镜，它负责将电子束的焦点汇聚到样品表面。

3. 成像系统　电子经过一系列电磁透镜成束后，打到样品上与样品相互作用，会产生次级电子、背散射电子、欧革电子以及 X 射线等一系列信号。所以需要不同的探测器譬如次级电子探测器、X 射线能谱分析仪等来区分这些信号以获得所需要的信息。虽然 X 射线信号不能用于成像，但习惯上，仍然将 X 射线分析系统划分到成像系统中。

有些探测器造价昂贵，比如 Robinsons 式背散射电子探测器，这时，可以使用次级电子探测器代替，但需要设定一个偏压电场以筛除次级电子。

二、透射电镜超薄切片标本制备方法

由于电镜电子束穿透能力的限制，必须把标本切成厚度小于 600Å 以下的薄片才适用，这种薄片称为超薄切片。常用的超薄切片厚度是 500Å 左右。

在透射电镜的样品制备方法中，超薄切片技术是最基本、最常用的制备技术。超薄切片的制作过程基本上和石蜡切片相似，需要经过取材、固定、脱水、浸透、包埋聚合、切片及染色等步骤。

（一）动物组织的取材

方法：动物组织的取材，应在麻醉（1% 戊巴比妥钠按 5ml/kg 体重腹腔注射）或断头急性处死后，解剖出所需器官，用解剖剪刀剪取一小块组织，放在干净的纸板上，滴 1 滴冷却的固定液，用新的、无油污锋利的（双面）刀片将组织大小取材为大约 1cm×1cm×0.3cm，其厚度不宜超过 0.5cm，否则影响固定效果，从中挑选损伤小的小块，用牙签将这些小块逐一放入盛有冷的新鲜固定液的有盖青霉素小瓶里，放入冰箱冷藏室低温固定（0～4℃）。

（二）电镜标本取材的基本要求

1. 快　取材的动作要迅速，最好在材料离体后 1min 内就进入固定液；解剖器械要锋利，避免牵拉和挤压，尽量减少取材中的机械损伤。

2. 准　取材要准确：器官要准确；部位要准确，如脑垂体的前叶和后叶要分清，其结构和功能各不相同。

3. 冷　取材过程应尽量在低温下进行（0～4℃），以降低酶的活性，减少细胞内结构的损失。

4. 小　取材体积要小，一般不超过 $1mm^3$。因为固定剂的渗透力较弱，若组织块太大，标本的内部将得不到良好的固定。

（三）电镜标本制作缓冲液配制

1. 磷酸缓冲液（0.135mol/L）的配制方法

甲液：$Na_2HPO_4 \cdot 12H_2O$ 358.16g。

乙液：$NaH_2PO_4 \cdot 2H_2O$ 156.01g。

各加蒸馏水 1000ml 混合液：甲液 + 乙液 = 160ml + 840ml。

磷酸盐缓冲液对细胞无毒性作用，常用于配制戊二醛固定液，锇酸固定液，并适于作灌注固定。本缓冲液的缺点是固定时容易产生沉淀，并容易生长细菌，不能长期储存。

2. 缓冲液配制原则及作用

（1）pH 在 6~8 之间。

（2）在水中有最大溶解度，而在其他溶液中溶解度最小。

（3）减少生物膜的渗透。

（4）减少离子的作用。

（5）缓冲液的离解受缓冲液的浓度、温度和离子成分的影响最小。

（6）防止氧化作用。

3. 固定

（1）固定的目的

①保存细胞的原生态结构。

②在以后的实验过程中保护标本使其结构不被改变，并使组织适当硬化，防止切片变形，且要耐受电子束的轰击。

（2）影响固定的因素 固定液的 pH，浓度，介质数，渗透压，温度，时间。

（3）常用固定液的配制

①2.5%磷酸缓冲戊二醛固定液（市售戊二醛25%）：前固定，可以相对长时间的保存（1~3 个月）。

配制：0.135mol/L 磷酸缓冲液 90ml + 25% 戊二醛 10ml。

优点：戊二醛的渗透速度相当慢，但反应非常快，对细胞内结构有活跃的亲和力，精细结构保存效果较好，特别是在微管、光滑内质网、有丝分裂纺锤体和胞饮泡等系统，还可以稳定血浆、血块，保存糖原，固定核蛋白，不宜使酶失活，可用于细胞组织化学的研究。长时间的固定，不宜使组织变脆。

缺点：戊二醛不能保存脂肪，不能给予组织足够的对比和密度，因此没有染色作用。

②1% 四化氧锇（锇酸）固定液：后固定，时间：1.5~2h（4℃冰箱）。

配制：0.135mol/L 磷酸缓冲液 50ml + 锇酸 0.5g。

优点：当四氧化锇被组织的非饱和脂还原时，与某些作为副产品的锇氧化物一起形成一种物质——锇黑。因为四氧化锇溶解在脂中，在脱水期间，乙醇对锇黑的还原作用进一步导致其变黑。锇黑是非晶型的，一般不溶解在组织成分中，因为锇黑有电子散射性，故能增加电子图像的对比。四氧化锇对氮具有较大的亲和力，能与细胞中的蛋白质氨基迅速结合形成铵链化合物，故对含有蛋白质的细胞各种结构成分有良好的固定作用。四氧化锇能与不饱和脂肪酸两个酸性链形成牢固的链，使脂肪得以固定。

缺点：四氧化锇渗透力较弱，故组织块要小。四氧化锇不能保存糖原，也不能固定核酸。四氧化锇固定时间不能太长，太长会使组织变脆。

（4）注意事项

①四氧化锇是挥发性的、有毒性的试剂，其气味对鼻子、眼睛黏膜都有损伤性，通常应用浓度不高于2%。

②四氧化锇是比较昂贵的试剂，且性能不稳定，故制备溶液必须小心，用铅箔或黑纸包裹后储存在冰箱中。

③由于四氧化锇极易挥发，故溶液的每次配制量一定要少，并在有玻璃塞和特氟隆套筒的锥形瓶中保存。

4. 脱水 为了保证包埋介质完全渗入组织内部，必须事先将组织内的水分逐级脱离干净，即用一种和水及包埋剂均能相混溶的液体来取代。乙醇丙酮脱水浓度及时间：

（1）浓度乙醇：30%－50%－70%－80%。丙酮：90%－95%－100%。

（2）时间30%~95%每隔5~10min换液1次；100%每隔30min换液1次，需换液3次。

脱水过程中注意：脱水要彻底，时间不要太长，更换液体时动作要快。

5. 浸透包埋

（1）浸透操作 就是利用包埋剂渗入到组织内部取代脱水剂，这种包埋剂在单体状态时（聚合前）为液体，能够渗入组织内，当加入某些催化剂，并经加温后，能聚合成固体，以便进行超薄切片。目前常用的包埋剂是：环氧树脂Epon812，硬化剂有十二碳烯基丁二酸酐（简称DDSA）、甲基内次甲基邻苯二甲酸酐（简称MNA），常用的加速剂有二甲氨基甲基苯酚（简称DMP－30）等。为了改善包埋块的切割性能，某些环氧树脂包埋剂配方中还加有增塑剂，使包埋块具有适当的韧性。常用的增塑剂为邻苯二甲酸二丁酯（简称DBP）。

（2）包埋操作 常规将组织块包埋在多孔橡胶包埋模板中，然后置烤箱烘干，在37℃（24h）、45℃（24h）、60℃（24h或更长）烤箱内加温，即可聚合硬化，形成包埋块。

（3）注意事项

①所有试剂要防潮，最好存放在干燥器中。

②所用器皿应烘干；配制包埋剂时，每加入一种试剂要搅拌均匀。

③包埋时动作要轻巧，防止产生气泡。

④皮肤尽量不要接触包埋剂，以免引起皮炎。

⑤盛放过包埋剂的容器要及时用丙酮清洗干净。

⑥操作过程最好在通风柜中进行。

6. 超薄切片 超薄切片需用超薄切片机进行。根据推进原理不同，将超薄切片机分为两大类：一类是机械推进式切片机，用微动螺旋和微动杠杆来提供微小推进；另一类是热胀冷缩式切片机，利用金属杆热胀或冷缩时产生的微小长度变化来提供推进。

（1）切超薄切片的步骤 包括：安装包埋块；安装玻璃刀；调节刀与组织块的距离；调节水槽液面高度与灯光位置；调节加热电流及切片速度，切片厚度：500Å，颜色为灰色。

（2）超薄切片易造成的损伤　易碎，刀痕，颤痕，空洞，厚度不一，带水，切片不成带。

（3）超薄切片的染色　未经染色的超薄切片，反差很弱。因此，要进行染色处理，以增强样品的反差。一般是用重金属盐与组织细胞中某些成分结合或被组织吸附来达到染色的目的。重金属的原子对电子束形成散射，从而提高图像的反差。常用的染色剂有醋酸铀和柠檬酸铅。

预先取一个清洁的培养皿，将石蜡制作成蜡板，然后滴数滴染液于蜡板上，用镊子夹住载网的边缘，把贴有切片的一面朝下，使载网浮在液滴上，盖上培养皿，染色10～20min。载网从染液中取出后，必须尽快用蒸馏水清洗干净。在染色过程中，铅染液容易与空气中的二氧化碳结合形成碳酸铅颗粒，而污染切片。

因此，在保存和使用染液时，要尽量减少与空气的接触。为防止铅沉淀污染，可在培养皿内放置少许氢氧化钠，以吸收空气中的二氧化碳。

7. 电镜观察、拍片、记录　做好观察记录，选好范围拍片，准确记录底片号码及相应内容，然后在电脑中备案。

三、扫描电镜标本制备方法

在进行扫描电镜观察前，要对样品作相应的处理。扫描电镜样品制备的主要要求是：尽可能使样品的表面结构保存好，没有变形和污染，样品干燥并且有良好导电性能。

1. 样品的初步处理

（1）取材　扫描电镜来说，样品可以稍大些，面积可达 8mm × 8mm，厚度可达 5mm。对于易卷曲的样品如血管、胃肠道黏膜等，可固定在滤纸或卡片纸上，以充分暴露待观察的组织表面。

（2）样品的清洗　用扫描电镜观察的部位常常是样品的表面，即组织的游离面。由于样品取自活体组织，其表面常有血液、组织液或黏液附着，这会遮盖样品的表面结构，影响观察。因此，在样品固定之前，要将这些附着物清洗干净。

①固定　固定所用的试剂和透射电镜样品制备相同，常用戊二醛及锇酸双固定。由于样品体积较大，固定时间应适当延长。也可用快速冷冻固定。

②脱水　样品经漂洗后用逐级增高浓度的酒精或丙酮脱水，然后进入中间液，一般用醋酸异戊酯作中间液。

2. 样品的干燥　扫描电镜观察样品要求在高真空中进行。无论是水或脱水溶液，在高真空中都会产生剧烈地汽化，不仅影响真空度、污染样品，还会破坏样品的微细结构。因此，样品在用电镜观察之前必须进行干燥。干燥的方法有以下几种。

（1）空气干燥法　空气干燥法又称自然干燥法，就是将经过脱水的样品，让其暴露在空气中使脱水剂逐渐挥发干燥。这种方法的最大优点是简便易行和节省时间；它的主要缺点是在干燥过程中，组织会由于脱水剂挥发时表面张力的作用而产生收缩变形。因此，该方法一般只适用于表面较为坚硬的样品。

（2）临界点干燥法　临界点干燥法是利用物质在临界状态时，其表面张力等于零的特性，使样品的液体完全汽化，并以气体方式排掉，来达到完全干燥的目的。这样就可以避免表面张力的影响，较好地保存样品的微细结构。此法操作较为方便，所用的时间也不算长，一般约 2～3h 即可完成，所以是最为常用的干燥方法。

（3）冷冻干燥法　冷冻干燥法是将经过冷冻的样品置于高真空中，通过升华除去样品中的水分或脱水剂的过程。冷冻干燥的基础是冰从样品中升华，即水分从固态直接转化为气态，不经过中间的液态，不存在气相和液相之间的表面张力对样品的作用，从而减轻在干燥过程中对样品的损伤。

3. 样品的导电处理　生物样品经过脱水、干燥处理后，其表面不带电，导电性能也差。用扫描电镜观察时，当入射电子束打到样品上，会在样品表面产生电荷的积累，形成充电和放电效应，影响对图象的观察和拍照记录。因此在观察之前要进行导电处理，使样品表面导电。常用的导电方法有以下几种。

（1）金属镀膜法　金属镀膜法是采用特殊装置将电阻率小的金属，如金、铂、钯等蒸发后覆盖在样品表面的方法。样品镀以金属膜后，不仅可以防止充电、放电效应，还可以减少电子束对样品的损伤作用，增加二次电子的产生率，获得良好的图像。

（2）组织导电法　用金属镀膜法使样品表面导电，需要特殊的设备，操作比较复杂，同时对样品有一定程度的损伤。为了克服这些不足，有人采用组织导电法（又称导电染色法），即利用某些金属溶液对生物样品中的蛋白质、脂类和醣类等成分的结合作用，使样品表面离子化或产生导电性能好的金属盐类化合物，从而提高样品耐受电子束轰击的能力和导电率。

第十八章 ▶ 凝胶电泳法

要点导航

掌握：常用的电泳方法及基本操作，电泳的主要装置与设备。

熟悉：电泳的基本原理及电泳技术分类。

了解：影响电泳迁移率的因素。

近年来，关于电泳（electrophoresis，EP）技术的应用发展特别快，涵盖了从最大的蛋白质分子到氨基酸、糖、嘌呤、嘧啶、其他有机化合物甚至无机离子等领域。把电泳作为一种分离分析技术应追溯至 1907 年，Field 和 Teagua 用电泳理论做指导，研究设计出填充有琼脂糖凝胶的桥管，成功分离了白喉毒素和它的抗体。1937 年瑞典物理化学家 Tiselius 建立了移界电泳法（moving boundary EP），成功地将血清蛋白分成五个主要成分，即清蛋白、α_1 - 球蛋白、α_2 - 球蛋白、β - 球蛋白、γ - 球蛋白，才使电泳作为分离分析技术有了突破性进展。1946 年 Tiselius 的第一套商品化电泳仪问世，其后随着电泳技术原理的不断扩展，电泳仪器和检测手段不断完善。虽然各种电泳仪器设备的发展落后于色谱仪器设备，但在实验室内用于分析的各种电泳技术的可靠性、分辨率、使用的难易度和成本均可与 HPLC 相竞争，尤其是 1981 年 Jorgenson 和 Luckas 开创的高效毛细管电泳（high performance capillary electrophoresis，HPCE）技术，其分离效率、分析速度及操作成本均远优于 HPLC，而目前在大规模应用上，电泳在分辨率和容量等方面还难以和制备型 HPLC 竞争。从电泳技术发展趋势看，在未来几年内有可能达到制备型 HPLC 的水平。

近年来，将电泳原理与其他技术原理相结合，又发展了许多新的电泳技术，如免疫电泳、毛细管电色谱（capillary electrochromatography，CEC）等。尤其是毛细管电色谱，将毛细管电泳与液相色谱融合，柱效几乎比 HPLC 高一个数量级，能达到接近于毛细管电泳的高理论塔板数。这些进步都为电泳技术在分离领域赢得了不可或缺的一席之地。

第一节　电泳的理论基础

一、自由溶液中的电泳过程

当一个球形带电颗粒在黏性介质中受到电场的作用而迁移时，所受电场力为：$F = $

qE，其中，F 是电场力；q 是颗粒的有效电荷；E 是电场强度。与此同时颗粒还受到一个摩擦阻力，$f = F = qE$。在自由溶液中，摩擦阻力 f 服从 *Stocks* 定律，即 $f = 6\pi r v\eta$，其中，r 是带电颗粒半径；v 是颗粒在电场中的迁移速度；η 是介质黏度。

当电场力与摩擦阻力达到平衡时，颗粒做恒速迁移，则有

$$v = \frac{qE}{6\pi r\eta} \qquad v = \frac{eZE}{6\pi r\eta} \qquad (18-1)$$

从上述公式可知，颗粒电泳迁移速度 v 与电场强度 E 和带电颗粒的净电荷量 q 成正比，而与颗粒半径 r 和介质黏度 η 成反比。不同物质在同一电场中，由于它们的有效电荷、形状、大小的差异，它们的电泳迁移速度不同，所以可能分离。即带电颗粒在电场中迁移速度的不同是电泳分离的基础。

颗粒的电泳淌度（electrophoretic mobility）u 被定义为在单位电位梯度 E 的作用下，颗粒的迁移速度。

$$u = \frac{v}{E} \text{ 或 } u = \frac{q}{6\pi r\eta} = \frac{eZ}{6\pi r\eta} \qquad (18-2)$$

在确定的条件下，物质的电泳淌度为常数，是该物质的物化特性参数。

实际上，根据 Gouy-Chapman 的分散双电层理论，在带电颗粒的表面附近存在距离表面由高到低的反离子浓度分布，形成分散双电层结构。在双电层区域颗粒表面附近的电位分布如图 18-1 所示。

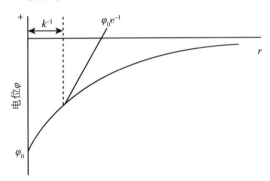

图 18-1　双电层中的电位分布

若表面电位 φ_0 很小，电位沿表面附近半径方向的变化可用指数函数 $\varphi = \varphi_0 e^{-kr}$ 表示，则 $\varphi = \varphi e^{-1}$ 此处距表面的距离为双电层厚度，为 κ^{-1}。双电层厚度 κ^{-1} 的推算常用下式

$$\kappa^{-1} = \left(\frac{\varepsilon k_B T}{2 \times 10^3 e^2 N I}\right)^{\frac{1}{2}} \qquad (18-3)$$

式中，ε 是溶液的介电常数（20℃时水的介电常数为 7.08×10^{-10} F/m）；N 是阿伏伽德罗常数（6.022×10^{23} mol^{-1}）；I 是离子强度；k_B 是玻尔兹曼常数（1.38×10^{-23} J/K）。

因此，考虑到双电层中电位分布情况，带电颗粒的电泳淌度为

$$u = \frac{eZf(kr)}{6\pi r\eta(1+k)} \qquad (18-4)$$

式中，kr 是颗粒半径与双电层厚度比值；$f(kr)$ 是 Henry 形状校正因子。

当颗粒半径远小于双电层厚度时，$kr = 0$，$f(kr) = 1$，电泳淌度可用式（18-4）

表示，当颗粒半径很大时，双电层厚度可以忽略不计，$f(kr) = 1.5$，则式（18 - 4）可改写为

$$u = \frac{q}{4\pi r\eta} = \frac{eZ}{4\pi r\eta} \qquad (18 - 5)$$

上述讨论是针对仅存在单一电解质组分的情况。当溶液中存在多种组分时，组分之间会相互作用，影响电泳速度。但目前多组分之间相互作用的情况尚不清楚，上述各基本方程式广泛应用于电泳速度的推算和电泳分离过程的分析。

二、凝胶中的电泳过程

凝胶电泳是常用的分析手段，也适用于蛋白质等生物物质的制备分离。凝胶电泳的优点是可避免或减少因对流或热扩散引起的分离度降低的情况，并且凝胶本身具有分子筛的作用，有利于提高电泳分离度。常用的凝胶支持物主要是聚丙烯酰胺凝胶，此外还有琼脂糖和淀粉等。聚丙烯酰胺凝胶由丙烯酰胺单体和交联剂 N，N′ - 甲叉双丙烯酰胺在催化剂和引发剂的作用下共聚调制，凝胶的浓度一般用下式表示

$$T_g = \frac{a + b}{m} \times 100\% , \quad c_g = \frac{b}{a + b} \times 100\% \qquad (18 - 6)$$

式中，a 是丙烯酰胺单体质量，单位 g；b 是交联剂单体质量，单位 g；m 是缓冲液体积，单位 cm^3。

Morris 的研究表明，当交联剂 c_g 一定时，聚丙烯酰胺凝胶电泳淌度 u 的对数与 T_g（%）之间呈直线关系，即

$$\lg u = \lg u_0 - K_r T_g \qquad (18 - 7)$$

式中，u_0 是外插到 $T_g = 0$ 时的电泳淌度，为所用缓冲溶液中的自由电泳淌度；K_r 是与交联剂浓度 c_g 有关的凝胶延迟系数。外插值与用其他方法得到的测量值很接近。

第二节　电泳技术的分类

虽然各种电泳技术的基本原理都相同，但在实际应用中，由于研究对象及目的等不同，电泳又可分为许多种类，较常见的分类方法如表 18 - 1 所示。

表 18 - 1　常用电泳技术分类

分类依据	名称	应用
分离对象	蛋白质电泳 核酸电泳	研究蛋白质的理化性质及免疫学特征
支持物	自由溶液电泳（无支持物电泳）	分离、鉴定蛋白质及核酸
	琼脂糖凝胶电泳	分离、鉴定蛋白质及核酸
	聚丙烯酰胺凝胶电泳	分离、鉴定蛋白质及核酸
	醋酸纤维膜电泳	分离、鉴定蛋白质
	滤纸电泳	分离、鉴定蛋白质
展开方式	移界电泳	鉴定某些物质电泳淌度，现几乎不用
	区带电泳	分离、鉴定及制备纯化蛋白质与核酸
	等速电泳	分析、鉴定生物样品中的各种离子组分
	等电聚焦	分离、鉴定蛋白质、测定蛋白质等电点

分类依据	名称	应用
操作电压	一维电泳、二维电泳、交叉电泳、不连续电泳、连续电泳	
泳动槽形状	移界电泳（U 形管） 毛细管电泳（毛细管） 连续自由流动幕电泳（薄层）	分离鉴定蛋白质、多肽、核苷酸、核酸及小分子化合物 分离制备带电分子，不同类型的细胞、细胞膜和细胞器

下面按照不同的展开方式分别简要介绍以下四种电泳方法。

一、移界电泳法

在移界电泳中，需要分离的带电物质是在溶剂中。将一条含有三种不同蛋白质 A、B、C 的带状样品，放置在 U 形电泳管的缓冲溶液中，然后外加电场，使其移动。由于三种蛋白质的电量、尺寸和形状不同，因而其电泳淌度也有所差异，若 $u_A > u_B > u_C$，则电流的通过使蛋白质部分分开。然而，这种情况只有当因对流作用而引起的散开部分在混合被避免的时候才能达到。一段时间后，在整个管子中出现了不同的分隔界面，在每一界面处，较轻的溶液都是在较重的溶液上面。这种相对于重力的界面系统的稳定作用是移界电泳法的特性。在一系列的分界范围中，是以组分的浓度变化参差而排列的。这样一个浓度梯度在电泳管内建立了一个折射率梯度，因此可用一个适宜的光学系统进行测量。移界电泳法的一个特性就是完全的分离是不可能的。因为当通电流直到下降最快的界面移动到 U 形管横隔部分时，由重力所引起的再混合作用就会破坏电泳的分离效果。

二、区带电泳法

不同的离子成分在均一的缓冲液系统中分离成独立的区带，可以用染色等方法显示出来，用光密度计扫描还能得到相互分离的峰，与色谱的洗脱峰相似。电泳的区带随时间延长和距离加大而扩散严重，影响分辨率。加入不同的介质可以减少扩散，特别是在凝胶系统中进行，还兼具分子筛的作用，分辨率大大提高，是应用最广泛的电泳技术。

（一）自由溶液中的区带电泳

自由溶液中的区带电泳有微量电泳、自由流动电泳、密度梯度区带电泳和葡聚糖凝胶柱上的区带电泳，由于应用的局限性，仅作简单介绍。

1. 微量电泳　这是一种基于单个颗粒受到电场作用时会移动非常小的距离的事实来测量带电颗粒淌度的高度专业化方法，可用于高、低相对分子质量样品，以及病毒、细菌、红细胞和其他细胞的分离。其装置元件的主要部分如图 18 - 2 所示，操作时必须放置在恒温槽中，保持温度恒定，否则颗粒的迁移会受温度变化的影响。电泳淌度可通过测量一个颗粒走过一段距离所需的时间来计算，所走的距离可通过显微镜目镜的分度尺读出。测量时间可通过条件元件两端的电位控制在 10s 左右。大量颗粒的观测可采用统计学的方法评价结果。

2. 自由流动电泳　这是一种较大规模的分离带电颗粒的方法，虽然它能用在分析上，分离时间能够短至30s，但与其他电泳方法相比，可溶物质的分辨率非常差。它在细胞分离操作上的主要优点是能很好地保持细胞的存活力。这类电泳仪有一个分离槽，一般长约500mm，宽100mm和厚0.5～1.0mm，分离的样品被缓冲溶液围着，而在缓冲溶液流动的垂直方向上施加一个100～150V/cm的电场，在槽的顶端一小口中注入样品，随着样品的移动，不同的成分分离成单个区带按不同的偏斜方向经过分离槽，如图18－3所示。

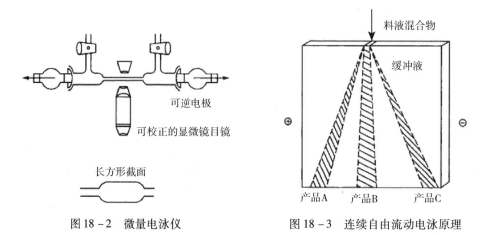

图18－2　微量电泳仪　　　　　　　图18－3　连续自由流动电泳原理

3. 密度梯度区带电泳　密度梯度区带电泳已用于许多低相对分子质量可溶物质的分离和分析工作中。使用密度梯度电泳时，被分离区带的扩散和沉降因素产生的影响会大大降低。扩散取决于黏度，用加入惰性不导电的分子配制梯度的方法同样能简便地增加黏度，得到最有利的条件。蔗糖是最常用来产生密度梯度的物质，此外也可采用甘油、甘露醇等物质。密度梯度不需要精确的线性，只要它足以防止对流即可。在制备工作中，此项技术的主要优点是被分离区带的收集非常简单（例如用一个注射器、泵或流入分部收集器），回收几乎是定量的，并且可利用透析、稀释、离心或沉淀等方法，从包含的支持介质蔗糖中，十分容易地分离样品组分。

4. 葡聚糖凝胶柱上的区带电泳　在大多数情况下，样品组分被完全排斥在葡聚糖凝胶（Sephadex G－25或G－15）珠体外，因此按大小分级分离的分子筛效应没有发生，样品实质上在珠体外的溶剂相中进行自由溶液电泳。结果是所有样品的组分都被阻止进入珠体中，并且分离是完全按照电荷来进行。这个方法专门用于制备工作。由于扩散、吸附效应、电渗及过滤操作，引起谱带扩展，导致较低的分辨率。这个分辨率与用凝胶过滤得到的结果十分不一样，但它的分离基础是颗粒电荷而不是颗粒尺寸大小，因此，这个方法具有一定的价值。本法使用的仪器与在自由溶液中区带电泳使用的仪器类同，这是因为两个操作步骤之间的实际差别，仅是在后者用蔗糖梯度来阻止对流以减少扩散，而前者是用葡聚糖凝胶来阻止对流（由于缓冲液强度不增加，所以不会减少扩散）。

（二）在不同支持物上的区带电泳

1. 滤纸电泳　以滤纸作为带电颗粒溶液的支持物来进行的电泳称为滤纸电泳。在化学成分分离鉴定中，滤纸电泳常常与其他层析方法配合使用以达到预期的效果。它除了用作常规分析方法外，还常用于对物质的带电特性作试探性摸索。滤纸电泳按照所施加电压的高低可分为低压电泳和高压电泳。

2. 醋酸纤维素电泳 用醋酸纤维素带或塑料薄膜作支持物来进行的电泳。其特点是分离快速，在低电压下，仅 0.5 ~ 2h，分离出来的区带非常清晰鲜明，背景完全无色，操作方便，加上不会像滤纸电泳那样造成蛋白质变形，以及膜的均一和少量的吸附剂特性，醋酸纤维素已在多种用途上完全取代滤纸电泳。由于设备简单，操作方便，重复性也好，醋酸纤维素薄膜电泳过去在生化研究特别是临床检验方面起过重要作用。但其分辨率不及凝胶电泳高，所以逐渐被后者代替。利用微晶纤维素薄层作肽的双向"指纹图谱"仍是很有用的技术。

3. 聚丙烯酰胺凝胶电泳（polyacrylamide gel electrophoresis，PAGE） PAGE 是以聚丙烯酰胺凝胶作为支持物的一种方法。它是在淀粉凝胶电泳基础上发展起来的。1959 年 Raymond 和 Weintraub 首先使用 PAG 作为电泳支持物，与淀粉凝胶电泳和琼脂糖凝胶电泳相比优点较多，其孔径大小可以调节，对所有蛋白质、肽都有筛分效应。另外，该凝胶机械强度好、弹性大、电渗力低、分辨率高、易于重复，因此，目前以它作支持物的区带电泳应用广泛。此外还有 SDS（十二烷基磺酸钠）– 聚丙烯酰胺复合物亦被用作电泳支持物，在该电泳系统中，当蛋白质的相对分子质量在 15000 ~ 200000 之间时，电泳淌度与相对分子质量的对数呈线性关系，这在分离、鉴定蛋白质，以及确定蛋白质相对分子质量上具有重要意义。

4. 琼脂糖凝胶和半干式聚丙烯酰胺凝胶电泳 通常情况下，核酸类物质的分离鉴定是采用琼脂糖凝胶电泳法进行的。但有时也可采用琼脂糖 – 聚丙烯酰胺凝胶进行，特别是当分离核酸和测定其相对分子质量时。用琼脂糖 – 聚丙烯酰胺凝胶电泳法分离线性 DNA（L – DNA）时，其淌度与该物质相对分子质量关系密切，而与结构和碱基组成无关。这也是采用凝胶电泳法测定核酸相对分子质量的依据所在。此法除了分离 L – DNA 外，还可分离分析细菌质粒的闭环 DNA（CC – DNA）和开环 DNA（OC – DNA），以及相对分子质量不等的 RNA 片段。若用琼脂糖和聚丙烯酰胺凝胶分离核蛋白时，应在低浓度聚丙烯酰胺凝胶中掺入适量的琼脂糖，这样既能增大凝胶的强度，又可提高分辨率。

（三）等速电泳

等速电泳是一种不连续介质电泳技术。20 世纪 70 年代，Everaerts 考虑到此技术的特点，即在电泳稳态时各组分区带具有相同的泳动速度，将其取名为"isotachophoresis"，中文即等速电泳，简称 ITP。和其他电泳技术一样，等速电泳也根据样品的有效淌度 $\bar{u}$ 的差别进行分离。此外还要有两个特殊的条件。

1. 特殊的电解质系统 即具有一定 pH 缓冲能力的前导电解质 LE 和终末电解质 TE。其中与样品同号的前导电解质离子称前导离子 L，终末电解质离子称终末离子 T，与样品反号的离子叫对离子 P。要求 $\bar{u}_L > \bar{u}_样 > \bar{u}_T$，且 P 要具有 pH 调控能力。LE 和 TE 构成不连续的电泳介质环境，是等速电泳的首要条件。

2. 背景电流要小到足以克服区带电泳效应 等速电泳可以进行多种离子的同时分析，样品预处理简单或不需要，操作条件容易根据需要改变，所以等速电泳特别适用于生化分析工作，但等速电泳只能分析离子型样品，设备也不太简易，这是它的局限性。

（四）等电聚焦

对于普通电泳，在直流电场中，pH 值是均一的、相对稳定的，多种带电分子依其电荷符号和数量的不同，而向不同方向以不同速度移动。随着电泳时间和所走距离的加长，由于分散作用，区带越来越宽。而等电聚焦（isoelectric focusing）的主要特点是在电泳槽中形成一个从正极到负极 pH 逐渐增加的 pH 梯度。当蛋白质分子靠近正极时，处于低于其等电点的环境中，则带正电荷，向负极移动；反之，则向正极移动。最后都聚集在相当其等电点 pH 的位置上，从而就可以依等电点的不同将两性大分子彼此分离，高分辨率地用于分析和制备。等电聚焦电泳的支持物有聚丙烯酰胺凝胶、琼脂糖凝胶及蔗糖溶液等，分离过程要求有稳定的 pH 梯度。另外温度也影响等电聚焦的效果，温度改变，pH 即改变，且高温会把凝胶烧糊，所以一般控制聚焦温度在 $4 \sim 10\,^{\circ}\!C$。

第三节　影响电泳迁移率的因素

（一）电场强度和焦耳热效应

一般是电场强度越强，带电颗粒迁移速度越快。常压电泳控制的电场强度为 $2 \sim 10 V/cm$。电泳过程中由于使用的电流强度 I 会产生热量 $Q = VIt$，使温度增加，从而使电泳流动性增加；使支持介质中缓冲液的溶剂蒸发，从而促进或延缓电泳迁移；因溶剂的损失会引起电解质浓度、离子强度和支持介质电导率增加。电解质浓度增加，通常导致电泳流动性降低。电导率增加，电阻减小，若电压 V 恒定，则 $I = V/R$ 增加，过程中产生的热量也有所增加，相应的蒸发量变大。因此，在电导率增加时，优先选用恒定的直流电流 I，在这种情况下，将导致电压 V 的下降，产生的热量下降，蒸发也会减少，故采用恒定的 I，就有可能得到一个更为均一的电泳淌度。即便如此，蒸发也不可能完全消除。在低压电泳时，还可以通过封闭设备系统控制蒸发，而在高压电泳时，可用冷冻介质的方法来控制。

（二）电渗

当固体与液体相接触时，如果固体表面因某种原因带一种电荷，则因静电引力使其周围液体带另一种电荷，在固－液界面形成双电层，两者之间存在电势差。当液体两端施加电压时，就会发生液体相对于固体表面的移动。这种液体相对于固体表面移动的现象称为电渗。

区带电泳中，如果支持物质带有羧基、磺酸基、羟基等功能团时，在一定的 pH 值溶液中，它们会电离，使支持物带负电荷，与支持物相接触的溶液带正电荷。在电场作用下，此溶液层会向负极移动。反之，若支持物带正电荷，与支持物相接触的溶液就带负电荷，溶液层会向正极移动。因此，电渗会对样品电泳淌度会产生影响。如果电渗方向与样品的电泳迁移方向一致，样品的表观淌度就加快，如果两者的方向不一致，样品的表观淌度就降低。为了测定离子的电泳淌度，需对电渗现象加以校正。单位电场强度下的电渗速度称为电渗淌度。常用中性物质如葡萄糖、淀粉等来测定电渗淌度。因此，对阳离子要将所得的表观淌度减去电渗淌度，而对于阴离子要加上电渗淌度。

（三）吸附

支持物吸附溶质，会延缓电泳分离。在某些情况下，如果它们能选择性地吸附低电泳淌度的组分，则可提高分离效果。就此而言，采用醋酸纤维得到的分离效果要比滤纸好，因为滤纸的吸附能力低。

（四）分子筛分离

当采用凝胶作支持物，在伸展的凝胶中，其空间属于大分子尺寸，这样就表现出分子筛效应。如同凝胶色谱一样，最小的分子进入凝胶的孔状结构中，移动路程最长，所以迁移被延缓。因此，在样品组分分离时，调整诸如凝胶的聚合程度和浓度、孔径大小等因素，就能得到一个高的分辨率。

（五）颗粒的性质和扩散

一般是所带净电荷越大，直径越小或其形状越接近于球形，在电场中淌度就越大。扩散也会影响分离的分辨率，这是因为扩散可使几个分离的区带相互重叠。扩散速度在相当大的程度上取决于离子的大小。大分子的离子扩散相当缓慢。因此，在分离大分子时，扩散的影响非常小；然而，在小分子的分离时，则必须考虑。

（六）溶液的性质

主要是指电极室缓冲溶液和目标产物样品溶液的 pH 值、离子强度和黏度等。

1. 溶液的 pH 值 溶液的 pH 值主要决定电解质的离解程度和其所带净电荷的量。对于氨基酸或蛋白质，溶液的 pH 值应远离其等电点，使其净电荷量较大，迁移速度更快。

2. 离子强度 组分的分离取决于缓冲液的离子强度，若离子强度高，可获得良好的分离效果，但电泳淌度会降低，所以溶液的离子强度一般维持在 $0.05 \sim 0.1 \text{mol/L}$ 内。

3. 溶液的黏度 因为电泳淌度与溶液的黏度成反比，所以黏度不能过大或过小。

电泳淌度的大小并不完全取决于电荷的性质和大小、颗粒性质和分子的特性。净电荷相同，相对分子质量相差一倍的两种物质，其电泳淌度并不成倍增加，因为还受其他因素的影响，如分离效果有时取决于所用缓冲液的性质。

综上所述，影响电泳分离的因素众多，除了实际操作中采用恒电流或恒电压的功能装置，使用夹套或与冷室相连的方法来调节电泳槽的温度，保持得到的淌度有很好的重现性外，关键还在于用实验方法确定最佳条件。具体结果用在规定的操作电压和时间条件下，离子移动的距离来评价，或用标准样品同时实验，进行直接比较。

第四节　常用的电泳方法

一、化学药品与中药分离纯化上应用的电泳技术

电泳技术在化学药品与中药研究中多应用于定性定量分析领域，而较少用于大规模分离纯化。现在最常用的就是高效毛细管电泳技术（high performance capillary electrophoresis，HPCE），其定义为：溶质以电场为推动力，在毛细管中按淌度差别而实现的高效、快速分离的新型电泳技术。1981 年 Jorgenson 等发表了划时代的研究工作，用 $75\mu m$ 内径石英毛细管进行电泳，快速地分离了丹酰化氨基酸并达到了 40 万块/m 理论板的高效率。与传统电泳技术及色谱法相比，HPCE 的突出特点有以下几个方面。

（一）仪器简单，操作方便，容易实现自动化

简易的高效毛细管电泳仪器组成极其简单（图18-4），只要有一个高压电源、一根毛细管、一个检测器和两个缓冲液瓶，就能进行高效毛细管电泳。

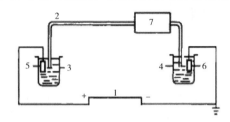

图18-4　毛细管电泳仪

1-高压电源　2-毛细管　3、4-缓冲溶液瓶　5、6-铂电极　7-检测器

（二）分离效率高，分析速度快

由于毛细管能抑制溶液对流，并且具有良好的散热性，允许在很高的电场下（可达400V/cm以上）进行电泳，因此可在很短时间内完成高效分离。分离效率一般可达 $10^5 \sim 10^7$ 块/m。

（三）操作模式多，分析方法开发容易

只要更换毛细管内填充溶液的种类、浓度、酸度或添加剂等，就可用同一台仪器实现多种分离模式。

（四）实验成本低，消耗少

进样为 nl 级或 ng 级；分离在水介质中进行，消耗的大多是价格较低的无机盐类；毛细管长度仅 50~70cm，内径 20~75μm，容积仅几微升。

（五）应用范围极广

由于HPCE具有高效、快速、样品用量少等特点，所以广泛应用于分子生物学、医学、材料学，以及与化学有关的化工、环保、食品等各个领域，从无机小分子到生物大分子、从带电物质到中性物质都可以用HPCE进行分离分析。

目前，毛细管电泳的主要操作模式有：毛细管区带电泳（capillary zone electrophoresis，CZE）、胶束电动色谱（micelle electrokinetic chromatography，MECC 或 MEKC）、毛细管凝胶电泳（gel capillary electrophoresis，GCE）、毛细管等电聚焦（capillary isoelectric focusing，CIEF）、毛细管等速电泳（capillary isotachophoresis，CITP）、毛细管电色谱（capillary electrochromatography，CEC）等。

二、生物产品分离纯化上应用的电泳技术

（一）连续自由流电泳

不用支持物的连续电泳称为连续自由流电泳。在相距很近的两块平板组成的薄室中进行电泳分离。目前已推出商品化的制备电泳仪，最早是由英国 Harwall 的 UKAEA 实验室生化室研制而成的，其生产能力已达 1g 蛋白质/分钟的水平。该技术首创了以层流流场稳定组分区带的方法，但由于其间存在着自然对流、热扩散及"弯月"现象，使其分辨率及处理量都较低。为克服"弯月"现象，研究者们提出了几种不同电泳分离操作模式：①应力稳定自由流动电泳；②循环连续流动电泳；③交变电场下的变流

连续自由流动电泳；④二维交变电场自由流动电泳；⑤动态错流电泳等。

（二）使用支持物的连续电泳

如图 18 - 5 所示，它是低压纸电泳的一种形式。溶解或悬浮在一种适当缓冲液中的样品，连续加到一个垂直纸片的顶部，样品由于重力作用通过缓冲液垂直向下移动。其速度与物质在流动相和支持物间的吸附力等有关，同时样品中各物质受电场的作用，带电成分向水平方向移动，其速度与物质的电荷和质量比有关。在两种因素的共同作用（又称二元式）下，各物质在滤纸上按其各自的理化特性呈辐射状特定方向沿下端的小三角流入分别用于收集的试管中，得到分离。本法除了用于分离制备带电分子外，也能用于分离不同类型的细胞、细胞膜和细胞器。

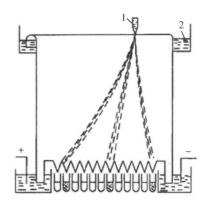

图 18 - 5　使用支持物的连续电泳分离
1 - 物料加样器　2 - 恒定水平的缓冲液槽

（三）制备凝胶电泳

以最常见的制备性聚丙烯酰胺电泳槽为例，通过连续洗脱技术，它能快速有效地分离生物分子。只需 5h 就能提供纯化的蛋白、核酸及其他生物分子。样品上样于凝胶上部表面后，分子通过圆柱形凝胶基质电泳而分离成环状条带。条带迁移出凝胶底部，进入洗脱槽内一个很薄的洗脱滤板中。上面的透析膜可捕获洗脱滤板中的蛋白。洗脱缓冲液环绕着洗脱滤板周边流入洗脱槽。当条带移出凝胶，它们被拉向洗脱滤板中心，并从收集管进入蠕动泵，泵把分离的分子推向收集仪，收集不同的组分以用于测试和定性。保持凝胶中不同部分的温度是条带分离中获得最佳分辨率的关键。

（四）与其他分离过程耦合的制备电泳技术

1. 反向作用色谱电泳　将体积排阻色谱原理与电泳原理相结合，直立的电泳柱内分层填装不同孔径的凝胶。分离中选择适宜的电场强度，使目标蛋白质向上的电泳淌度与其随载流下移的速率相同，从而在两层凝胶的接界处聚焦，而其余组分则因为电泳淌度与其下移速率相异而被柱上端或下端移出。反向作用色谱电泳实现了目标蛋白质的选择性堆积，克服了体积排阻色谱和区带电泳过程中共同存在的组分区带在分离过程中被加宽的缺点。但其分离规模小，难以用于多组分分离。

2. 双水相电泳　利用电场来强化待分离组分在两相间的分配选择性。Marando 等以 PEG/Dextran 体系为例，研究了 pH、上下相的电极性及电场强度对分离牛血清蛋白 - 牛血红蛋白混合物的影响。表明在适宜的操作条件下，两种蛋白质的相分配系数均可接近 100，分离因子大于 4000，但分离规模受其装置换热能力的控制。此外双水相体系的成本昂贵也是限制这一技术用于大规模分离的一个重要因素。

3. 加入有机组分的制备电泳　加入有机组分有利于增大目标与杂质组分间电泳淌度的差异，从而提高电泳分离程度。罗坚等发现卵清白蛋白组分Ⅰ和组分Ⅱ在乙醇水溶液中可以得到更好的电泳分离；在多通道流动电泳分离过程中，加入有机组分能减

小蛋白质的过膜阻力从而增大膜通量，提高设备的处理能力。对于蛋白质组在有机 –
水介质中对结构特性的考察有助于优化电泳分离。

第五节　电泳的主要装置与设备

一、制备凝胶电泳槽

常用的 491 型制备电泳槽（图 18 – 6）运用一个
缓冲液循环泵，下层电泳缓冲液不断流经冷却芯而
被抽吸到凝胶中心，使整个凝胶的温度保持一致。
由于小型制备电泳槽使用的凝胶体积小，无需这项
操作即可获得同样高的分辨率。这两种电泳槽都能
分离相对分子质量差别仅为 2% 的蛋白，因此应用极
为广泛。王永杰将人外周血或兔人工无菌性腹水中
分离的中性粒细胞，用 5% 冰醋酸直接提取。经连续
酸 – 尿素 – 聚丙烯酰胺凝胶电泳（CAU – PAGE）洗
脱，获取纯化的 HNP – 1 ~ 3 或 RNP – 1 ~ 5 组分，以
聚丙烯酰胺凝胶过滤作为一种参比方法发现，采用
491 型制备电泳槽的 CAU – PAGE 是一种较简便、快
速、经济的分离纯化防御素组分的方法。

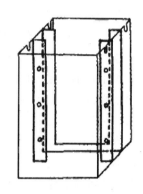

图 18 – 6　电泳槽正面
细线部分为电泳槽外壳，凹陷处
放置进出冷却水管，粗线部分为固定
架，圆圈为上固定螺丝的孔（有罗
纹），玻璃管、通冷却水弯管及白金
丝电极未画出

二、制备型电洗脱槽

从凝胶上洗脱蛋白质样品是非常麻烦与费时的，且回收率很低。利用带负电的生
物大生子向阳极移动，可在阳极用透析膜收集样品。洗脱时间从几十分钟到几个小时
视样品而异，样品体积可从一百到几百微升。全凝胶洗脱仪（图 18 – 7、图 18 – 8）能
同时从整块的制备凝胶中洗脱和收集多个生物分子带。这些仪器能快速有效而且简便
地将所有生物分子从凝胶洗脱到溶液中，避免了繁琐的切胶洗脱过程，适合于筛选天
然蛋白混合体以鉴定免疫相关抗原和纯化多个核酸或蛋白条带等应用。

三、多腔式等电聚焦电泳槽

Ilbe 提出的多腔式等电聚焦技术有效解决了 pH 梯度的稳定和抑制对流等问题。在
此基础上使电泳槽在水平方向上进行了转动化热，使换热效率大为提高，从而增大了
聚焦的处理量，缩短了操作时间，这一设计已有 BioRad 公司改进并实现了商品化，即
Rotofor™。其上样量可达到从毫克级到克级的水平，运行一次 Rotofor 系统就可使样品
最多浓缩 20 倍。若将初始运行而获得的组分汇集并再分离，可以产生最多 1000 倍的纯
化效果。只需要 10min 的设置，在 3h 内即可完成每个聚焦步骤。用 Rorofor
（图 18 – 9）分离天然有色蛋白混合物——藻青蛋白（蓝色异构体，pI 4.5 ~ 5.0）、血
红素（红色异构体，pI 7.2 和 7.6）和细胞色素 C（橙色异构体，pI 9.5 ~ 10.0）的过
程收集可在数秒内完成，避免了蛋白扩散和再混合。

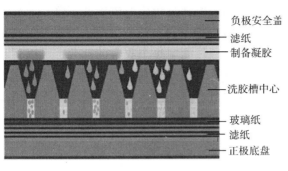

负极安全盖
滤纸
制备凝胶
洗胶槽中心
玻璃纸
滤纸
正极底盘

图 18 – 7 从制备型板式凝胶上洗脱条带

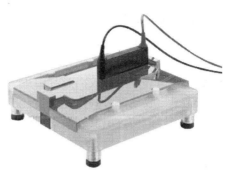

图 18 – 8 全凝胶洗脱电泳仪

四、制备等电聚焦电泳仪

以常见固相介质制备等电聚焦为例，固相介质制备等电聚焦技术中的密度梯度等电聚焦、凝胶板制备等电聚焦等商品化较早，如 LKB 柱，如图 18 – 10 所示。研究发现，利用 LKB2117 等电聚焦系统分离组分复杂的纤维素酶（多酶体系，包括三类分子与等电点差别微小、组成和性质近似的水解酶）可以取得比较满意的结果。在用 LKB 柱进行等电聚焦电泳时，为了保持形成的 pH 梯度，防止对流和分离的区带混合，在电泳柱内要制备密度梯度，通常使用蔗糖、甘油、聚乙二醇、甘露醇、右旋糖酐和聚蔗糖等作材料。由两性电解质、样品和蔗糖等制备的重液与不含蔗糖的两性电解质和样品组成的轻液，通过梯度混合器加入电泳柱内，形成下重上轻的密度梯度。pH 梯度范

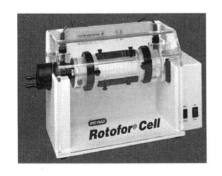

图 18 –9 Rotofor 电泳槽用于蛋白质分离

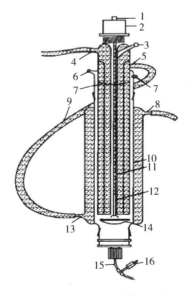

图 18 – 10 LKB 管构造图

1 – 中心管电极 2 – 中心管电极外套 3 – 中心电极管溶液入口 4 – 内层冷却水入口 5 – 内层冷却水出口 6 – 加样口 7 – 上部电极 8 – 外层冷却水出口 9 – 内外层冷却水连通口 10 – 样品层 11 – 中心电极管 12 – 中心管电极 13 – 外层冷却水入口 14 – 中心管电极活塞 15 – 样品排出口 16 – 样品排出口螺旋夹

围可根据需要，选择两性电解质，电泳时需冷却。电泳过程中电流逐渐下降，达到稳定时，电泳结束。关掉电源，从柱下端小心、缓慢地放出电泳液，根据需要收集流出液，每管收集的量应适当，过大时分辨率降低。通过测定每个收集的部分，可以将不同组分分离，也可在放出过程中用紫外检测。由于 LKB 柱操作较为繁琐，电泳液排出时的流速、收集部分的体积、检测方法及其他意外因素均会影响其分辨率，因此出现了螺旋管等电聚焦电泳和水平旋转等电聚焦电泳等改进型。

下篇
实验项目

实　　验

实验一　常用玻璃仪器清洗与干燥操作训练

【实验目的】

1. 掌握药学研究常用玻璃仪器的清洗、干燥和保养方法。

2. 掌握铬酸洗液的配制方法和使用注意事项。

【实验概述】

为了使实验得到正确的结果，实验所用的仪器必须是洁净和干燥的。在实验中要根据实验要求、污物性质和沾污的程度选用适宜的洗涤方法和干燥方法。玻璃仪器的一般洗涤方法有冲洗、刷洗及药剂洗涤等。对一般黏附的灰尘及可溶性污物可用水冲洗；当仪器内壁附有不易冲洗掉的污物时，可用毛刷或其他适宜物刷洗；对于上述二法不能洗去的污物，则需要根据污物的性质选择合适的洗涤剂或药剂来洗涤。洗净后的仪器不可用布或纸擦拭，而应用晾干或烘烤的方法来使之干燥。

【实验材料】

1. 仪器　电热恒温干燥箱、气流烘干器、各规格烧瓶、各规格烧杯、试管、各规格锥形瓶、容量瓶、移液管、滴定管、滴管、洗瓶、架盘天平、研钵、500ml 的棕色细口瓶、100ml 量筒、玻璃棒。

2. 试药　重铬酸钾、浓硫酸、蒸馏水。

3. 材料　烧瓶刷、试管刷、烧杯刷、试管架、合成洗涤剂、橡胶手套等。

【实验内容】

1. 铬酸洗液的配制

（1）称取重铬酸钾 5g，于干燥研钵中研细。

（2）将此细粉加入盛有 10ml 水的烧杯内，加热，搅拌使溶解，待冷却。

（3）将浓 H_2SO_4 90ml 徐徐加入已冷却的 $K_2Cr_2O_7$ 溶液中，边倒边用玻璃棒搅拌，并注意不要溅出，混合均匀，待冷却后，装入洗液瓶备用。

2. 烧杯等易洗玻璃仪器的清洗和干燥　将实验柜中烧杯、烧瓶等先用自来水冲洗一下，然后用毛刷加肥皂、洗衣粉等刷洗，再用自来水清洗，最后用蒸馏水冲洗 3 次（应顺壁冲洗并充分震荡，以提高冲洗效果），沥干后置电热恒温干燥箱中烘干。

3. 容量分析器皿的清洗和干燥　为保证仪器的精度，容量器皿的洗涤和干燥与普通玻璃仪器有所不同。对一般黏附的灰尘，可直接用清水冲洗，如不能洁净，可倒入洗液洗涤，若污染严重则可放入洗液内浸泡。洗液洗涤后，用清水冲洗干净，最后用蒸馏水洗 3 次。容量分析器皿一般最好不用毛刷刷洗，当洗液浸泡都无法去除污物时，可根据容量器皿的规格选用特制的毛刷刷洗。容量器皿的干燥不能采用烤干、烘干等加热的方式，只能采用晾干和快干的方法。

（1）滴定管　倒入温热至 40～50℃铬酸洗液 10ml，把滴定管横过来，两手平端滴定管转动直至洗液布满全管。碱式滴定管应先将橡皮管卸下，然后再倒入洗液进行洗涤。酸式滴定管的玻璃活塞，可先用脱脂棉蘸少量的乙醇擦洗。经转动几圈后，把洗液倒回原瓶，再用清水冲洗或刷洗，最后用蒸馏水沿器壁冲洗 3 次。将洗净的滴定管倒置于滴定管架上，晾干，备用。

（2）容量瓶　先尽量倒出瓶内残留的水（以免稀释洗液），再加入 10～20ml 洗液，倾斜转动容量瓶，使洗液布满内壁，放置一段时间，然后将洗液倒回原瓶中，再用清水充分冲洗容量瓶和瓶塞，洗净后用蒸馏水淌洗 3 次。倒置自然晾干。

（3）移液管　先用洗耳球压气，吹去其中残留的水，将管尖伸入洗液瓶中，吸取洗液至移液管球部的 1/4 处或者吸量管全管的 1/4 处。移开洗耳球，与此同时，用右手的示指堵住管口，把管横过来，左手扶住管的下端，松开右手示指，一边转动移液管，一边使管口降低，让洗液布满全管。然后，从管的上口将洗液放回原瓶，用自来水充分冲洗，再用洗耳球，如上操作，吸取蒸馏水将整个管的内壁润洗 3 次，淌洗的水应从管尖放出。亦可用洗瓶从管的上口吹洗，并用洗瓶吹洗管的外壁。倒置于移液管架，自然晾干。

3. 玻璃管的洗涤和干燥　玻璃管（棒）的外部可直接擦干净，玻璃管内的灰尘可以用清水冲洗干净，如果玻璃管较粗，可使用两端有绳的布条穿过玻璃管，来回拖动布条以除去管内的脏物。如果管内有油腻的东西，用清水和布条都不能除去，可把长玻璃管切成适当长度，浸在铬酸洗液里，然后取出用清水冲洗干净。

玻璃管（棒）洗净后必须干燥才能加工，可以烘干、晾干和吹干，但是玻璃管切忌明火直接烤干，以防玻璃管炸裂。

【注意事项】

1. 重铬酸钾使用前需在通风柜中研细，这样粉末更易溶解。

2. 铬酸洗液中存有少量三氧化铬，它是强氧化剂，遇到酒精会猛烈反应以致着火，应避免与酒精接触。

3. 用铬酸洗液洗涤分析器皿前应尽可能滴尽水珠，以免稀释洗涤液，用过的洗液在变成草绿色之前仍可倒入原贮存瓶中备用。

4. 铬酸洗液在使用时要切实注意不能溅到身上，以防烧破衣服和损伤皮肤。

6. 洗液倒入要洗的仪器中，应使仪器周壁全浸洗后稍停一会再倒回洗液瓶，第一次用少量水冲洗刚浸洗过的仪器后，废水不要倒在水池里和下水道里，长久会腐蚀水池和下水道，应倒在废液缸中，缸满后倒在垃圾里，如果无废液缸，倒入水池时，要边倒边用大量的水冲洗。

7. 切不可盲目地将各种试剂混合作洗涤剂使用，也不可任意使用各种试剂来洗涤玻璃仪器。

8. 不可使用端头无竖毛的秃头毛刷刷洗试管、烧瓶、烧杯等玻璃仪器。

9. 应等烘箱内温度降至室温后再取出，切不可让很热的玻璃仪器沾上冷水，以免破裂。带有刻度的量器，如移液管、滴定管、容量瓶等，不能用加热的方法进行干燥，以免影响仪器的精度。

10. 洗净后的仪器，不可用布或纸擦拭，而应用相应玻璃仪器的干燥方法使之干燥。

11. 磨口玻璃塞不能用去污粉刷洗，否则对磨口精密度有损害，影响密封，应以脱脂棉蘸少量回收的乙醇、丙酮、乙醚等有机溶剂擦洗或用洗液浸泡后以自来水冲洗。

12. 非标准磨口塞的玻璃仪器在洗净前就用橡皮筋或小线绳把塞和管口拴好，以免打破塞子或互相弄混。需长期保存的磨口仪器要在塞间垫一张小纸片，以免日久粘住。

实验二　常用实验装置安装与拆卸操作训练

【实验目的】
掌握回流提取、分馏、常压蒸馏和减压蒸馏装置的安装和拆卸的操作方法。

【实验概述】
分馏、常压蒸馏和减压蒸馏都是分离纯化有机化合物的重要方法。当气体受热后其蒸气压增大到与外界大气压相同时，即沸腾。此时液体的温度为该物质的沸点。一定温度下，不同物质具有不同的蒸汽压，因此沸点也各异。利用该特性可将沸点相差较大的液态化合物分离，沸点低的化合物先蒸出，沸点较高者后蒸出。分馏和蒸馏的原理一样，相当于多次蒸馏。

回流是指将液体加热所产生的蒸气通过冷凝又变成液体流回到原来的反应器中的过程，可减少提取、反应过程中挥发性物质和溶剂的损失。

【实验材料】
仪器： 铁架台、圆底烧瓶、蒸馏头、克氏蒸馏头、温度计、水银压力计、真空循环水泵、毛细管、螺旋夹、沸石、安全瓶、试管夹、S扣、安全瓶、冷凝管、橡皮管。

【实验内容】
（1）常压蒸馏装置的安装与拆卸　参照第二章第四节图2－2所述进行安装，安装完成后按顺序进行拆除。

（2）减压蒸馏装置的安装与拆卸　参照第二章第四节图2－3所述进行安装，安装完成后按顺序进行拆除。

（3）分馏装置的安装与拆卸　参照第二章第四节图2－4所述进行安装，安装完成后按顺序进行拆除。

（4）回流装置的安装与拆卸　参照第二章第四节图2－1进行安装，安装完成后按顺序进行拆除。

【注意事项】
1. 在添加物料时，应同时加入2~3粒沸石，防止在蒸馏过程中发生爆沸。

2. 停止蒸馏时的操作顺序不能任意颠倒。

3. 减压蒸馏使用的蒸馏瓶和接受器不能选用平底烧瓶和锥形瓶，同时检查装置的气密性是否良好。

4. 分馏时，为减少分馏柱热量散失，可用石棉布包裹分馏柱。

5. 分馏柱内要有足够量的液体流回烧瓶。

6. 在玻璃管上接胶管时，应用双手操作，先将玻璃管放平，采取水平接入的方法。先使胶管粘上一点水润滑，再套上玻璃管；如果胶管较小，可先将端头放入热水中烫热增加弹性，以便于连接。注意谨防玻璃管断裂而割伤手指。

实验三 电子分析天平使用操作训练

【实验目的】

1. 掌握电子分析天平的标准操作规范及使用过程中的注意事项。

2. 通过使用电子分析天平称量，熟悉片剂的"重量差异"检查法。

【实验概述】

电子分析天平是化学实验室最常使用的称量仪器，电子天平规范的操作方法是必须掌握的一项基本技能。对片剂进行"重量差异"检查，可以控制各片重量的一致性，保证用药剂量的准确。本实验使用电子分析天平测定复方丹参片的片重，以检查其重量差异。

【实验材料】

1. 仪器 电子分析天平（万分之一），扁形称量瓶，弯头或平头手术镊。

2. 试药 复方丹参片。

【实验内容】

1. 取空称量瓶，精密称定重量。

2. 取复方丹参片20片，置此称量瓶中，精密称定总重。两次重量之差即为20片复方丹片的总重量，除以20，求得平均片重。

3. 每片丹参片重量的称量

（1）直接法称定 将20片复方丹参片全部取出，然后依次用镊子取1片，精密称定每片的重量，重复操作得各片重量。

（2）间接法称定 从称量瓶中依次用镊子取出1片复方丹参片，记录下剩余药片的总重量，相减即得取出药片的重量，重复操作得各片重量。

4. 按下表规定的重量差异限度，求出允许片重范围。

表实验 3 - 1 片剂重量差异限度规定

平均重量	重量差异限度
0.30g 以下	±7.5%
0.30g 及 0.30g 以上	±5%

每片的重量与平均片重相比较（凡有标示片重的片剂，每片重量与标示片重相比较），超出限度的不得多于2片，并不得有1片超出限度一倍。

【注意事项】

1. 在称量前后，均应仔细查对药片数。

2. 在称量过程中，应避免用手直接接触供试品。

3. 已取出的药片，不得再放回供试品原包装容器中。有检出超出重量差异限度的药片，宜另器保存，供必要时的复核用。

4. 在称量操作时，应正确使用各功能键，规范操作电子分析天平，精密称量各个药片。

实验四　恒重操作训练

【实验目的】

1. 掌握称量的基本操作。

2. 掌握恒重的意义及操作的基本方法。

3. 掌握固体试剂的取用方法。

4. 熟悉基准物质的含义和作用。

【实验概述】

1. 恒重的概念　系指供试品连续两次干燥或炽灼后称重差异在 0.3mg 以下的重量；干燥至恒重的第二次及以后各次称重均应在规定条件下继续干燥 1h 后进行，炽灼至恒重的第二次称重应继续炽灼 30min 后进行。有关中药的许多质量控制指标，如水分、炽灼残渣、干燥失重、灰分等的测定都离不开恒重，因此恒重操作是我们必须掌握的中药理化基本技能之一。

2. 基准物质的概念及基本知识　基准物质（standard chemicals）是一种高纯度的，其组成与它的化学式高度一致的化学稳定的物质（例如一级品或纯度高于一级品的试剂）。这种物质用来直接配制基本标准溶液，标准溶液是一种已知准确浓度的溶液，可在容量分析中作滴定剂，也可在仪器分析中用以制作校正曲线的试样。但在较多情况下，它常用来校准或标定某未知溶液的浓度。基准物质应该符合以下要求：①组成与它的化学式严格相符。②纯度足够高。③性质很稳定。④参加反应时，按反应式定量地进行，不发生副反应。⑤最好有较大的式量，在配制标准溶液时可以称取较多的量，以减少称量误差。常用的基准物质有银、铜、锌、铝、铁等纯金属及氧化物、重铬酸钾、碳酸钾、氯化钠、邻苯二甲酸氢钾、草酸、硼砂等纯化合物。为保证试验结果的准确度，在使用前必须对基准物质进行恒重操作。

【实验材料】

1. 仪器　恒温干燥箱、电子天平、扁形称量瓶、干燥器、100ml 容量瓶、玻璃棒、烧杯。

2. 试药　基准邻苯二甲酸氢钾。

【实验内容】

1. 扁形称量瓶的恒重　首先将洗净的称量瓶和瓶盖对应编号，置于恒温干燥箱中，打开瓶盖，放于称量瓶旁（或将瓶盖半打开），于 105℃进行干燥。然后取出称量瓶，加盖，置于干燥器中冷却（约 30min）至室温，精密称定重量。按上法再干燥 1h，然后冷却称重，直至连续两次称重的差异不超过 0.3mg 为止。记录称量瓶实重 W_1。

2. 称取供试品　取基准邻苯二甲酸氢钾约 4g，精密称定，记录样品粉末重量 W_2，将药粉平铺于称量瓶中。

3. 测定　打开瓶盖在 100～105℃恒温烘箱中干燥 5h，将瓶盖盖好，移置干燥器中，冷却 30min，精密称定重量，再在上述温度干燥 1h，冷却，称重，至连续两次称重的差异不超过 0.3mg 为止，记录此时称量瓶和样品总重，W_3 表示。

$$恒重后基准物质重量 = W_3 - W_1$$

【注意事项】

1. 干燥时，应将瓶盖取下；取出时须将称量瓶盖好。

2. 称量瓶放入干燥箱的位置，取出冷却、称重的顺序，应先后一致，则较易获得恒重。

3. 干燥后的第二次以及以后多次称重，均应在规定条件下继续干燥 1h 后进行。

4. 在称取样品时应使用清洁、干燥的药匙伸入样品瓶内移取。注意药匙不能交叉使用，也不得将用过而未经洗涤干燥的药匙伸入其他样品瓶或试剂瓶中，更不能用手直接抓取样品。

实验五　干燥失重操作训练

【实验目的】

1. 掌握干燥失重的测定方法。

2. 进一步巩固分析天平的称量操作。

【实验概述】

应用挥发重量法，在一定条件下，将样品加热，使其中水分及挥发性物质逸出后，根据样品所减失的重量计算出干燥失重。

【实验材料】

1. 仪器　恒温干燥箱，干燥器，分析天平，扁形称量瓶等。

2. 试药　葡萄糖。

【实验内容】

1. 称量瓶的干燥恒重　将洗净的称量瓶置于恒温干燥箱中，打开瓶盖，放于称量瓶旁，于 105℃进行干燥。然后取出称量瓶，加盖，置于干燥器中冷却至室温（约 30min），精密称定重量。按上述方法再干燥 1h，然后冷却，称重，直至恒重。记录称量瓶的重量 m（g）。

2. 样品干燥失重的测定

（1）取样品约 1g（如为较大结晶，应先迅速捣碎成 2mm 以下的颗粒），平铺在已恒重的称量瓶中，厚度不可超过 5mm，加盖，精密称定。记录样品加称量瓶的重量 m_1（g），并计算样品重 $m_s = m_1 - m$（g）。

（2）将称量瓶置于恒温干燥箱中，打开瓶盖，先于 60℃烘烤约 15min，然后逐渐升温，再于 105℃干燥。取出后加盖，置于干燥器中冷却置室温，精密称定。按上述方法再干燥 1h，然后冷却，称重，直至恒重。记录干燥后样品加称量瓶的重量 m_2（g）。根据减失的重量即可计算样品的干燥失重。

3. 数据记录与结果计算

表实验 5－1　葡萄糖干燥失重的测定结果表

项目	第一次	第二次	失重
称量瓶重量 m（g）			
样品加称量瓶重量 m_1（g）			
样品重量 m_s（g）			
干燥后样品加称量瓶重量 m_2（g）			

$$葡萄糖干燥失重（\%）=\frac{样品加称量瓶重\ m_1-干燥后样品加称量瓶重\ m_2}{样品重\ m_1}\times100\%$$

【注意事项】

1. 在称量瓶或样品进行恒重测定时，第一次加热干燥时间应长一些（如 2h），使挥发性成分逸出，这样容易达到恒重。

2. 称量时应迅速，以免干燥的样品或称量瓶在空气中露置久后吸潮而不易达到恒重。

3. 样品每次在干燥器中的冷却时间应相同。

4. 葡萄糖受热温度较高时可能融化于吸湿水及结晶水中，因此测定本品干燥失重时，宜先于较低温度（60℃左右）干燥一段时间，使大部分水分挥发后再于 105℃干燥至恒重。

实验六　炽灼残渣测定操作训练

【实验目的】

1. 掌握炽灼残渣的测定方法。

2. 巩固分析天平的称量操作。

【实验概述】

本法（《中国药典》2010 年版一部附录Ⅸ J）中所称"炽灼残渣"，系指将药品（多为有机化合物）经加热灼烧至完全炭化，再加硫酸 0.5～1ml 并炽灼（700～800℃）至恒重后遗留的金属氧化物或其硫酸盐。

【实验材料】

1. 仪器　箱式电阻炉、干燥器、坩埚、分析天平、电炉等。

2. 试药　自行选定（依据实验室条件，自行购买）。

【实验内容】

1. 空坩埚的恒重　将洁净坩埚置箱式电阻炉内，将坩埚盖斜盖于坩埚上，经加热至 700～800℃炽灼约 30～60min，停止加热，待温度冷却至约 300℃，取出坩埚，置适宜的干燥器内，盖好坩埚盖，放冷至室温（一般约需 60min），精密称定坩埚重量（准确至 0.1mg）。再以同样条件重复操作，直至恒重，备用。

2. 称取供试品　取供试品 1.0～2.0g 或该药品项下规定的重量，置已炽灼至恒重的坩埚内，精密称定。

3. 炭化 将盛有供试品的坩埚置电炉上缓缓灼烧（应避免供试品燃烧而溢出）。炽灼至供试品全部炭化呈黑色，并不再冒烟，放冷至室温。

4. 灰化 除另有规定外，滴加硫酸 0.5～1.0ml，使炭化物全部湿润，继续在电炉上加热至硫酸蒸气除尽，白烟完全消失，将坩埚移置箱式电阻炉内，盖子斜盖于坩埚上，在 700～800℃ 炽灼约 60min，使供试品完全灰化。

5. 恒重 停止加热，待温度冷却至约 300℃，取出坩埚，置适宜的干燥器内，盖好坩埚盖，放冷至室温（一般约需 60min），精密称定坩埚重量（准确至 0.1mg）。再以同样条件重复操作，直至恒重，并记录。

6. 实验数据记录与结果计算

（1）记录 记录供试品的取用量、炽灼温度、时间。坩埚及残渣的恒重数据、计算与结果等。

（2）结果计算

$$炽灼残渣\% = \frac{残渣及坩埚量 - 空坩埚量}{供试品重量} \times 100\%$$

【注意事项】

1. 炭化与灰化的前一段操作应在通风柜内进行。供试品放入高温炉前，务必完全炭化并除尽硫酸蒸气。

2. 坩埚宜预先编码标记，盖子与坩埚应编码一致。当一次恒重几个坩埚时，坩埚从高温炉取出的先后次序，在干燥器内的放冷时间以及称量顺序，均应前后一致；同一干燥器内同时放置的坩埚最好不超过 4 个，否则不易达到恒重。

3. 坩埚放冷后干燥器内易形成负压，应小心开启干燥器，以免吹散坩埚内的轻质残渣。

4. 炽灼残渣检查中炽灼后的第二次称重，应在连续炽灼 30min 后进行。

实验七　容量分析器皿校准操作训练

【实验目的】

1. 掌握常用容量分析器皿的校准方法及注意事项。

2. 掌握常用容量分析器皿的正确使用方法。

【实验概述】

容量分析器皿的体积测定误差是分析实验误差的来源之一，根据分析实验允许的误差大小，通常要求所用器皿进行溶液体积测量的误差约在 0.1%。然而由于不同的商品登记、温度变化、长期使用过程中试剂的侵蚀等原因，使大多数器皿的实际容积与它所标示的容积之差往往超出允许的误差范围，因此为提高分析实验的准确度，尤其对准确度要求较高的实验，有必要对器皿进行校准。

【实验材料】

1. 仪器 电子分析天平（千分之一）、100ml 容量瓶、10ml 吸量管、50ml 锥形瓶、碱式滴定管、铁架台、滴管、移液管架、蝴蝶夹等。

2. 试药 蒸馏水。

【实验内容】

1. 容量瓶和移液管的相对校准 用 10ml 移液管移取蒸馏水于干净且晾干的 100ml 容量瓶中，放液时移液管保持垂直，管子尖端靠紧瓶口内侧，让水自然流下，勿吹。水流完后等待 15s，再将移液管拿开。如此反复操作进行到第 10 次后，观察瓶颈处水的弯月面是否刚好与标线相切。若不相切，则可根据液面最低点，在瓶颈另作一记号。

2. 滴定管的绝对校准

（1）将蒸馏水装入已洗净的滴定管中，调节零刻度。

（2）用温度计测定所用水的温度。

（3）取一个干燥的 50ml 锥形瓶，放在分析天平上称量。然后从滴定管中放出 5ml 蒸馏水至锥形瓶中，1min 后准确读取其容积数。

（4）于同一台分析天平称量锥形瓶加水的重量。然后再放入 5ml 蒸馏水。读取容积数，再称量。如此反复进行直至滴定管读数 25ml。将结果按下表的形式进行记录。

表实验 7 - 1　　滴定管的绝对校准

读取容积（ml）	瓶加水重（g）	水重（g）	真实容积（水重/d_1）	校正数 $V_真 - V_读$

（5）按上述步骤重复校准一次，两次校准之差应≤0.02ml。

【注意事项】

1. 利用称量水法进行容量器皿校准时，要求水温和室温一致。若两者有微小差异时，以水温为准。

2. 用滴定管和移液管放蒸馏水到称量的容量瓶内时，操作时应注意切勿让水碰到容量瓶的磨口。

实验八　标准溶液配制与标定操作训练

【实验目的】

1. 掌握滴定管的正确使用方法及注意事项。

2. 掌握滴定操作和滴定终点的判断。

3. 熟悉配制标准溶液和用基准物质标定标准溶液浓度的方法。

【实验概述】

由于氢氧化钠容易吸收空气中的二氧化碳和水分，不能直接配制标准溶液，需采用基准物质标定。标定碱溶液的基准物质很多，如草酸（$H_2C_2O_4 \cdot 2H_2O$）、苯甲酸（C_6H_5COOH）、氨基磺酸（NH_2SO_3H）、邻苯二甲酸氢钾（$HOOCC_6H_4COOK$）等，目前常用的是邻苯二甲酸氢钾，其滴定反应如下：

计量点时由于弱酸盐的水解，溶液呈微碱性，可采用酚酞为指示剂。

【实验材料】

1. 仪器 电子天平（万分之一）、干燥器、称量瓶、滴瓶、锥形瓶、滴定管、烧杯、铁架台、蝴蝶夹等。

2. 试药 基准邻苯二甲酸氢钾、氢氧化钠（A. R.）、酚酞指示液（1% 乙醇溶液）、蒸馏水。

【实验内容】

1. 氢氧化钠饱和水溶液的配制 称取氢氧化钠约 120g，加蒸馏水 100ml，振摇使溶解成饱和溶液，冷却后置塑料瓶中。静置数日，澄清后作贮备液。

2. 0.1mol/L 氢氧化钠溶液的配制 量取饱和氢氧化钠溶液 5.6ml，加新煮沸过的冷蒸馏水至 1000ml，摇匀。或直接称取 4.4g 氢氧化钠，加新煮沸过的冷蒸馏水溶解，并稀释至 1000ml，摇匀。

3. 0.1mol/L 氢氧化钠溶液的标定

（1）配制邻苯二甲酸氢钾标准溶液 精密量取 105～110℃ 干燥至恒重的基准邻苯二甲酸氢钾 4.5～5.0g，置 150ml 烧杯中溶解后定量转移至 250ml 容量瓶，稀释至刻度，摇匀。

（2）氢氧化钠溶液的标定 精密移取 25ml 邻苯二甲酸氢钾溶液，置 250ml 锥形瓶中，加 25ml 水，1 滴酚酞指示液，用 0.1mol/L 的氢氧化钠溶液滴定至溶液呈淡粉红色保持 30s 不褪色即为终点。记录所消耗用的氢氧化钠溶液的体积，平行测定 3 次。

$$\text{NaOH 标准溶液的浓度：} \quad C_{\text{NaOH}} = \frac{m_{\text{KHC}_8\text{H}_4\text{O}_4} \times \frac{25}{250} \times 1000}{M_{\text{KHC}_8\text{H}_4\text{O}_4} \times V_{\text{NaOH}}} \quad (\text{mol/L})$$

$$(M_{\text{KHC}_8\text{H}_4\text{O}_4} = 204.2\text{g/mol})$$

式中，$m_{\text{KHC}_8\text{H}_4\text{O}_4}$ 为邻苯二甲酸氢钾重量（g），V_{NaOH} 为滴定时耗用氢氧化钠溶液的体积（ml）。

4. 数据记录与处理 将结果按下表的形式进行记录。

表实验 8–1　氢氧化钠标准溶液的标定

项目　　　　　测定次数	1	2	3
称量瓶 + 邻苯二甲酸氢钾重（g）			
称量瓶 + 剩余邻苯二甲酸氢钾重（g）			
邻苯二甲酸氢钾重 M（g）			
耗用氢氧化钠溶液的体积 V（ml）			
氢氧化钠溶液浓度 C（mol/L）			
氢氧化钠溶液浓度平均值（mol/L）			

【注意事项】

1. 为了配制不含碳酸钠的标准氢氧化钠溶液，一般先配制氢氧化钠饱和水溶液

（120∶100）。碳酸钠在饱和氢氧化钠中不溶解，待碳酸钠沉淀后，量取上层澄清液，再稀释至所需浓度。用来配制氢氧化钠溶液的水应加热煮沸后放冷，以除去其中的二氧化碳。

2. 配制 0.1mol/L 氢氧化钠溶液时，要用干燥的量筒量取饱和氢氧化钠水溶液，并立即倒入水中，随即盖紧，以防吸收二氧化碳。

实验九　水的总硬度测定实验

【实验目的】

1. 掌握水的总硬度测定方法及计算。

2. 熟悉用 EDTA 法测定水的总硬度的原理。

【实验概述】

水的硬度的测定就是测定水中钙、镁离子总量，并以 $CaCO_3$ 进行计算。一般采用配位滴定法，用 EDTA 标准溶液直接滴定水中钙、镁离子总量，然后以 $CaCO_3$ 计换算为相应的硬度单位。

滴定条件为：$pH = 10$，$NH_3 \cdot H_2O - NH_4Cl$ 缓冲溶液，铬黑 T 指示剂

滴定前：$Ca + EBT = CaEBT$　紫红色

　　　　$Mg + EBT = MgEBT$　紫红色

主反应：$Ca + H_2Y = CaY + 2H^+$　无色

　　　　$Mg + H_2Y = MgY + 2H^+$　无色

终点：$CaEBT + H_2Y = CaY + 2H^+ + EBT$　纯蓝色

　　　$MgEBT + H_2Y = MgY + 2H^+ + EBT$　纯蓝色

计算公式：

$$硬度 CaCO_3（mg/L）= \frac{C_{EDTA} \times V_{EDTA} \times M_{CaCO_3}}{V_{H_2O}} \times 1000 \qquad M_{CaCO_3} = 100.1$$

【实验材料】

1. 仪器　酸式滴定管（25ml）、锥形瓶（250ml）、量筒（10ml）、移液管（25ml）、容量瓶（250ml）。

2. 试药　0.050mol/L EDTA 标准溶液，1% 铬黑 T 指示剂，$NH_3 \cdot H_2O - NH_4Cl$ 缓冲溶液（$pH = 9 \sim 10$）。

【实验内容】

1. 0.010mol/L EDTA 标准溶液的配制　用移液管吸取 0.050mol/L EDTA 标准溶液 50ml 置于 250ml 容量瓶中，加蒸馏水至标线，摇匀待用。

2. 水的硬度测定　用移液管吸取水样 100ml 置于 250ml 锥形瓶中，加入 $NH_3 \cdot H_2O - NH_4Cl$ 缓冲溶液 2ml 和铬黑 T 指示剂 2 滴，用 0.010mol/L EDTA 标准溶液滴至溶液由紫红色恰好变为纯蓝色即为终点。

平行测定三份，记录数据：

表实验 9-1　水的硬度测定结果记录表

	1	2	3
水样体积 V_S（ml）			
EDTA 终读数（ml）			
EDTA 初读数（ml）			
V_{EDTA}（ml）			
硬度 $CaCO_3$（mg/L）			
平均值 mg/L			
相对平均偏差（%）			

【注意事项】

1. 本实验所需 EDTA 标准溶液较少，一定注意观察指示剂的颜色改变。

2. 滴定时因反应速率较慢，在接近终点时滴定速度要放慢，并充分振摇。

实验十　回流法操作训练

【实验目的】

1. 掌握回流法的基本操作。

2. 熟悉有机溶剂回收常用仪器、装置及注意事项。

【实验概述】

回流法是中药及天然药物研究中常用的有效成分提取方法，适用于易挥发的有机溶剂加热提取，可以减少溶剂消耗，提高浸出效率，但受热易破坏的成分不宜用此法。

【实验材料】

1. 仪器　旋转蒸发器、循环水式真空泵、水浴锅、铁架台、万能夹、500ml 烧瓶。

2. 试药　乙醇。

3. 材料　大黄药材粗粉。

【实验内容】

1. 回流法提取大黄蒽醌

（1）浸泡　称取大黄药材粗粉约 50g，至 500ml 烧瓶中，加入 6~8 倍量乙醇，浸泡 30min。

（2）回流装置安装　回流装置的安装应从下至上，首先将圆底烧瓶固定于铁架台上，置于水浴锅中，在圆底烧瓶上连接一球形冷凝管，冷凝管的下端接入冷却水，上端接流出管，确保冷凝管的夹套中充满冷却水。装置要求与实验台垂直。

（3）回流　水浴锅温度逐渐升高，以冷凝管滴下第一滴溶剂开始计时，回流提取 30min。

（4）回流装置拆除　时间到后，关闭水浴锅电源和冷凝水开关，从上到下依次拆下冷凝管和烧瓶。将烧瓶中的提取液趁热过滤。

2. 溶剂回收　将过滤后的乙醇提取液，用旋转蒸发器减压浓缩至无醇味。将浓缩液转移至锥形瓶中备用，回收的乙醇倒入指定的容器中。

【注意事项】

1. 乙醇为易燃试剂，实验中严禁明火。

2. 回流的速度不宜过快，应控制在液体蒸气浸润不超过 3 个球为宜。

3. 旋转蒸发器回收溶剂完毕，应首先打开活塞解除真空后才能关闭水泵。

实验十一　渗漉法操作训练

【实验目的】

1. 掌握渗漉法的基本操作。

2. 了解从黄连中提取生物碱的原理和方法。

【实验原理】

渗漉法是将适宜的药材粉末装于渗漉筒装置中，在药粉上不断添加浸提溶剂，自下部流出口收集浸提液，从而使药材中的药用成分浸出的操作技术。该法为动态浸提技术，所得到的浸提液称为渗漉液。该法浸出效率高，浸出液较澄清，但溶剂消耗量大，费时长。

黄连为毛茛科植物黄连、三角叶黄连和云连的干燥根茎，含多种生物碱，主要是小檗碱，又称黄连素，约为 5% ~ 8%。根据小檗碱的盐酸盐在水中溶解度小，而小檗碱的硫酸盐水中溶解度较大。因此，从植物原料中提取小檗碱时常用稀硫酸水溶液浸泡或渗漉，然后向提取液中加入 10% 的食盐，在盐析的同时，也提供了氯离子，使其硫酸盐转变为氯化小檗碱（即盐酸小檗碱）而析出。

【实验材料】

1. 仪器　渗漉筒、布氏漏斗、抽滤瓶、真空循环水泵、台秤、量筒、广泛 pH 试纸。

2. 试药　黄连粗粉、0.5% 硫酸、石灰乳（新制）、浓硝酸、氯化钠、1% 盐酸。

【实验内容】

1. 浸泡　将 20g 黄连粗粉与 0.5% 硫酸 200ml 拌匀，浸渍 30min。

2. 渗滤装置的安装　将渗滤筒用万能夹固定在大小合适的铁圈上，下端出液口紧靠接收滤液的烧杯内壁。在渗滤筒颈部装填入一小团脱脂棉。

3. 装筒　将浸渍好的药材，采取层层叠加的方式均匀装入渗漉筒中，每加一层都用平底器具将其压紧压实。药材装完后，在上面覆盖一张内径比渗滤筒直径稍小的滤纸，滤纸用鹅卵石压住。

4. 渗滤　沿渗滤筒壁缓慢加入 0.5% 硫酸溶液，打开下端出口螺旋夹，待有液体流出时，关闭螺旋夹，继续添加 0.5% 硫酸溶液至液面高于药材面 1cm 左右，浸渍 60min 后开始渗滤，打开螺旋夹，调整渗漉液流速控制在 2ml/min。当渗漉液体积为药材体积的 8 ~ 10 倍时，停止渗漉。收集渗滤液备用。

【注意事项】

1. 在装筒过程中，注意药材的松紧程度，太紧影响渗滤流速，太松则影响提取效果。

2. 进行渗漉的时候，流速要控制，不能流得太快，否则药物提取不完全。

3. 在渗滤过程中注意添加提取溶剂，保持提取溶剂液面高于药材面，防止表面液体流干，影响渗滤效果。

实验十二　萃取操作训练

【实验目的】

1. 掌握萃取的基本原理。

2. 熟悉分液漏斗的使用方法和萃取操作的基本步骤。

【实验概述】

萃取是利用化合物在两种互不相溶（或微溶）的溶剂中溶解度或分配系数的不同，使化合物从一种溶剂内转移到另一种溶剂中。经过反复多次萃取，可将绝大部分的化合物分离出来。

本实验内容一为依次用 10ml、5ml、5ml 乙酸乙酯萃取 20ml 5% 苯酚水溶液，并用 $FeCl_3$ 检查萃取效果。

本实验内容二为利用乙醚萃取大黄提取液中低极性的游离蒽醌类成分；再利用 5% 碳酸钠溶液萃取乙醚中的游离蒽醌类成分，与其他脂溶性杂质分离。

【实验材料】

1. 仪器　铁架台（带铁圈）、点滴板、胶头滴管、125ml 分液漏斗、25ml 量筒、10ml 量筒、100ml 烧杯、100ml 锥形瓶。

2. 试药　5% 苯酚水溶液、乙酸乙酯、1% $FeCl_3$ 溶液、凡士林、乙醚、5% 碳酸钠溶液。

3. 材料　大黄提取浓缩液。

【实验内容】

1. 乙酸乙酯萃取苯酚

（1）取 5% 苯酚水溶液 20ml，倒入 125ml 分液漏斗中，加入 10ml 乙酸乙酯，盖好顶塞，振摇萃取（开始振摇时要慢，并随时放气，最后再剧烈振摇 2~3min）。将分液漏斗放在铁圈上静置，待其清晰分层后，将下层水溶液经活塞放入一烧杯中，上层乙酸乙酯从上口倒入一锥形瓶中，再将分离后的水层重新倒入分液漏斗中，用 5ml 乙酸乙酯再分别萃取两次，分出乙酸乙酯层和水层。合并三次乙酸乙酯提取液，倒入回收瓶中。

（2）取未经萃取的 5% 苯酚溶液和萃取后下层水溶液各 2 滴于点滴板上，各加入 1% $FeCl_3$ 溶液 1~2 滴，比较各颜色的深浅。

2. 大黄中游离蒽醌类成分萃取

（1）取实验十中的大黄提取液 50ml，置 250ml 分液漏斗中，加入乙醚萃取 3~5 次，第一次 20ml，以后每次 15ml，合并萃取液。

（2）将合并乙醚萃取液，置 250ml 分液漏斗中，加入 5% Na_2CO_3 萃取至水层无色，第一次 20ml，以后每次 15ml，合并萃取液，即得。

【注意事项】

1. 在使用分液漏斗前必须仔细检查：玻璃塞和活塞是否紧密配，然后在活塞孔两边轻轻地抹上一层凡士林，插上活塞旋转一下，再看是否漏水。不能用手握住分液漏斗进行液体分离。

2. 在萃取过程中常会产生乳化现象，使两相界面不清晰，这样很难将他们完全分离。用来破坏乳化的方法有：①长时间静置。②摇动分液漏斗，使其中液体形成漩涡，等到静置时，大部分泡沫会沉降下来。③补加溶剂。当所要的有机溶剂在上层，补加密度较小的乙醚，反之则补加密度较大的二氯甲烷或者三氯甲烷。④加入乙醇。⑤加入无机盐或其饱和溶液。包括饱和食盐水，硫酸铵，氯化钙等。⑥加酸碱调节水相的 pH 值，使其接近中性。此外还可加入少量乙醇、异戊醇等。

3. 振摇时要开启旋塞放气，放气时尾部不要对着人。

4. 下层液体（水）自活塞放出，然后将上层液体从分液漏斗的上口倒出，切不可从活塞放出，以免被残留在漏斗颈上的下层液体污染。

5. 了解清楚哪一层是需要的产品，以免误将产品放掉。

6. 分液漏斗使用完毕，要在活塞处放一纸片。

7. 若苯酚水溶液分层，应取上层清液。

实验十三 过滤操作训练

【实验目的】

1. 掌握常用的过滤方法及注意事项。

2. 掌握减压过滤仪器的安装及减压过滤基本操作。

【实验概述】

过滤法是分离沉淀和溶液的最常用操作。当溶液和沉淀的混合物通过滤器时，沉淀留在滤器上，溶液则通过滤器，所得溶液称为滤液。

【实验材料】

1. 仪器 循环水式真空泵、恒温干燥箱、水浴锅（或电热套）、铁架台、铁圈、万能夹、剪刀、1000ml 烧杯、1000ml 烧瓶、布氏漏斗、滤纸、抽滤瓶、安全瓶、玻璃棒。

2. 试药 乙醇。

3. 材料 大黄乙醇提取液及浓缩液。

【实验内容】

1. 粗过滤 将漏斗安装在铁圈上，在漏斗中装填入一小团脱脂棉，将大黄提取液沿玻璃棒慢慢泻入漏斗中，滤入烧杯中。

2. 常压过滤 将玻璃漏斗安装在铁圈上，漏斗的颈部尖端紧靠接收滤液的烧杯内壁。将叠好的滤纸放入漏斗中（比漏斗边缘低 5mm 左右），用洗瓶的水润湿滤纸，用手指把滤纸上部 1/3 处轻轻压紧在漏斗壁上。过滤时，玻璃棒与盛有滤液的烧杯嘴部相对；沿玻璃棒将大黄提取液转移至漏斗中，每次转移的大黄提取液不得超过滤纸高度的三分之二，防止大黄提取液不通过滤纸沿漏斗壁流出。将残余的大黄提取液及固体物质用蒸馏水按少量多次的原则进行冲润，将洗液全部转移至漏斗中进行过滤。

3. 减压过滤

（1）减压过滤装置的安装：按图 10-3，将减压过滤装置安好。

（2）将滤纸剪得比布氏漏斗内径略小，但又能将全部的瓷孔全部盖住。用少量的水或溶剂润湿滤纸，打开水泵，使滤纸吸紧在漏斗上。

（3）过滤时，打开水泵将大黄浓缩液沿玻璃棒倾入漏斗中，注意溶液不得超过漏斗容量的 2/3。

（4）过滤完毕后，先解除真空，再关闭水泵。

（5）合并滤液，备用。

【注意事项】

1. 在进行粗过滤时，应先滤过上清液，在倒入提取液时应防止液体从漏斗中溢出。

2. 把水注入漏斗时，漏斗应充满水，或用手指堵住漏斗颈部末端，使其充水至漏斗顶角稍上部为止。漏斗颈保持连续的水柱，会产生向下的引力，加速过滤过程。

3. 在进行过滤时，注意溶液不要超过漏斗容积的 2/3。

4. 在用玻璃棒引流时，玻璃棒末端不能接触滤纸。

5. 具有强氧化性、强酸性、强碱性的溶液会与滤纸作用而使滤纸破坏，因此常用石棉纤维、玻璃布、的确良布代替滤纸进行过滤。非强碱性滤液可使用玻璃砂芯漏斗过滤。

6. 在折叠滤纸时，对集中的圆心处不要用力摩擦，以免破损。使用前应将整个滤纸翻转，并整理成折扇形，再放入漏斗中，让未用手折过的干净的一面接触漏斗壁，避免污染。滤纸不得高于漏斗上口平面。

7. 在安装减压装置时，布氏漏斗的颈部尖端斜口应与抽滤瓶滤嘴相对。

8. 抽滤完成后，应首先解除真空，绝不能直接关闭水泵。

实验十四　离心操作训练

【实验目的】

1. 掌握离心机的工作原理及分类。

2. 掌握离心机的使用方法及在离心机的使用过程中的注意事项。

【实验概述】

在理化实验中，有些沉淀或者药材的颗粒很小，通过常压过滤或者减压过滤，很难达到固液分离的目的，这时，我们就可以采用离心的方法达到该目的。离心机可将难以通过过滤操作分离的溶液或混悬液分离，特别是混悬液的分离，离心机的使用十分广泛。通过离心，可将分子量不同的溶液和杂质或不同密度的两相溶液分离开来。熟练地使用离心机是理化实验中不可或缺的手段。

【实验材料】

1. 仪器　离心机、离心管、天平、胶头滴管、1000ml 烧杯、玻璃棒。

2. 试药　乙醇。

3. 材料　大黄提取浓缩液。

【实验内容】

1. 实验开始前仪器设备的检查，详见第十章第二节。

2. 取离心管两支，分别加入等量的大黄乙醇浓缩液，在天平上称量，确保两支离心管连同其管套的质量一致。将盛有大黄乙醇浓缩液的两支离心管分别放入离心机金属管套内，必要时可在管底垫一层棉花。

3. 将离心管及其金属套管按对称位置放入离心机移动盘中，将盖盖好。

4. 打开电源，调整离心机工作参数：转数：4000r/min，时间：20min。操作方法：按 set 键，当显示屏上转数闪动时，按上、下键调整转数为 4000r/min，按 enter 键，当显示屏上时间闪动时，按上、下键调整时间为 20min。

5. 时间到达后，等显示屏上转数显示为 0 后，按 stop 键打开离心机盖，取出离心管，即得。

6. 最后全面检查，切断电源。

7. 仔细观察是否沉淀完全，以及沉淀的位置，然后倾出上清液，加入少量乙醇洗涤沉淀。再次离心，倾出上清液，反复 2 ~ 3 次。即得澄清的大黄提取液。

【注意事项】

1. 实验开始前一定要进行安全检查，以免发生危险。

2. 离心机管套底部要垫棉花或试管垫。

3. 两支离心管及其管套的质量应一致。若只有一支离心管中装有大黄乙醇提取液，应在另一支离心管中加入等量的水，保证两支离心管及其管套质量相等。确保离心机平衡，以免发生危险。

4. 将离心管及其管套放入离心机后，要检查离心机盖是否盖好。

5. 离心结束后，一定要等显示屏上转数降为 0 后，才能打开离心机盖。

6. 实验结束后，进行全面检查。

7. 在离心操作过程中，实验人员不得离开离心机去做别的事情。

8. 在实验过程中，如有噪音或机身剧烈震动，应立即切断电源，及时排除故障。

9. 实验结束后，在取出离心管时，动作应尽量小心以免沉淀发生浑浊，在倾倒上清液时也应尽量避免沉淀发生浑浊。

实验十五　NaCl 纯化实验

【实验目的】

1. 了解提纯氯化钠的方法。

2. 掌握过滤、蒸发、结晶、干燥、离心机的使用等基本操作。

【实验概述】

通常食盐中含有不溶性杂质（如泥沙）和可溶性杂质（主要是 Ca^{2+}、Mg^{2+} 和 SO_4^{2-} 等）。不可溶杂质，可通过溶解过滤的方法除去。可溶性杂质可通过化学法除去：在食盐溶液中加入 Na_2CO_3 使 Ca^{2+} 和 Mg^{2+} 沉淀，通过过滤除去；在食盐中加入 $BaCl_2$ 使 SO_4^{2-} 沉淀，通过过滤除去。

【实验材料】

1. 仪器 离心机、玻璃漏斗、酒精灯、循环水泵、抽滤瓶、布氏漏斗、烧杯、蒸发皿、滤纸。

2. 材料 NaCl（粗）。

【实验内容】

1. 粗盐的溶解 称取 5g 粗食盐于 50ml 烧杯中，加入 20ml 水，用酒精灯加热搅拌使其溶解。

2. 除去 SO_4^{2-} 加热溶液至沸腾，边搅拌边滴加 $BaCl_2$ 溶液：溶液约 3～4ml，继续加热 5min，使颗粒沉淀，过滤，除去沉淀。

3. 除去 Ca^{2+}、Mg^{2+} 和过量的 Ba^{2+} 将上述滤液加热至沸腾，边加热边滴加 Na_2CO_3 溶液，至滴加 Na_2CO_3 溶液不生成沉淀为止，再多加 0.5ml Na_2CO_3 溶液，静置，过滤，除去沉淀。

4. 蒸发 将滤液转移至蒸发皿中，在蒸发皿中把溶液浓缩至原体积的 1/3，冷却结晶，抽滤（也可离心）用少量 2:1 酒精水溶液洗涤沉淀。

5. 干燥 然后将沉淀转移到蒸发皿中小火蒸干，冷却产品，即得。

【注意事项】

1. 在蒸发皿中蒸发时，液体的量不得超过容积的 2/3。

2. 蒸发过程中必须用玻璃棒不断搅拌，以防止局部温度过高而使液体飞溅。

3. 当加热至（大量）固体出现时，应停止加热，利用余热蒸干。

实验十六 硫酸铜制备和结晶水测定实验

【实验目的】

1. 掌握结晶、过滤、干燥等基本操作。

2. 熟悉硫酸铜的制备方法。

3. 了解测定硫酸铜晶体中的结晶水含量的方法。

【实验概述】

用 H_2SO_4 与 CuO 反应可以制备硫酸铜晶体，方程式如下：

$$CuO + H_2SO_4 \Longrightarrow CuSO_4 + H_2O$$

由于的 $CuSO_4$ 溶解度随温度的变化有较大的变化，故浓缩、冷却溶液后，就可得到硫酸铜晶体。所得硫酸铜含有结晶水，加热可使其脱水变成无水硫酸铜。根据加热前后的质量变化，可求得硫酸铜晶体中结晶水的含量。

【实验材料】

1. 仪器 量筒（10ml）、蒸发皿、表面皿、玻璃棒、漏斗、烧杯、石棉网、铁架台、台秤、电子天平、干燥器、酒精灯、滤纸。

2. 试剂　3mol/L H_2SO_4，CuO（固）。

【实验内容】

1. 制备硫酸铜晶体　用量筒量取 10ml 3mol/L H_2SO_4 溶液，倒进洁净的蒸发皿，放在石棉网上用小火加热。一边搅拌，一边用药匙缓缓撒入 CuO 粉末，直到不再反应为止，如出现结晶，可随时加入少量蒸馏水。

趁热过滤 $CuSO_4$ 溶液，再用少量蒸馏水冲洗蒸发皿，将洗涤液过滤，并收集滤液。将滤液转入洗净的蒸发皿中，置于石棉网上加热。在加热过程中应用玻璃棒不断搅动，至液面出现结晶膜时停止加热。待冷却后，析出硫酸铜晶体。

用药匙把晶体取出放在表面皿上，用滤纸吸干晶体表面的水分待用。

2. 硫酸铜结晶水含量的测定　用电子天平精确称量干燥洁净的蒸发皿的质量（读至小数点后 3 位）。然后向蒸发皿内加约 2g 自制晾干的硫酸铜晶体（在台秤上粗称后再在电子天平上精确称量），记录数据。多余的硫酸铜晶体统一回收。

将盛有硫酸铜晶体的蒸发皿置于石棉网上小心加热（防止晶体溅出），直到硫酸铜晶体的蓝色转变为白色，且不逸出水蒸气为止。然后将蒸发皿放在干燥器中冷却。待蒸发皿在干燥器中冷却至室温后，取出迅速在台秤上粗称后再在电子天平上精确称量，记录数据。

3. 数据处理　设 1mol 硫酸铜晶体中含 x mol 结晶水，则

$$\frac{m(CuSO_4)}{M(CuSO_4)} : \frac{m(H_2O)}{M(H_2O)} = n(CuSO_4) : n(H_2O) = 1 : x$$

式中 $m(CuSO_4)$ 和 $m(H_2O)$ 分别为无水硫酸铜和结晶水的质量（g）；$M(CuSO_4)$ 和 $M(H_2O)$ 分别为硫酸铜和水的摩尔质量。

【注意事项】

1. 当 CuO 和 H_2SO_4 反应结束后，应要趁热过滤。

2. 在硫酸铜晶体结晶过程中应小心搅拌，防止液体溅出。

3. 加热脱水后的硫酸铜应放在干燥器中冷却至室温，取出后应迅速称量，防止吸水。

实验十七　熔点测定操作训练

【实验目的】

1. 了解熔点测定的意义和应用。

2. 掌握熔点测定的原理及操作方法。

【实验概述】

用毛细管法测定熔点，其优点是实验装置简单，方法简便，但缺点是不能观察晶体在加热过程中的变化情况。为了克服这一缺点，可用放大镜式显微熔点仪装置测定熔点。这种熔点测定装置的优点是可测微量及高熔点试样的熔点。通过放大镜可以观察试样在加热中变化的全过程，如结晶的失水、多晶的变化及分解等。

【实验材料】

1. 仪器 载玻片、镊子、研钵、橡胶手套、数字显微熔点仪。

2. 试药 苯甲酸、咖啡因、乙酰苯胺、尿素、95%乙醇。

【实验内容】

1. 称取适量的试样，于研钵中轻研成细末。

2. 将微量试样放在两载玻片中间 2/3 处，用两手指轻研，把载玻片插入到载物台上，调节目镜，使晶体清晰，加热升温速度的控制与毛细管法操作一致，观察初熔和全熔的全过程，并记录熔程。停止加热后，用镊子取出载玻片，稍冷，用 95% 乙醇清洗载玻片，同时将散热器放在载物台上散热。

【注意事项】

1. 样品要轻研，颗粒太大，受热不均匀，颗粒太小，观察不到完整的晶形。

2. 冷却后载玻片粘在一起，不易打开。

3. 做完实验，及时将散热器放在载物台上散热。

实验十八 常压蒸馏法操作训练
——无水乙醇的制备

【实验目的】

1. 掌握常压蒸馏的基本原理和操作。

2. 了解制备无水乙醇的原理和方法。

【实验概述】

实验室通常以工业乙醇为原料制备无水乙醇。由于工业乙醇是 95.5% 的乙醇和 4.5% 的水的共沸混合物，其沸点为 78.15℃（无水乙醇的沸点为 78.3℃），因此不能直接用蒸馏的方法将乙醇中的水除去。若要制得无水乙醇，可加入 CaO（生石灰），与乙醇中的水结合生成不挥发的 Ca（OH）$_2$（熟石灰），再蒸馏除去水分，得到无水乙醇。

$$CaO + H_2O \longrightarrow Ca（OH）_2$$

由于此反应需要长时间加热，而乙醇易挥发，因此，为了尽量减少乙醇蒸发的损失，确保产率，以及避免乙醇易燃造成事故，本实验选用在回流装置中进行反应，利用回流可使反应过程中产生的乙醇蒸气经冷凝管的冷凝返回反应瓶中。

用此法制得的无水乙醇，纯度可达 99.0% ～ 99.5%，是实验室制备无水乙醇最常用的方法。

【实验材料】

1. 仪器 圆底烧瓶、球形冷凝管、干燥管、蒸馏头、温度计、直形冷凝管、接液管、锥形瓶、量筒。

2. 试药 95%乙醇、CaO、NaOH、无水 CaCl$_2$。

【实验内容】

1. 加料 在 50ml 干燥的圆底烧瓶中，加入 20ml 95%乙醇，再慢慢加入 5g 小颗粒状的 CaO 和约 0.1g NaOH。

2. 回流除水　圆底烧瓶上依次安装球形冷凝管、含无水 $CaCl_2$ 的干燥管（图实验18-1）。在沸水浴中加热回流 1h。待 CaO 变成糊状，停止加热。

3. 蒸馏　稍冷后，取下球形冷凝管和干燥管。在圆底烧瓶中加少许沸石，安装常压蒸馏装置（图实验18-2）。在沸水浴中加热蒸馏，弃去前馏分（约5ml）后，用干燥的锥形瓶接收无水乙醇。锥形瓶支管上应安装含无水 $CaCl_2$ 的干燥管，使体系与大气相通。蒸馏至几乎无液滴馏出为止。

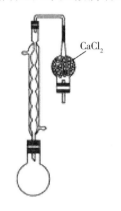

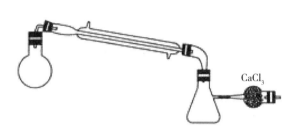

图实验 18-1　制备无水　　　　图实验 18-2　制备无水乙醇的常压蒸馏装置
乙醇的回流装置

所得乙醇可用无水 $CuSO_4$ 检验是否含水，方法为：取产品 1ml，加无水 $CuSO_4$，若溶液未变色，说明乙醇不含水。

4. 计算回收率　用干燥的量筒量取无水乙醇的体积，计算回收率。

$$回收率\% = \frac{V_{产物}}{V_{原料} \times 95\%} \times 100\%$$

式中，$V_{产物}$：产物无水乙醇的体积/ml；$V_{原料}$：原料95%乙醇的体积/ml。

【注意事项】

1. 实验所用仪器应事先彻底干燥。

2. 除去乙醇中的水分时，必须使用颗粒状的 CaO，切勿用粉末状，以免暴沸严重。且在 CaO 中应加入少许 NaOH，以去掉乙醇中所含的微量酸性物质，防止其与 CaO 反应，影响除水效果。

3. 回流时，应注意：①圆底烧瓶中的溶液体积一般应为瓶容积的 1/3～1/2，并不得超过 2/3。②应通过控制加热速度和冷凝水流量来控制回流速度，使蒸气的浸润界面不超过冷凝管有效冷却长度的 1/3。

4. 蒸馏时，应注意：①沸石必须在加热前加入。若忘记加入，必须停止加热，待冷却至室温后再补加。切勿在加热后，特别是近沸腾时加入沸石。若中途停止蒸馏，在继续加热蒸馏前，应补加新的沸石。②蒸馏过程中，温度计应始终附有冷凝的液滴，以保持气液两相的平衡。③蒸馏速度不宜过慢，否则温度计波动大，读数不准确。④蒸馏低沸点和易燃液体时，附近应禁止明火。

5. 回流时应使用球形冷凝管，因为球形冷凝管的表面积大，冷凝效果好；蒸馏时应使用直形冷凝管，因为球形冷凝管的凹处会积存馏出液，使不同组分的分离变困难，难以保证所需产物的纯度。

6. 回流时球形冷凝管的上方，以及蒸馏时锥形瓶的支管，均应安装含无水 $CaCl_2$ 的干燥管，以防止空气中水蒸气的侵入。

7. 无论回流还是蒸馏，都应先通冷凝水后加热，先停止加热后撤冷凝水，中途不得断水。

8. 收集无水乙醇时，前馏分（约 5ml）应弃去，以免仪器内可能含有的少量水分混入无水乙醇中。收集到的乙醇应用无水 $CuSO_4$ 检验是否含水。

9. 计算回收率时，也可用减量法称取无水乙醇的质量（瓶子预先称重），然后根据其相对密度（$d = 0.7892$），换算为体积后进行计算。

实验十九 水蒸气蒸馏法操作训练
——橙皮中柠檬烯的提取

【实验目的】

1. 掌握水蒸气蒸馏、常压蒸馏、减压蒸馏的基本原理和操作。

2. 了解提取橙皮中柠檬烯的原理和方法。

【实验概述】

橙皮中含有多种有效成分，如橙皮苷、果胶、天然色素、精油等。橙皮精油（橙油）是橙皮组织经水蒸气蒸馏得到的挥发性成分的总称，具有令人愉快的香味，其主要成分（90% ~95%）为柠檬烯。

柠檬烯为 1 - 甲基 - 4 - （1 - 甲基乙烯基）环己烯，又称苧烯，是一种单环单萜类化合物，分子式为 $C_{10}H_{16}$，沸点为 176℃，具挥发性，不溶于水，能溶于有机溶剂，故可采用水蒸气蒸馏法提取，然后用有机溶剂萃取纯化。

本实验将橙皮进行水蒸气蒸馏，用二氯甲烷萃取馏出液，然后蒸馏除去二氯甲烷，得到橙油，其主要成分为柠檬烯。

【实验材料】

1. 仪器 台秤、水蒸气发生器、三颈圆底烧瓶、蒸馏头、温度计、直形冷凝管、接液管、锥形瓶、分液漏斗、圆底烧瓶、水泵。

2. 试药 新鲜橙子皮、二氯甲烷、无水 Na_2SO_4。

【实验内容】

1. 水蒸气蒸馏 将 2 ~3 个新鲜橙皮剪成极小的碎片，称重后加入 250ml 三颈圆底烧瓶中，加入约 30ml 热水。安装水蒸气蒸馏装置（图实验 19 - 1）。进行水蒸气蒸馏。待馏出液达 60 ~70ml，或馏出液不再浑浊时，取少量馏出液观察，若无油状物质，可停止蒸馏。这时可观察到，在馏出液的水面上浮着一层很薄的油层。

2. 萃取 将馏出液加入 125ml 分液漏斗中，用二氯甲烷萃取 3 次，每次 10ml。合并萃取液于干燥的 50ml 锥形瓶中，加入适量无水 Na_2SO_4，干燥 0.5h 以上。

3. 蒸馏 将干燥好的溶液滤入 50ml 圆底烧瓶中，安装常压蒸馏装置，用水浴加热蒸馏，除去二氯甲烷。待二氯甲烷基本蒸完后，改用减压蒸馏装置，用水泵进行减压

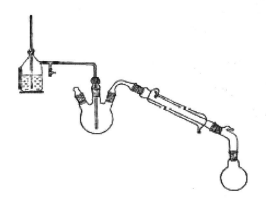

图实验 19 - 1　橙皮中提取柠檬烯的水蒸气蒸馏装置

蒸馏，除去残留的二氯甲烷。最后瓶中留下少量橙黄色液体，即为橙油。

橙油中的柠檬烯可用香草醛 – 硫酸鉴别，方法为：取产品 1 滴，加硫酸 3 ~ 5 滴及香草醛结晶少量，显橙红色，再加水 1 滴，显紫色，说明橙油中含柠檬烯。

4. 计算提取率　将所得橙油用减量法称重（瓶子预先称重），计算提取率。

$$提取率\% = \frac{m_{产物}}{m_{原料}} \times 100\%$$

式中，$m_{产物}$——产物橙油的质量（g）；$m_{原料}$——原料橙皮的质量（g）。

【注意事项】

1. 橙皮最好是新鲜的。若没有新鲜橙皮，干橙皮亦可，但效果较差。
2. 产品中的二氯甲烷一定要抽干，否则会影响产品的纯度。
3. 柠檬烯易挥发，操作时应注意密封，防止柠檬烯挥发导致产率下降。

实验二十　分馏法操作训练
——环己烯的制备

【实验目的】

1. 掌握简单分馏、常压蒸馏的基本原理和操作。
2. 了解制备环己烯的原理和方法。

【实验概述】

环己烯为无色透明液体，有特殊刺激性气味，不溶于水，分子式为 C_6H_{10}，分子量为 82.15，沸点为 82.98℃，相对密度为 0.8102。实验室通常采用浓硫酸或浓磷酸做催化剂使醇脱水，或卤代烃在醇钠作用下脱卤化氢来制备烯烃。

由于浓磷酸的氧化性小于浓硫酸，不易使反应物氧化，甚至碳化；且反应过程中无刺激性气体 SO_2 放出，纯化时不需碱洗，可简化操作。因此本实验采用浓磷酸做催化剂，使环己醇（分子量为 100.16）脱水制备环己烯。

主反应式：
$$\text{OH} \xrightleftharpoons{85\% \text{ H}_3\text{PO}_4} + \text{H}_2\text{O}$$

该反应历程为 E_1 历程，即酸将醇羟基质子化，使其易于离去而生成正碳离子，正碳离子失去一个质子，就生成烯烃。

反应历程：

可能的副反应：

由于反应是可逆的，因此，反应过程中应用蒸馏或分馏的方法将产物从反应体系中分离出来，以推动反应正向进行，提高产物的产率。由于环己烯和环己醇均可与水形成共沸物，其中，环己烯与水共沸物（含水 10%）的沸点为 70.8℃、环己醇与水共沸物（含水 80%）的沸点为 97.8℃，二者相差不大，因此，为了将产物环己烯以共沸物的形式蒸出反应体系，而又不夹带原料环己醇，本实验选用在分馏装置中进行反应。

反应所得环己烯粗产物中含有少量环己醇，由于环己烯的沸点为 82.98℃，环己醇的沸点为 160.84℃，二者相差较大，因此，本实验选用分馏法进行纯化。由于有机物蒸馏时，若温度过高，易产生碳化、聚合等反应，因此本实验选择水浴加热。

【实验材料】

1. 仪器　圆底烧瓶、分馏柱、分馏头、温度计、直型冷凝管、接液管、锥形瓶、分液漏斗。

2. 试药　环己醇，浓磷酸，NaCl、5% Na_2CO_3 溶液、无水 $CaCl_2$。

【实验内容】

1. 加料　在 50ml 干燥的圆底烧瓶中，加入 10g（10.4ml）环己醇、4ml 浓磷酸和几粒沸石，充分摇振使之混合均匀，安装简单分馏装置（图实验 20－1）。

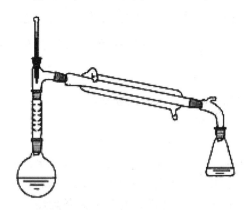

图实验 20－1　制备环己烯的简单分馏装置

2. 分馏　将圆底烧瓶缓缓加热至沸，控制分馏柱顶部的馏出温度不超过 90℃，馏出液为带水的浑浊液。分馏至无液滴馏出时，可升高加热温度，直至瓶中只剩下很少残液并出现阵阵白雾，即可停止分馏。全部分馏时间约需 40min。

3. 纯化 先将馏出液用 1g NaCl 饱和，再加入 3 ~ 4ml 5% Na$_2$CO$_3$ 溶液中和微量的酸。然后将液体转入分液漏斗，振摇（注意放气）后静置分层。打开分液漏斗上口玻璃塞后，再将下口活塞缓缓旋开，放出下层水溶液。上层粗产物从分液漏斗上口倒入一干燥的小锥形瓶中，用 1 ~ 2g 粒状无水 CaCl$_2$ 干燥 0.5h 以上，并不时摇动，最好干燥过夜。

4. 蒸馏 待粗产物溶液清亮透明后，小心地滤入一干燥的小圆底烧瓶中，投入几粒沸石，水浴蒸馏（图实验 20 - 2）。收集 80 ~ 85℃ 馏分于一已称重的小锥形瓶中。

所得环己烯可用溴的四氯化碳溶液或冷的稀高锰酸钾碱性溶液鉴别，方法为：取产品少量，加上述任一种溶液，若使溴的红棕色或高锰酸钾的紫色消失，说明产品为环己烯。

5. 计算产率 将所得环己烯用减量法称重（瓶子预先称重），计算产率。

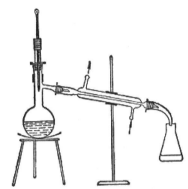

图实验 20 - 2　制备环己烯的
常压蒸馏装置

$$产率\% = \frac{m_{实际}}{m_{理论}} \times 100\%$$

式中，$m_{实际}$——实际制得的环己烯的质量/g；$m_{理论}$——理论上应得的环己烯的质量/g。

由反应方程式可知，1mol 环己醇可生成 1mol 环己烯，因此：

$$产率\% = \frac{m_{实际}}{m_{理论}} \times 100\% = \frac{m_{实际}}{\dfrac{m_{环己醇}}{M_{环己醇}} \times M_{环己烯}} \times 100\%$$

式中，$m_{环己醇}$——原料环己醇的质量/g；$M_{环己醇}$——环己醇的分子量；$M_{环己烯}$——环己烯的分子量。

【注意事项】

1. 反应、干燥、蒸馏所涉及的器皿都应事先干燥。

2. 加料时应先加环己醇，再加浓磷酸，因为环己醇的黏度较大，尤其室温低时，量筒内的环己醇若倒不干净，会影响产率。加料后，一定要混合均匀再加热，因为浓磷酸有一定的氧化性，若混合不均会造成磷酸局部浓度过高，高温时可氧化环己醇（局部碳化），使溶液变黑。

3. 应先加热反应一段时间后，再逐渐蒸出产物。分馏过程中，应调节加热速度不宜过快（以 1 滴/2 ~ 3s 为宜），以保持反应速度大于蒸出速度；并控制分馏柱顶部的馏出温度不可过高（不超过 90℃），以减少未反应的环己醇蒸出。

4. 反应终点的判断可参考以下几点：①反应进行 40min 左右；②分馏出的环己烯 - 水共沸物达到理论计算量；③反应瓶中出现阵阵白雾；④分馏柱顶温度下降后又升到 85℃ 以上。

5. 纯化时，应先将馏出液用 NaCl 饱和，以尽可能除去粗产品中的水分，有利于分层，不易产生乳化现象；此外，产生盐析效应，可减少水中溶解的有机物。

6. 实验采用无水 $CaCl_2$ 干燥，因为它不仅可以除去水分，还可以除去少量环己醇。但无水 $CaCl_2$ 用量不能太多，因为干燥剂使用太多，会更多地吸附产物，而造成损失；此外，无水 $CaCl_2$ 必须使用粒状，便于分离。

7. 粗产物应先干燥再蒸馏，因为环己烯会与水形成共沸物，其沸点低于环己烯，使前馏分增多，产率降低。此外，蒸馏装置也应预先干燥。

8. 分馏和蒸馏时不要忘记加沸石，温度计的安装位置要正确。

实验二十一 薄层色谱法操作训练

【实验目的】

1. 掌握硅胶薄层色谱分离化合物的基本原理和操作步骤。

2. 熟悉 R_f 的计算方法及意义。

3. 了解根据不同组分的分离结果来鉴别未知试样的组分的方法。

【实验概述】

硅胶为薄层色谱最常用的极性吸附剂，常用于中性或酸性化合物的分离鉴定。对化合物的吸附原理为相似者易于吸附，化合物的极性越大，吸附力越强，R_f 值越小。本实验通过对甲基橙和荧光黄的分离，使学生学习运用硅胶薄层色谱分离化合物的基本原理和操作步骤。

【实验材料】

1. 仪器 色谱缸，毛细管（内径小于 0.5mm），乳钵，玻璃板（5cm×10cm），25ml 量筒，电吹风机。

2. 试药 薄层层析硅胶 G，羧甲基纤维钠（CMC – Na），标准液（0.5% 荧光黄乙醇液和 0.5% 甲基橙乙醇液），样品液（0.5% 甲基橙和 0.5% 荧光黄的乙醇混合液），18% 醋酸（展开剂）。

【实验内容】

1. 0.5% CMC – Na 的配制 称取 CMC – Na 0.5g，置于具塞锥形瓶中，加入 100ml 蒸馏水超声溶解（或加热溶解），混匀，放置待澄清后备用。

2. 铺板 量取 25~30ml 的 CMC – Na 上清液置于乳钵中，加入硅胶 G10g，充分沿同一方向研磨均匀后，取糊状的吸附剂适量倒在 3 块洁净的 5cm×10cm 玻璃板上，先用研棒铺匀，然后用手轻轻震动至平，置室温阴干。

3. 活化 把阴干的硅胶板放至烘箱中，缓慢升温至 105℃，活化 30min 后取出，稍冷后置于干燥器中保存，备用。

4. 点样 在距硅胶板一端约 1cm 处轻轻作一记号作为起始线，分别用内径小于 0.5mm 的毛细管吸取标准液和样品液，轻轻点在同一水平线上，并立即吹干。样点直径不超过 3mm，样点之间距离不少于 1cm，以免互相干扰；若溶液浓度低，则待前一次样品点挥干后，再点一次。

5. 展开 将点好样品的薄层板小心放入充满展开剂蒸气的色谱缸内，点样一端向下，浸入展开剂内约 0.5cm（注意展开剂液面高度不得超过点样点），盖上盖子，观察展开情况。当展开剂前沿上升至薄层板约 3/4 处取出薄层板，尽快用铅笔标记出溶剂前沿，再用电吹风机的冷风吹干。

6. 显示图谱及计算 R_f 值　因样品本身有颜色，可不经显色，直接用铅笔画出斑点轮廓，确定斑点浓度集中点，测量并计算各样点的 R_f 值，并在记录本上按比例画出色谱图。

7. 比较分析　分析混合样品所分得的样点中哪一个是甲基橙，哪一个是荧光黄，并说明理由。

表实验 21 – 1　结果记录

展开剂	前沿距离	样品编号	样品点距离	R_f 值	成分
		1			
		2			
		3			

【注意事项】

1. 在乳钵中混合硅胶 G 和 CMC – Na 黏合剂时，要将硅胶加到 CMC – Na 中，以免生成太多的团块；并须朝同一方向充分研磨均匀，去除气泡后再铺板。浆液要有一定的流动性，稠度以能沿研棒成滴滴下为宜。

2. 铺板时一定要铺匀，特别是边、角部分，晾干时要放在平整的地方。

3. 活化过程中，应先在 50℃ 以下温度干燥 30min，再升温至 105℃ 干燥 30min，否则可能会发生起层现象，影响分离。

4. 点样时各样品间隔 1cm 左右，根据硅胶板宽度平均分配。点样点直径不要超过 3mm，浓度不可过大，以免出现拖尾、混杂现象。

5. 展开用的色谱缸要洗净烘干，必须密闭，否则溶剂挥发，改变展开剂比例，影响分离效果。放入板之前，要先加展开剂，让色谱缸内形成一定的蒸气压，避免边缘效应。

6. 点样用的毛细管不能混用，必须每一样品液专用一根毛细管。否则引起样品液交叉污染造成错误结果。

7. 实验结束后，色谱缸中剩余展开剂不可直接倒入水槽，须回收统一处理。

实验二十二　柱色谱法操作训练

【实验目的】

1. 掌握柱色谱分离有机物的基本操作。

2. 熟悉氧化铝柱色谱分离有机物的原理和方法及在分离化合物中的应用。

【实验概述】

氧化铝为极性吸附剂，常用于中性或碱性化合物的分离鉴定。对化合物的吸附原理为相似者易于吸附，化合物的极性越大，吸附力越强，后洗脱。本实验通过对甲基橙和亚甲基蓝的分离，使学生学习运用氧化铝柱色谱分离化合物的基本原理和操作步骤。

【实验材料】

1. 仪器　色谱柱（15cm×1.5cm），铁架台，量筒，锥形瓶。

2. 试药　中性柱层析氧化铝（100~200目），脱脂棉，石英砂，甲基橙和亚甲基蓝的混合液（1mg甲基橙和5mg亚甲基蓝的95%乙醇溶液），95%乙醇。

【实验内容】

1. 干法装柱

（1）取15cm×1.5cm色谱柱一根，垂直放置，用25ml锥形瓶作接收瓶。

（2）用玻璃棒将少许脱脂棉放置于干净的色谱柱底部，轻轻塞紧。

（3）通过一干燥的玻璃漏斗慢慢加入15g中性氧化铝（100~200目），用洗耳球或带橡皮的玻璃棒轻轻敲打柱身下部，使其填装均匀紧密，装至柱高约3/4时停止加吸附剂。

（4）打开下端活塞，沿管壁轻轻倒入洗脱剂（95%的乙醇），待氧化铝湿润后，在上面盖一层石英砂。再继续敲击柱身，使石英砂上层成水平。连续加95%乙醇，冲洗柱子，使其流速大约为1滴/秒，使柱顶不变干。

2. 加样　当在顶部有约1mm高溶液时，立即用滴管沿柱内壁慢慢加入1ml含有1mg甲基橙和5mg亚甲基蓝的95%乙醇溶液。当此溶液即将全部浸入吸附剂时，再用少量洗脱剂冲洗沾在内壁的有色物质，如此反复2~3次，至洗净为止。

3. 洗脱分离，样品收集

（1）加样完毕后，开启下端活塞，使液体渐渐放出，待有色物质全部吸附于吸附剂上，至溶液和吸附剂表面相齐，即可小心加入95%乙醇作为洗脱剂进行洗脱。

（2）保持流出速度约1滴/秒，随着洗脱剂的洗脱，亚甲基蓝因极性小首先向下移动，极性较大的甲基橙则留在柱的上端，可明显看到层析柱上形成两个色带。

（3）待第一个蓝色色带快流出时，换一干净接收瓶收集蓝色溶液，至滴出液近无色为止，记录体积。这时可看到色谱柱中黄色的甲基橙留在柱内，即已达到甲基橙和亚甲基蓝分离的目的。

（4）换用水作洗脱剂，这时甲基橙向柱子下部移动，用另一接受瓶收集，并记录体积。

【注意事项】

1. 柱子下面的脱脂棉不要塞得太紧。

2. 氧化铝要一次性倒入柱内，并轻敲柱管赶走气泡，要求无断层，无缝隙。

3. 在洗脱过程中，始终保持有溶剂覆盖吸附剂，否则柱体会干裂或进入气泡，严重影响分离效果。

4. 洗脱剂的流速不能过快或过慢，以免影响分离效果。

5. 在洗脱过程中，一定注意一个色带与另一色带的洗脱液的接收不要交叉，否则组分之间不能完全地分离。

实验二十三　　纸色谱法操作训练

【实验目的】

1. 掌握纸色谱的操作方法。

2. 熟悉纸色谱法分离混合物的基本原理。

3. 了解根据不同组分的分离结果来鉴别未知试样组分的方法。

【实验概述】

纸色谱为分配色谱的一种，它以滤纸为惰性载体，以吸附于纤维滤纸中的水为固定相，流动相一般是被水饱和过的有机溶剂。纸色谱特别适合氨基酸和糖等极性较大化合物的分离，其效果往往优于薄层色谱。并且操作简单，价格便宜，色谱图可长期保存，但纸色谱一般只适于微量操作，而且展开时间长，因而应用受限制。纸色谱按固定相和流动相的相对极性，分为正向和反相两种。正向纸色谱，被分离化合物极性越大，固定相中分配系数越大，R_f 值越小。反相纸色谱，被分离化合物极性越大，流动相中分配系数越大，R_f 值越大。

本实验通过氨基酸的分离鉴定，使学生学习掌握纸色谱法操作基本步骤、原理。

【实验材料】

1. 仪器　中速色谱滤纸（5cm×15cm），色谱缸，毛细管（内径小于0.5mm），直尺，铅笔，剪刀，镊子，喷雾器，电吹风。

2. 试药　1%丙氨酸乙醇溶液，1%亮氨酸乙醇溶液，待测样品（1%丙氨酸和1%亮氨酸的混合液），0.5%茚三酮乙醇溶液，展开剂（正丁醇：冰乙酸：水＝4：1：5，在分液漏斗中充分混合，静止分层，取上层作展开剂）。

【实验内容】

1. 准备滤纸　取一张条形滤纸（5cm×15cm），平放在一张洁净纸上，用铅笔在滤纸一端距底边 10～15mm 处轻划一直线，作为起始线，在滤纸左侧约1cm处开始，依次标出三个点，各点间距离约为1cm，并用铅笔标明各点对应"丙"、"混"、"亮"字。

2. 点样　分别用内径小于0.5mm的毛细管吸取标准液和样品液在对应点进行点样，样点直径不超过3mm，最好将混合样点在中间点的位置，点好样品，风干或吹风机吹干。

3. 饱和　将点好样品的滤纸悬吊于装有展开剂的色谱缸中，用盖盖好。注意不可使滤纸与溶剂接触，静置15min左右，让溶剂蒸气对滤纸进行充分饱和。

4. 展开　点样端向下，将饱和后的滤纸的点样点以下垂直浸入展开剂中，盖上盖子，观察展开情况。当展开剂前沿上升到接近滤纸顶端时（一般展开6～8cm），用镊子取出滤纸，立即用铅笔画出溶剂前沿所在位置，用电吹风小心吹干。

5. 显色　用喷雾器距滤纸约 30～40cm 向滤纸均匀喷洒显色剂，以滤纸基本打湿为宜。然后用吹风机缓缓吹干滤纸，直到显示出紫色斑点为止。

6. 计算 R_f 值　用铅笔将所有斑点的轮廓描出来，并确定出各斑点的重心位置，该点即为斑点位置。分别量出点样点到溶剂前沿的距离和各斑点位置的距离，按照 R_f 值定义计算各斑点的 R_f 值。

7. 比较分析 比较各斑点的 R_f 值大小，分析混合样点上的两个斑点各是什么物质，并说明理由。

表实验 23-1　结果记录

展开剂	前沿距离	样品编号	样品点距离	R_f 值	成份
		1			
		2			
		3			

【注意事项】

1. 同一根毛细管只能用于一种物质的点样；并注意点样的次序不要混淆。

2. 样点不能过大，点样过程中须在第一滴样品干后再点第二滴。为使样品加速干燥，可用电吹风加热干燥，但要注意温度不可过高，以免破坏氨基酸，影响实验结果。

3. 展开剂液面不能高于起始线，展开剂展开过程中，要注意不能使溶剂走过头。

4. 画线时只能使用铅笔，其他笔的颜色为有机染料，在有机溶剂中染料溶解，颜色会产生干扰。

5. 无论是画线还是点样，不能用手接触层析纸前沿线以下的任何部位，因为，手上有相当量的氨基酸，足以在本实验方法中检出，干扰实验。

6. 纸层析须在密闭容器中展开，应垂直悬挂在层析缸中，不能卷曲；并要避免滤纸条触及色谱缸内壁。

7. 显色剂喷洒量应适当，不能流淌；喷有显色剂的纸层析，在烘干或吹干时注意温度的控制，温度太高，不但氨基酸会产生颜色，茚三酮也会产生颜色干扰实验现象。

8. 溶剂的一般配制方法是将溶剂各组分按配比充分混合即可。如果混合液分层，则必须在分液漏斗中充分混合、静置分层之后，分出有机相作为展开剂。并且展开剂要临用前配制，防止比例变化，影响分离效果。

实验二十四　普通显微镜使用操作训练

【实验目的】

1. 了解光学显微镜的结构、原理，掌握光学显微镜的操作和保养方法。

2. 观察微生物的个体形态，学会生物图的绘测。

【实验概述】

光学显微镜之所以能够将微小物体放大，是利用外界的光源，通过反光镜的反射作用，将光线反射进入显微镜，通过遮光器上的光圈、再透过玻片，将玻片上的标本经过物镜放大一次。放大的像通过镜筒在经过目镜时，又将标本再次放大，进而可使我们通过显微镜，看到微小的物体。而显微镜的总放大倍数就是物镜放大倍数和目镜放大倍数的乘积。

光学显微镜的放大原理，就是利用光，通过两个凸透镜将物体放大。所以，显微镜必须上下光路通畅，才能完成放大作用。一旦这套"光系统"受阻，就起不到放大的作用了。所以，在放大之前，必须保证这条光路是通畅的。

【实验材料】

1. 仪器 光学显微镜。

2. 试药 香柏油或液体石蜡、二甲苯。

3. 材料 微生物示范片：大肠杆菌、金黄色葡萄球菌（或枯草芽孢杆菌），擦镜纸。

【实验内容】

1. 了解普通光学显微镜的结构和放大机制 显微镜的结构分为机械、光学两个部分。

显微镜的结构、光学原理：显微镜分机械装置和光学系统两部分。

（1）机械装置

①镜筒：镜筒上端装目镜，下端接转换器。镜筒有单筒和双筒两种。单筒有直立式（长度为160mm）和后倾斜式（倾斜45°）。双筒全是倾斜式的，其中一个筒有屈光度调节装置，以备两眼视力不同者调节使用。两筒之间可调距离，以适应两眼宽度不同者调节使用。

②转换器：转换器装在镜筒的下方，其上有3个孔，有的有4个或5个孔。不同规格的物镜分别安装在各孔上。

③载物台：载物台为方形（多数）和圆形的平台，中央有一光孔，孔的两侧各装1个夹片，载物台上还有移动器（其上有刻度标尺），可纵向和横向移动，移动器的作用是夹住和移动标本。

④镜臂：镜臂支撑镜筒、载物台、聚光器和调节器。镜臂有固定式和活动式（可改变倾斜度）两种。

⑤镜座：镜座为马蹄形，支撑整台显微镜，其上有反光镜。

⑥调节器：调节器包括粗、细准焦螺旋调节器（调焦距）各一个。可调节物镜和所需观察的物体之间的距离。调节器有装在镜臂上方或下方的两种，装在镜上方的是通过升降镜臂来调焦距，装在镜臂下方的是通过升降载物台来调焦距，新式显微镜多装在镜臂的下方。

（2）光学系统及其光学原理

①目镜：每台显微镜备有3个不同规格的目镜，例如，5倍（5×）、10倍（10×）和15倍（15×），高级显微镜除了上述三种外，还有20倍（20×）的目镜。

②物镜：物镜装在转换器的孔上，物镜有低倍（8×、10×、20×三种）、高倍（40×或45×）及油镜（100×）。物镜的性能由数值孔径（numeri - calaperture, N. A.）决定，数值孔径 = $n \times \sin\alpha/2$，其意为玻片和物镜之间的折射率乘上光线投射到物镜上的最大夹角的一半的正弦值。光线投射到物镜的角度越大，显微镜的效能越大，该角度的大小决定于物镜的直径和焦距。n 是影响数值孔径的因素，空气的折射率 $n = 1$，水的折射率 $n = 1.33$，香柏油的折射率 $n = 1.52$，用油镜时光线入射 $\alpha/2$ 为60°，则 $\sin 60° = 0.87$。

以空气为介质时：N. A. = 1 × 0.87 = 0.87

以水为介质时：N. A. = 1.33 × 0.87 = 1.16

以香柏油为介质时：N. A. = 1.52 × 0.87 = 1.32

显微镜的性能还依赖于物镜的分辨率，分辨率即能分辨两点之间的最小距离的能力。分辨率用 δ 表示，δ = 0.61 × λ/N. A. （λ 为波长），δ 越小，分辨率越高，反之，δ 越大，分辨率越小。分辨率与数值孔径成正比，与波长成反比。增大数值孔径，缩短波长可提高显微镜的分辨率，使物体的细微结构更清晰可见。事实上可见光的波长（0.38 ~ 0.7μm）是不可能缩短的，只有靠增大数值孔径来提高分辨率。

物镜上标有：N. A. 1.25、100 × 、"OI"、160/0.17、0.16 等字样，其中 N. A. 1.25 为数值孔径，100 × 为放大倍数，"160/0.17" 中 160 表示镜筒长，0.17 表示要求盖玻片的厚度。"OI" 表示油镜，（即 Oil Immersion），0.16 为工作距离。

显微镜的总放大倍数为物镜放大倍数和目镜放大倍数的乘积。

③聚光器：聚光器安装在载物台的下面，反光镜反射来的光线通过聚光器被聚集成光锥照射到标本上，可增强照明度，提高物镜的分辨率。聚光器可上、下调节，它中间装有光圈，可调节光亮度，在看高倍镜和油镜时需调节聚光器，合理调节聚光器的高度和光圈的大小，可得到适当的光照和清晰的图像。

④反光镜：反光镜装在镜座上，有平、凹两面，光源为自然光时用平面镜，光源为灯光时用凹面镜。它可自由转动方向。反光镜可反射光线到聚光器上。

⑤滤光片：自然光由各种波长的光组成，如只需某一波长的光线，可选用合适的滤光片，以提高分辨率，增加反差和清晰度。滤光片有紫、青、蓝、绿、黄、橙、红等颜色。根据标本颜色，在聚光器下加相应的滤光片。

2. 练习使用显微镜

（1）对光　按要求操作，使视野白亮。利用反光镜，从不同的方向获取光源，使视野都能形成白亮的效果，为后续的观察做好准备。

（2）污点判断　玻片移；目镜转；物镜换。

（3）字体判断　| 6 |→| 9 |

（4）目标移动　若目标在视野的右上方，要移到视野中央，应向右上方移动玻片。粗、细准焦螺旋各转动一周，可以使镜筒分别移动 10mm 和 0.1mm。但在镜筒下降时，一定要用眼睛直接看着物镜，使镜筒缓缓下降。否则，很容易出现物镜和玻片标本相互挤压、损坏的后果。

（5）低倍镜的操作

①置显微镜于固定的桌上。窗外不宜有障碍视线之物。

②旋动转换器，将低倍镜移到镜筒正下方，和镜筒对直。

③转动反光镜向着光源处，同时用眼对准目镜（选用适当放大倍数的目镜）仔细观察，使视野亮度均匀。

④将标本片放在载物台上，使观察的目的物置于圆孔的正中央。

⑤将粗准焦螺旋向下旋转（或载物台向上旋转），眼睛注视物镜，以防物镜和载玻片相碰。当物镜的尖端距载玻片约 0.5cm 处时停止旋转。

⑥左眼向目镜里观察，将粗准焦螺旋向上旋转，如果见到物体，但不十分清楚，

可用细准焦螺旋调节，至目的物清晰为止。

⑦如果粗准焦螺旋旋得太快，超过焦点，必须从第⑤步重调，不应正视目镜情况下调粗准焦螺旋，以防没把握的旋转使物镜与载玻片相碰撞坏。

⑧观察时两眼同时睁开（双眼不感疲劳）。单筒显微镜应习惯用左眼观察，以便于绘图。

（6）高倍镜的操作

①使用高倍镜前，先用低倍镜观察，发现物体后将它移到视野正中处。

②旋动转换器换高倍镜，如果高倍镜触及载玻片立即停止旋动，说明原来低倍镜没有调准焦距，目的物并没有找到，需用低倍镜重调。如果调对了，换高倍镜时基本可以看到物体。若有点模糊，用细准焦螺旋调就清晰可见。

（7）油镜的操作

①如果用高倍镜物体未能看清，可用油镜。先用低倍镜和高倍镜检查标本片，将目的物移到视野正中。

②在载玻片上滴一滴香柏油（或液体石蜡），将油镜移至正中使油镜头浸没在油中，刚好贴近载玻片。用细准焦螺旋微微向上调（切记不用粗准焦螺旋）即可。

③油镜观察完毕，用擦镜纸将镜头上的油擦净，另用擦镜纸蘸少许二甲苯擦拭镜头，再用擦镜纸擦干。

（8）用铅笔分别绘出各种细菌的形态图。

【注意事项】

1. 调节显微镜的焦距从低倍到高倍，用油镜时，直接从低倍到油镜。

2. 油镜使用过后应用擦镜纸蘸二甲苯擦拭干净，如此两次，第三次用干净的擦镜纸直接擦拭镜头。

实验二十五　凝胶电泳操作训练（一）
——聚丙烯酰胺凝胶电泳

【实验目的】

1. 掌握圆盘电泳分离血清蛋白的操作技术。

2. 熟悉聚丙烯酰胺凝胶电泳的原理。

【实验概述】

带电粒子在电场中向着与其自身电荷方向相反的电极移动，称为电泳。聚丙烯酰胺凝胶电泳（PAGE），就是以聚丙烯酰胺凝胶作为电泳介质的电泳。在电泳时，蛋白质在介质中的移动速率与其分子的大小、形状和所带的电荷量有关。聚丙烯酰胺凝胶是一种人工合成的凝胶，是由丙烯酰胺（Acr）单体和少量交联剂 N，N′–亚甲基双丙烯酰胺（Bis）在催化剂过硫酸铵（Ap）和加速剂四甲基乙二胺（TEMED）的作用下发生聚合反应而制得的。

聚丙烯酰胺凝胶具有网状结构，其网眼的孔径大小可用改变凝胶液中单体的浓度或单体与交联剂的比例来加以控制。根据血清蛋白分子量的大小，学生实验一般选用7%聚丙烯酰胺凝胶分离血清蛋白质。

不连续聚丙烯酰胺凝胶电泳利用浓缩效应、分子筛效应和电荷效应的三重作用分离物质，使样品分离效果好，分辨率较高。一般醋酸纤维薄膜电泳只能把血清蛋白质分离出 5~7 条带，而聚丙烯酰胺凝胶电泳却能分离出十几条到几十条来（图实验 25-1），是目前较好的支持介质，应用十分广泛。

根据凝胶支持物的形状不同，分为垂直板电泳和盘状电泳两种，二者原理相同。本实验采用的盘状电泳是在直立的玻璃管中，以孔径大小不同的聚丙烯酰胺凝胶作为支持物，采用电泳基质的不连续体系，使样品在不连续的两相间积聚浓缩（浓缩效应）成厚度为 10^{-2}cm 的起始区带，然后再利用分子筛效应和电荷效应的双重作用在分离胶中进行电泳分离。

【实验材料】

1. 仪器 电泳仪、垂直管型圆盘电泳装置（目前这类装置的种类很多，可根据不同的实验要求选择其中的一种）。这类装置均由两个基本的部分组成，一部分为载胶玻璃管，须选用内径均匀（5~6mm），外径 7~8mm，长 80~100mm 的玻璃管作为材料，也可以使用更细的玻璃管。另一部分为电泳液槽，可分为上下两槽。电泳时，上下两槽通过凝胶柱沟通电流（图实验 25-2）、试管、微量移液器、5ml 注射器和 9 号注射针头、洗耳球、滤纸条、封口膜等。

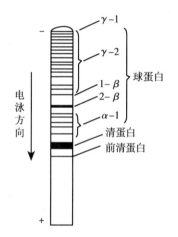

图实验 25-1 血清蛋白聚丙烯酰胺凝胶电泳色谱

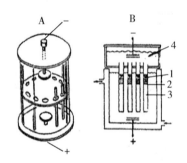

图实验 25-2 聚丙烯酰胺凝胶圆盘电泳示意图
A 为正面，B 为剖面

2. 试药

（1）丙烯酰胺和甲叉双丙烯酰胺 一般的分析工作，用分析纯的 Acr 和 Bis 即可。精细的分析工作，尤其是分子量的测定和定量分析，需商品 Acr 和 Bis 进行重结晶，进一步纯化。

（2）N，N，N′，N′-四甲基乙二胺（TEMED） 低温，避光保存。

（3）10% 过硫酸铵溶液（AP，W/V） 10g 过硫酸铵定容到 100ml，最好使用新鲜配制的溶液。

（4）染色液 取三氯乙酸 200g 加水 500ml，然后加入 10g 考马斯亮蓝 R250 用玻璃棒搅拌，待完全溶解后，再加入蒸馏水加至 1000ml。

（5）脱色液的配制　取三氯乙酸 100g 加蒸馏水溶解后加至 1000ml。

（6）储备液的配制　电极缓冲液、凝胶缓冲液及凝胶储备液配制见表实验 25 – 1。

表实验 25 – 1　各液体配制

浓缩胶	缓冲液	Tris5. 98g 1mol/L HCl 48ml 加蒸馏水至 100ml	pH6. 7
	凝胶储液	Acr30. 0g Bis 0. 8g 加蒸馏水至 100ml	
分离胶	缓冲液	Tris36. 3g 1mol/L HCl 48ml 加蒸馏水至 100ml	pH8. 9
	凝胶储液	Acr30. 0g Bis 0. 8g 加蒸馏水至 100ml	
10 × 电极缓冲液		Tris6g Gly 28. 8g 加蒸馏水至 1000ml	pH8. 3

储液配制好后放冰箱 4℃ 冷藏备用，用时 10 倍稀释，用时大约 3 天需更换一次。

（7）凝胶液的配制　分离胶和浓缩胶的配制见表实验 25 – 2。

表实验 25 – 2　分离胶和浓缩胶的配制

7% 分离胶配制（ml）		3% 浓缩胶配制（ml）	
双蒸水	13. 5	双蒸水	5. 7
凝胶储液	7	凝胶储液	1
pH8. 9 缓冲液	7. 5	pH6. 7 缓冲液	1. 3
1% TEMED	2	1% TEMED	2
总体积	30	总体积	10

（8）20% 蔗糖溶液　100ml 取蔗糖 20g，加少许蒸馏水溶解，最后加至 100ml。

（9）加样缓冲液的配制（pH6. 7）　取 1mol 盐酸 4.8ml，Tris 0.6g，20% 蔗糖溶液 40ml，加水至 80ml 充分混匀后，再加入 0.02g 溴酚蓝，4℃ 保存备用。

【实验内容】

1. 凝胶系统的聚合和制备　一般先制备分离胶，然后再在分离胶上面制作浓缩胶。

（1）电泳玻璃管的准备　取一根洁净的电泳玻璃管，垂直放在青霉素瓶盖的凹穴中或用封口膜密封，备用。

（2）分离胶（小孔胶）的制备　取分离胶 3ml 放入试管，加入 100μl 10% Ap 溶液混匀后使用。用微量移液器抽取胶液小心迅速加入到玻璃管内，当加到液面距离电泳玻璃管上口 2cm 时停止（约 1.6ml）。注意在加的过程中不要混进空气，用过的注射器和针头要及时用水清洗，防止堵塞。再在其上面小心覆盖 0.5cm 高的蒸馏水层（约 0.2ml）以隔绝空气，并防止柱表面的弯月面。加水过程中不要用力过猛，防止将液面胶液冲起。刚加入水层时在水层和胶面的交接处可见一明显的折光面，此折光面会逐渐消失，等再次出现时标志分离胶聚合已经开始，应使玻璃管垂直静置约 15 ~ 20min 后，完成凝胶的聚合过程。然后用滤纸小心吸去表面的水层，切勿破坏胶面的完整性。

（3）浓缩胶（大孔胶）的制备　取浓缩胶 1ml 放入试管，加入 50μl 10% Ap 溶液混匀后使用。用微量移液器吸取少量浓缩胶缓冲液漂洗一下分离胶的胶面，用滤纸吸取残留的缓冲液，滤纸尽量不要接触胶表面。再加入约 1cm 高的浓缩胶（约 0.25ml），表面也覆盖一层蒸馏水。刚加入水层时在水层和胶面的交接处可见一明显的折光面，此折光面会逐渐消失，等再次出现时标志浓缩胶聚合已经开始，聚合 20 ~ 30min 后除去上面的水层，同样不要破坏胶面的完整性。吸去水层后用电泳缓冲液漂洗胶面，再用电泳缓冲液注满至管口，在室温下放置 10~20min 后即可使用了。

2. 样品的制备和点样

（1）样品的准备　取兔血清 0.5ml，加入 3ml 加样缓冲液混合。可在 4℃冰箱保存 2 周。

（2）点样　将制好的胶管装入电泳槽中调节高度并塞紧，防止电泳中产生漏液。然后分别在电泳槽的上下槽体内注入电泳缓冲液，下槽的液面应没过玻璃管的下管口（注意不要有气泡存在）和电极丝；上槽的液面应没过玻璃管口 0.5~1cm。用微量注射器吸取 50μl 样品；标准蛋白样品 1 份（蛋白质含量 1mg/ml，溶于加样缓冲液中）小心的加入玻璃管内，注意不要让样品溢出管口。

3. 电泳

（1）电流电压条件　圆盘电泳：直流稳流电流强度通常为 4mA/管。

（2）电泳时间　一般约需 3h。样品中溴酚蓝电泳至距分离胶前缘约 1cm 处时即可停止电泳。

4. 剥胶　电泳结束后，取下玻璃管，用带长针头的注射器（内盛蒸馏水）从浓缩胶一端紧贴玻璃管壁缓慢插入针头，一面注入蒸馏水一面缓慢旋转玻璃管。靠水流的压力和润滑作用使凝胶和玻璃管的内壁分开，待水流从另一端流出时，再慢慢将针头退出（注意操作中不要把胶条搅碎）。然后用洗耳球轻轻在胶管的一端加压，将胶条从玻璃管中缓慢滑出。

5. 染色和脱色　剥胶完毕后，将胶条放入染色液中过夜（16h 以上）。将胶条以自来水冲洗两次，然后在脱色液中脱色约 5min，共两次。

6. 结果分析　脱色完全后，从脱色槽中取出凝胶（小心折断或撕裂），观察区带的数量及迁移率。如果需定量，可进行区带扫描，计算出各区带中蛋白质的含量。

【注意事项】

1. 制胶时必须以封口膜将管下口封严密，加 AP 后立即灌胶。

2. 灌凝胶时不能有气泡，以免影响电泳时电流的通过。

3. 电泳时，电泳仪与电泳槽间正、负极不能接错，以免样品反方向泳动，电泳时应选用合适的电流、电压，过高或者过低都会影响电泳效果。

4. 电泳时，为保证电泳结果满意，最好使用新稀释的缓冲液。

5. 丙烯酰胺和甲叉双丙烯酰胺均为神经毒剂，对皮肤有刺激作用，操作时宜戴手套，纯化应在通风柜中进行。

6. 附：

（1）不同浓度聚丙烯酰胺凝胶的配制，见表实验 25-3。

表实验 25-3　不同浓度聚丙烯酰胺凝胶的配制

分离胶浓度		配制 30ml 不同浓度分离胶液所需试剂量（ml）					配制 10ml 3% 浓缩胶
		7%	10%	12%	15%	20%	
分离胶	储备液	7	10	12	15	20	
	缓冲液	7.5	7.5	7.5	7.5	7.5	
浓缩胶	储备液	—	—	—	—	—	1.0
	缓冲液	—	—	—	—	—	1.25

分离胶浓度	配制30ml不同浓度分离胶液所需试剂量（ml）					配制10ml 3%浓缩胶
	7%	10%	12%	15%	20%	
1% TEMED	2	2	2	2	2	2
蒸馏水	13.3	10.3	8.3	5.3	0.3	5.65
以上各液加入后，为了去除抑制凝胶聚合的氧，在加入 Ap 之前应进行抽气处理。						
10%过硫酸铵	0.2	0.2	0.2	0.2	0.2	0.1

（2）几种染料的性能及染色原理

①氨基黑10B（a 分钟 oblack 10B） $C_{22}H_{13}O_{12}N_6S_3Na_3$，MW = 715，$\lambda_{max}$ = 620 ~ 630mm。氨基黑是酸性染料，其磺酸基与蛋白质反应构成复合盐，是最常用的蛋白质染料。缺点是灵敏度不太高，对 SDS - 蛋白质染色效果不好，对不同的蛋白质着色度不同，色调不一（有蓝、黑、棕等）。

②考马斯亮蓝 R250（Comassie brilliant blue R250） $C_{45}H_{44}O_7H_3S_2Na$，MW = 824，λ_{max} = 560 ~ 590mm，原理与氨基黑相似，灵敏度比氨基黑高 5 倍。尤其适用于 SDS 电泳微量蛋白质染色。但蛋白质浓度超出一定范围时，对高浓度蛋白质的染色不合乎 Beer 定律。

③考马斯亮蓝 G250　比考马斯亮蓝 R250 多 2 个甲基，MW = 854，λ_{max} = 590 ~ 610mm。染色的灵敏度不如 R250，但比氨基黑高 3 倍，优点在于它在三氯乙酸中不溶解成胶体，能选择地染蛋白质而几乎无本底色。所以常用于需重复性染色和稳定性的染色，适于定量分析。

聚丙烯酰胺不连续盘状电泳和垂直板电泳基本原理是相同的。后者适用于需要对比性分析的样品的电泳分析。这项电泳技术（PAGE）由于能够使样品区带浓缩变窄，所以分辨力高、设备简单、样品量小（1 - 100μg）；时间短，操作方便，可分离生物大分子的分子大小范围广泛，可结合 SDS 后进行亚基分析和分子量测定。这种方法目前几乎代替了超速离心沉降法。PAGE 的用途较广，对生物大分子能进行分离、定性、定量分析，又能用于制备 mg 水平的材料。

（3）蛋白质染色方法，见表实验 25 - 4。

表实验 25 - 4　蛋白质染色方法

方法	固定液	染液	染色时间	脱色
氨基黑 10B	甲醇或 7% 乙酸	0.1mol/L 氢氧化钠 - 1% 氨基黑或 7% 乙酸 - 1% 氨基黑	5min（室温）2h（室温）或 10min（96℃）	5% 乙醇，过夜 7% 乙酸，过夜
考马斯亮蓝 R250	10% 三氯乙酸	20% 三氯乙酸 - 1% R250	过夜	10% 三氯乙酸
考马斯亮蓝 G250	10% 乙酸	20% 乙酸 - 1% G250	10min（室温）	甲醇 - 水 - 浓氨水 64:36:1

实验二十六 凝胶电泳操作训练 (二)
——琼脂糖凝胶电泳

【实验目的】

1. 掌握使用水平式电泳仪的方法。

2. 熟悉琼脂糖凝胶电泳的基本原理。

3. 了解在含有甲醛的凝胶上进行 RNA 电泳的方法。

【实验概述】

琼脂糖凝胶电泳是基因工程实验室中分离鉴定核酸的常规方法。核酸是两性电解质，其等电点为 pH 2~2.5，在常规的电泳缓冲液中 (pH 约 8.5)，核酸分子带负电荷，在电场中向正极移动。核酸分子在琼脂糖凝胶中泳动时，具有电荷效应和分子筛效应，但主要为分子筛效应。因此，核酸分子的迁移率由下列几种因素决定。

1. DNA 的分子大小 线状双链 DNA 分子在一定浓度琼脂糖凝胶中的迁移速率与 DNA 分子量对数成反比，分子越大则所受阻力越大，也越难于在凝胶孔隙中移动，因而迁移得越慢。

2. DNA 分子的构象 当 DNA 分子处于不同构象时，它在电场中移动距离不仅和分子量有关，还和它本身构象有关。相同分子量的线状、开环和超螺旋质粒 DNA 在琼脂糖凝胶中移动的速度是不一样的，超螺旋 DNA 移动得最快，而开环状 DNA 移动最慢。如在电泳鉴定质粒纯度时发现凝胶上有数条 DNA 带难以确定是质粒 DNA 不同构象引起还是因为含有其他 DNA 引起时，可从琼脂糖凝胶上将 DNA 带逐个回收，用同一种限制性内切酶分别水解，然后电泳，如在凝胶上出现相同的 DNA 图谱，则为同一种 DNA。

3. 电源电压 在低电压时，线状 DNA 片段的迁移速率与所加电压成正比。但是随着电场强度的增加，不同分子量的 DNA 片段的迁移率将以不同的幅度增长，片段越大，因场强升高引起的迁移率升高幅度也越大。因此电压增加，琼脂糖凝胶的有效分离范围将缩小。要使大于 2kb 的 DNA 片段的分辨率达到最大，所加电压不得超过 5V/cm。

4. 离子强度影响 电泳缓冲液的组成及其离子强度影响 DNA 的电泳迁移率。在没有离子存在时 (如误用蒸馏水配制凝胶)，电导率最小，DNA 几乎不移动；在高离子强度的缓冲液中 (如误加 10×电泳缓冲液)，则电导很高并明显产热，严重时会引起凝胶熔化或 DNA 变性。

溴化乙啶 (ethidium bromide，EB) 能插入 DNA 分子中形成复合物，在波长为 254nm 紫外光照射下 EB 能发射荧光，而且荧光的强度正比于核酸的含量，如将已知浓度的标准样品作电泳对照，就可估算出待测样品的浓度。由于溴化乙啶有致癌的嫌疑，所以现在也开发出了安全的染料，如 Sybergreen。

常规的水平式琼脂糖凝胶电泳适合于 DNA 和 RNA 的分离鉴定；但经甲醛进行变性处理的琼脂糖电泳更适用于 RNA 的分离鉴定和 Northern 杂交，因为变性后的 RNA 是单链，其泳动速度与相同大小的 DNA 分子量一样，因而可以进行 RNA 分子大小的测定，而且染色后条带更为锐利，也更牢固结合于硝酸纤维素膜上，与放射性或非放射性标记的探针发生高效杂交。

【实验材料】

1. 仪器　电泳仪、水平电泳槽、样品梳子。

2. 试药

（1）50% TAE（1000ml）　242g Tris，57.1ml 冰醋酸，18.6g EDTA。

（2）EB 溶液　100ml 水中加入 1g 溴化乙啶，磁力搅拌数小时以确保其完全溶解，分装，室温避光保存。

（3）DNA 加样缓冲液　0.25% 溴酚蓝，0.25% 二甲苯青，50% 甘油（w/v）。

（4）RNA 甲醛变性胶上样缓冲液　0.25% 溴酚蓝，0.25% 二甲苯青，1mM EDTA（pH8.0），50% 甘油（w/v），用 DEPC 水配制，高压灭菌备用。

（5）5% 甲醛变性胶电泳缓冲液　0.1m MOPS（pH7.0），40mM 醋酸钠，5mM ED-TA（pH8.0），用 DEPC 水配制，过滤除菌，室温避光保存。淡黄色缓冲液可正常使用，深黄色应弃用。

（6）琼脂糖。

【实验内容】

1. 常规的水平式琼脂糖电泳

（1）制备琼脂糖凝胶　按照被分离 DNA 分子的大小，决定凝胶中琼脂糖的百分含量；一般情况下，可参考表实验 26-1。

表实验 26-1　琼脂糖含量表

琼脂糖的含量（%）	分离线状 DNA 分子的有效范围（Kb）
0.3	60~5
0.6	20~1
0.7	10~0.8
0.9	7~0.5
1.2	6~0.4
1.5	4~0.2
2.0	3~0.1

称取琼脂糖，加入 1×电泳缓冲液，待水合数分钟后，置微波炉中将琼脂糖融化均匀。在加热过程中要不时摇动，使附于瓶壁上的琼脂糖颗粒进入溶液；加热时应盖上封口膜，以减少水分蒸发。

（2）胶板的制备　将胶槽置于制胶板上，插上样品梳子，注意观察梳子齿下缘应与胶槽底面保持 1mm 左右的间隙，待胶溶液冷却至 50℃ 左右时，加入最终浓度为 0.5μg/ml 的 EB（也可不把 EB 加入凝胶中，而是电泳后再用 0.5μg/ml 的 EB 溶液浸泡染色 15min），摇匀，轻轻倒入电泳制胶板上，除掉气泡；待凝胶冷却凝固后，垂直轻拔梳子；将凝胶放入电泳槽内，加入 1×电泳缓冲液，使电泳缓冲液液面刚高出琼脂糖凝胶面。

（3）加样　点样板或薄膜上混合 DNA 样品和上样缓冲液，上样缓冲液的最终稀释倍数应不小于 1×。用 10μl 微量移液器分别将样品加入胶板的样品小槽内，每加完一个样品，应更换一个加样头，以防污染，加样时勿碰坏样品孔周围的凝胶面。（注意：加样前要先记下加样的顺序和点样量）。

（4）电泳　加样后的凝胶板立即通电进行电泳，DNA 的迁移速度与电压成正比，最高电压不超过 5V/cm。当琼脂糖浓度低于 0.5%，电泳温度不能太高。样品由负极（黑色）向正极（红色）方向移动。电压升高，琼脂糖凝胶的有效分离范围降低。当溴酚蓝移动到距离胶板下沿约 1cm 处时，停止电泳。

（5）观察和拍照　电泳完毕，取出凝胶。在波长为 254nm 的紫外灯下观察染色后加有 EB 的电泳胶板。DNA 存在处显示出肉眼可辨的橘红色荧光条带。于凝胶成像系统中拍照并保存之。

2. 在含有甲醛的凝胶上进行的 RNA 电泳（选做）

（1）配制 23ml 甲醛电泳胶　0.336g 琼脂糖溶于 20ml DEPC 水中，冷却至 60℃，加入 5ml 的 5×甲醛变性胶电泳缓冲液和 5.5ml 的甲醛，在通风橱内倒胶，冷却 30min 后使用。

（2）甲醛变性胶 RNA 样品的制备　1μl RNA，5% 甲醛变性胶电泳缓冲液 0.5μl，甲醛 0.7μl，甲酰胺 2μl，65℃ 加热 15min，迅速冰浴，加 1μl 上样缓冲液和 0.2μl 的 EB。

步骤：

①用 3% 过氧化氢浸泡电泳槽、胶板、梳子 30min 以上。

②胶板的制备：按常规琼脂糖电泳法。

③预电泳：1×甲醛变性胶电泳缓冲液，预电泳 10min。电压为 5V/cm。

④小心地进行点样，记录样品次序与点样量；然后开始电泳，电压为 3～4V/cm。

⑤观察和拍照：在波长为 254nm 的紫外灯下观察电泳胶板并拍照保存图片。

【注意事项】

1. EB 是强诱变剂并有中等毒性，易挥发，配制和使用时都应戴手套，并且不要把 EB 洒到桌面或地面上。凡是沾污了 EB 的容器或物品必须经专门处理后才能清洗或丢弃。简单处理方法为：加入大量的水进行稀释（达到 0.5mg/ml 以下），然后加入 0.2 倍体积新鲜配制的 5% 次磷酸（由 50% 次磷酸配制而成）和 0.12 倍体积新鲜配制的 0.5mol/L 的亚硝酸钠，混匀，放置 1 天后，加入过量的 1mol/L 碳酸氢钠。如此处理后的 EB 的诱变活性可降至原来的 1/200 左右。

2. 由于 EB 会嵌入到堆积的碱基对之间并拉长线状和带缺口的环状 DNA，使 DNA 迁移率降低。因此，如果要准确地测定 DNA 的分子量，应该采用跑完电泳后再用 0.5μg/ml 的 EB 溶液浸泡染色的方法。

3. 总 RNA 的分析：哺乳动物的 RNA 由 28S rRNA、18S rRNA 和 mRNA 以及其他小分子 RNA 组成，28S 和 18S rRNA 处为明显的亮带（相当于 4.5kb 和 1.9kb），28S/18S 应为 1.5～2.5/1；植物、昆虫、酵母和两栖动物的 RNA 带分布较小，约为 0.5～3.0kb 左右；假如 28S/18S 小于 1/1，或者出现拖带，说明 RNA 已经有部分降解，如果 28S 和 18S rRNA 大部分已降解，则需重新制备。